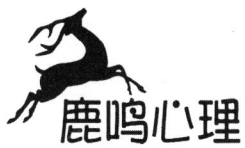

鹿鸣心理

西方心理学大师译丛

从儿科学到
精神分析

THROUGH
PAEDIATRICS TO
PSYCHOANALYSIS :
Collected Papers

〔英〕唐纳德·温尼科特 著

杨立华 郑世彦 主译　　赵丞智 审校

DONALD WINNICOTT

重庆大学出版社

自　序

这本书收集了许多方面的文稿，读者对象是学界的一些人士。

初学精神分析的读者不要借助这些文章来了解基础的精神分析概念和技术。我把这些知识视作理所当然的，因为我的读者主要是那些精神分析师们。我一直关心的是提出自己的观点，并检验我在临床工作中浮现于脑海里的想法。

我的临床经验一直是多样化的。我从来没有脱离儿科学的临床实践，那是我的起点。它对我拥有社会压力很有价值，那是我在儿童医院作为医师必须面对的。同时我也喜欢私人执业和治疗性咨询所带来的持续性挑战。这些兴趣和爱好为我提供了一个机会：以一种普遍的方式应用我在精神分析实践中所学到的东西。

我希望这本书将展示：儿科学是进入精神分析的合理途径之一，而且确实是一条好途径。

为方便起见，我们可以把这本书分为三个部分：

第一部分是现已绝版的一本书（Winnicott，1931）中两个章节的重印，这些章节反映了我在接受精神分析训练之前，作为一名儿科医师的态度，它们是我作为一名儿科医师写给同行们的。

　　第二部分的论文可以被认为还是来自一名儿科医师，然而，他已经是精神分析取向的儿科医师了。

　　第三部分是我对现代精神分析理论和实践的个人贡献。

ix

1957年，唐纳德·温尼科特，皇家内科医师学会会员（伦敦）

伦敦西二区，帕丁顿·格林儿童医院，医师

伦敦西一区，伦敦精神分析诊所，儿科门诊，主治医生

致　谢

我希望对我的秘书乔伊斯·科尔斯（Joyce Coles）夫人表示衷心的感谢。

我很感激 M. 马苏德·R. 汗（M. Masud R. Khan）先生编辑了本书索引，并提供了许多有用的批评和建议。

我还要对以下个人、出版商和机构允许我复制已发表的材料表示感谢：

《英国医学心理学杂志》（*British Journal of Medical Psychology*）的编辑，《案例研讨》（*Case Conference*）的编辑；W.M. 戴维斯（W. M. Davies）夫人和乔纳森·开普出版社（Jonathan Cape Limited）——允许我引用《戴维斯诗集》（*The Collected Poems of W. H. Davies*）中的"婴儿"（Infancy）一诗；威廉·海纳曼出版社（William Heinemann Limited）；《国际精神分析杂志》（*International Journal of Psycho-Analysis*）的编辑；眼科协会（the Ophthalmological Society），《精神》（*Psyche*）的编辑；《法国精神分析》（*Revuefranqaise de Psychanalyse*）的编辑；英国皇家医学协会（the Royal Society of Medicine）。

前　言

M. 马苏德·R. 汗（M. MASUD R. KHAN）

如果你真的打定了主意要写我……请足够明智，因为至今还没有人去刻画我的性格，去"描述"而不是去"评价"。

尼采致卡尔·富克斯

回首我与温尼科特共事的 20 多年，印象最深的是他那放松自然的身体状态，以及他身上闪烁着的一种专注力。温尼科特会全神贯注地去倾听，他有一双敏锐的眼睛，却不会令人感到被侵犯，注视他人时带着质疑同时又有着全然的接纳。他的行动中渗透着一种孩童般的自发性。然而，他又是如此平静，如此含蓄。我从没遇见过比他更加自然的精神分析师。正是这种神圣自我（inviolable me-ness）的品质，使他对一群形形色色的人来说，能够具有诸多不同的侧面。每一个与他相遇的人心中都有一个属于自己的温尼科特，他从来没有通过对自己的存在风格做过任何坚持，以冒犯其他人对他的"创造"，然而，他总是坚定地保持着一个不可改变的温尼科特。

我考虑通过他的身体在场（body-presence）来定义温尼科特，因为如果不能意识到他的精神（psyche）和躯体（soma）处于一种永恒的对话和辩论中，那么我们就不可能理解他作为一名临床医师的才华。温尼科特的理论是经由他这个鲜活的人与临床医师持续碰撞（happening）的经验中提取出来的。在此，温尼科特这个人与温尼科特这位治疗师是相互的、一体的。现在，让我们来看看温尼科特这位理论家。他接受了英国文化的培养。对他来说，事实就是现实（facts were the reality），而理论是人类对这些事实的某种结结巴巴的理解。温尼科特是一个激进的、不能接受任何教条的人。他从小就不是一个墨守成规的人，对他来说，没有什么是绝对和注定的事情。每个人必须去发现和定义自己的真理。唯一给定的是每个人的体验范围。此文有助于我们理解他与他奉献自己所有精力的临床现实的长期相遇：

> 这是法文版《儿童精神病学中的治疗性咨询》（ *Therapeutic Consultations in Child Psychiatry* ）一书前言的修订扩展版，当时温尼科特嘱咐我去写它。我非常感谢J.B.彭塔利斯（ J. B. Pontalis ）——"理解无意识"丛书（伽利玛出版社）的编辑，那本书属于这个丛书系列，正是他持续的鼓励使我能够完成那篇前言。我很感激克莱尔·温尼科特（ Clare Winnicott ）夫人，她认真仔细地阅读了我的文章，帮助我纠正了语法中明显的搭配不当。

正如他的文化习俗那样，他以最简单的地方语言来写作。他的文章中没有华丽的辞藻或唬人的行话。他所写就如他所说：简单且易共鸣。他不煽动他人信仰，也不灌输思想。他的用词是如此贴近日常文化和习俗，以至于每个人都会产生一种错觉，以为自己早已知道温尼科特在说什么。这种误解的悖论不如说是在讨好他。是的，他非常骄傲，他的自尊心只会被自己的错误打倒，别人的责难对他没有影响。

当我开始写这篇前言时，许多往事历历在目。我回想起第一次听温尼科特的演讲——"儿科学与精神病学"（第13章），那时他是英国心理学会医学部的主席。那已经是很久以前的1948年了。我聆听着这个奇怪的男人说的纯正的英语，告诉我们那些显而易见却很少有人谈论的事情。他所说的内容非常清晰且十分确定，却允许你去质疑和辩论。从那时起，我就决定要更多地了解他和他的工作方式。后来多亏约翰·里奇曼（John Rickman）博士帮忙，温尼科特让我参加他在帕丁顿格林儿童医院的一个"涂鸦游戏"咨询性会谈。没有什么比这更不符合预期的医疗临床环境了。那是一次真实的体验。如果一个人不够友好，可能会说他组织得一团混乱。温尼科特与父母进行谈话的同时，孩子就在一旁专心地画一些没有意义，但又是个人的且重要的东西。温尼科特会把注意力从父母转向孩子，促使双方尝试去分享各自的困境。有人不禁认为这是纯粹的魔法。这当然不是魔法，因为魔法只能通过"托儿"来起作用，经不起目击者和反对者的推敲。

后来，我确信在所有的天真和无邪，以及他行为的自发性背后，都有一种复杂的思想在指导着行动，并且不断地校验着自身的抽象化。温尼科特的实践是建立在一种复杂的、变化的理论基础上的，这促使他不断花费精力在个人和临床经验中去发展与完善它们，正如他常引用的艾略特的一句诗："（付出）不比任何事物少。"

内在现实与幻想

除非我们将温尼科特的研究看作在某个阶段是不断发展的，在英国精神分析协会临床和概念争论的氛围中是不断发展的，否则我们无法定义温尼科特研究的真正特点和性质。1928—1938 年的 10 年间，或许是英国精神分析协会最重要和最具创造力的研究时期。在维也纳的背景中，弗洛伊德是一个至高无上的人物。通过自我、本我和超我的心智结构假设（1923），以及修订后的焦虑理论（1926），他将自我置于精神功能运作和行为现实（behavioural realities）的中心，弗洛伊德本人的工作得到了很大扩展。在早些时候，他还提出了本能的二元性概念：生本能和死本能（1921）。稍远一点的地方，在布达佩斯，费伦齐（Ferenczi）丰富而有创造性的思想为分析师们开辟了临床冒险的新天地。与此同时，安娜·弗洛伊德（Anna Freud）

和梅兰妮·克莱因（Melanie Klein）也开始了她们针对儿童精神分析的研究（参见 Smirnoff, 1971）。

对英国精神分析协会来说，1926 年发生了一件大事——协会主席欧内斯特·琼斯（Ernest Jones）博士邀请梅兰妮·克莱因来伦敦演讲和工作。克莱因通过游戏技术来理解幼儿无意识幻想的特殊才能，立即激发了她的英国同事们的想象力，就像它在柏林和维也纳引起的质疑与反对一样。

我必须停下来，说一说近 10 年来英国精神分析协会中那些厉害的角色。他们都受过开明的人文主义教育，具有人文主义情怀。欧内斯特·琼斯是主要的领导人物。然后是詹姆斯·斯特拉奇（James Strachey）和阿利克斯·斯特拉奇（Alix Strachey），埃德里安（Adrian）和凯伦·斯蒂芬（Karen Steven）——他们都有布卢姆茨伯里派（Bloomsbury Group）背景。还有约翰·里奇曼，他是一个贵格会教徒，通过在俄国、维也纳和布达佩斯的工作走向了精神分析。还有西尔维娅·佩恩（Sylvia Payne），她因治疗在 1914—1919 年战争期间患上炮弹休克症的士兵而获得荣誉。还有艾拉·夏普（Ella Sharpe），她从教授文学转向精神分析，以及芭芭拉·露（Barbara Low）J. C. 福禄格尔（J. C. Flugel）、苏姗·艾萨克斯（Susan Isaacs）、马乔里·布赖尔利（Marjorie Brierley），尤其是爱德华·格洛弗（Edward Glover）博士——一位伟大且充满激情的教师，他很有创造力，思路也很清晰。

梅兰妮·克莱因就是向这个充满活力的精神分析群体介绍了她的工作。这是英国精神分析协会开放和真诚对话的 10 年，克莱因的研究影响了每一个人的思想。到目前为止，她还没有将自己的工作推至"离经叛道"的地位。温尼科特就是在这种充满活力的氛围中，从儿科学走向了精神分析。他是一个奇特的人物，早已在其著作《关于儿童期障碍的临床注释》（*Clinical Notes of the Disorders of Childhood*, 1931）中确立了自己的临床地位。在这本书中，他采取了一个不受欢迎的、革命性的立场，来看待那些可能导致儿童关节炎的情绪困扰。那本书中有一个埃莉诺的案例，向我们展示了温尼科特用文字描述他儿童临床工作的独特能力。随着他在临床工作中对成人和儿童使用精神分析40多年，他显然变成了精神分析师中的一个革命性的、令人不安的同事，就像他曾经在儿科医师中一样。

温尼科特是一个快乐且好动的人，他在工作和生活中都最大限度地挖掘自己的潜能。他对自己的潜能毫不吝啬。他接受了长期的个人分析，先是与詹姆斯·斯特拉奇，然后是与琼·里维埃（Joan Riviere）。他通过个人与专业之间的关系来探索他自己。在温尼科特看来，人类个体是一个不可知的孤立体，只能通过他人来了解自己，使自己个性化，正如他在"'独处'的能力"（The Capacity to be "Alone", 1958b）一文中讨论的那样。为了阐述这种重要的人性悖论，他运用了自己的临床努力和聪明才智。

1935年12月4日，在英国精神分析协会的一次科学会议上，温尼科特在其论文"躁狂性防御"（The Manic Defence）中，首次陈述了他打算如何看待和研究人类个体。我展现这些看似无关紧要的细节，是为了表明温尼科特与其同事遇到的一些特殊困难从一开始就被礼貌地忽视了。尽管这篇论文写于1935年，但是直到1957年，他邀请我去归集他的第一本文集时，我才看到这份打印稿，很惊奇它在过去20多年来没有在任何地方出版过。它首次出版是在本书1958年的第一版中（第11章）。在这篇论文中，温尼科特已经表明了他与众不同的立场：

> 与其说我是将外在现实与幻想进行对比，不如说是将外在现实与内在现实进行对比……一个人的躁狂性防御的这一部分无法体现出内在现实的全部意义……幻想是个体努力应对内在现实的一部分。我们可以说，幻想（fantasy，我现在会使用"fantasying"这个动名词——1957年加的注释）和白日梦都是对外在现实的全能控制。对

现实的全能控制意味着对现实的幻想化。个体在逃离内在现实的努力中，通过被复杂化的全能幻想抵达了外在现实。

1957年，温尼科特对这些陈述增加了一个重要的注释：

> "精神现实"这个术语，没有涉及任何幻想的成分；而"内在现实"这个术语，假设存在着一个内部和一个外部，因此，它们之间存在着一个界膜，属于我现在所说的"精神—躯体"。

这一观点在上述论文中首次提出整整10年后，温尼科特在他的论文"原初情绪发展"（Primitive Emotional Development，第12章）中采用更加详细和更为个性化的语言进行了再次阐述。温尼科特在论文中详述了构成内在现实之初（并且很早就开始）的三个过程：

> 整合、个性（人格）化，以及紧随着，对时间和空间及其他现实属性的觉察——简言之，现实化。

对此，他补充道：

> 我们可以假设，人格在其理论性起点是一种未整合的状态，而且在退行性瓦解状态中存在着一种由退行导致的原初状态。我们假定这是一种原初的未整合状态。

而且，温尼科特重新介绍了这个阶段中解离的概念——这是他从格洛弗的研究中借用来的概念，但是，他从没有对此表示过感谢：

　　未整合的问题会带来另一个问题——解离。我们可以有效地研究解离的最初形态或自然形态。按照我的观点，产生于未整合状态的一系列后来被称为解离的问题，实际上是不完整的整合或部分整合所致。

　　这个研究路线导致他在论文"由真假自体谈自我扭曲"（Ego Distortion in Terms of True and False Self, 1960）中，对内在现实中的解离做出了决定性的陈述。这篇文章对全面理解他的临床工作是必不可少的。它必须被反复阅读，因为它极度浓缩且风格神秘。在此，我只摘选他对自我需求（ego-needs）和本我需求（id-needs）所做的区分，因为这构成了当代精神分析思想和实践的革命性转变。关键的段落如下：

　　　　我必须强调的是，谈到满足婴儿的需求时，并不是指对本能的满足。在我所研究的领域中，本能还没有被清晰地定义为婴儿内部的事情。本能就像是打雷声或撞击声那样，更多是来自婴儿外部的。婴儿的自我力量正逐渐地发展和增强，结果就会进入一种状态，在这种状态下各种本我—需求，将会被感知为自体的一部分，而不再是外部环境的一部分了。当这样的发展出现时，那么本我—满足就变成了一种非常重要的自我增强剂，或者真自体的强化剂。但是，当自我还不能够容纳各种本我—兴奋时，以及直到本我—满足成为事实之前，自我还不能够容纳相关的危险和体验到的挫折时，各种本我—兴奋都将会是创伤性的。

　　然后，根据对真自体和假自体这一假设的阐述，他为我们的临床实践得出了一个非常重要的结论：

我们必须明确一个原则，在分析实践的假自体领域，我们发现，只有通过识别出病人的非存在性，而不是通过与病人基于自我防御机制进行持续不变的长期工作，才能使我们的分析工作取得更多的进展。病人的假自体可以与处在防御性分析中的分析师进行无限期的合作，打个比方说，病人在游戏中始终站在分析师这一边。这种没有价值的工作，只有当分析师能够指出并详细说明某些基本特征的缺席时，才能被终止：诸如，"你没有嘴巴"，"你还没有开始存在"，"身体上你是一个男人，但是从你的体验来看，你对男性一无所知"，等等。如果对这些重要事实的认识，能在正确的时刻变得清晰，那么就能为分析师与真自体的沟通和联系铺平道路。一个曾经有过基于假自体的大量无效分析的病人，兴致勃勃地与那个认为这就是他的完整自体的分析师合作，然而他告诉我："唯一让我感到有希望的时刻是，当你告诉我说你看不到希望，但是你还继续与我做分析的时刻。"

在这篇文章中，温尼科特认为"幻想化"（fantasying）可以成为维持一个人假自体的一种有组织的方式。他进一步指出，经典的精神分析技术带有偏见，仅仅就无意识的幻想系统来解释病人行为的意义，这可能在某些内在现实严重解离的案例中，分析师与病人假自体发生了共谋，并且通过分析师的解释使其病症长期存在。温尼科特有充足的理由相信，他的这个观点来自真实的临床经验，因为许多经过长期分析的病人还会以各种方式向他求助，而通过使病人看见自己身上运作的这种真自体和假自体的特殊解离现象，他经常能够改变人们情绪敏感的整体内部气氛。

对温尼科特来说，定义过渡性区域和过渡性空间中的幻象（illusion）以及游戏的角色变得日益重要，自我实现（self-actualization）的所有真实的自发性姿态都在其中被启动了，并被结晶为一个具有个性化历史传统的内在现实，这比幻想更重要。

从过渡性客体到客体的使用

歌德曾说过："我讨厌一切只是教导我，却不增加或提升我活力的东西。"在某种意义上，这句话对温尼科特的情绪敏感性也是适用的。只有促使他在更大程度上，并更敏感地接近自我的事物，他才能够向其学习。记得一个星期天的早上，我去拜访他，带去莱昂内尔·特里林（Lionel Trilling）教授的一本书——《弗洛伊德和我们文化的危机》（ *Freud and the Crisis of our Culture* ），我催促他去阅读。他用双手捂着脸，犹豫不决，使劲搓着脸让自己清醒，并说道："马苏德，要求我阅读任何东西都是没有用的！如果它让我厌烦，我会在阅读第一页时就睡着了；如果它让我感兴趣，我会在读完那一页时就重新写它。"当然，他是在跟自己开玩笑，也是在跟我开玩笑，事实上他在这方面确有一种恶作剧的本领。但是，他也说出了真相，而对于我们人类而言，这个真相只有凭借隐喻和悖论才能窥见。统计学的精确性只是机械性的测量，无法对人类的真相作出指引。

一点儿也不奇怪，这个男人已经给了我们过渡性客体、过渡性现象和过渡性空间的概念。仅仅断言他只是从临床经验中抽象出了这些概念，恐怕是曲解了他的思考方式。这些概念是更加精确的，是有意而为之的，就如尼采所说是"规则性虚构"（regulative fictions），再也没有比温尼科特的过渡性客体受到如此喝彩的"规则性虚构"了。 *xvi*

这个概念看上去很清晰，且容易理解，因为温尼科特并非闭门造车，在它背后有着复杂的临床实践经历。

在帕丁顿格林儿童医院和皇后儿童医院工作的 40 年里，他接诊了将近 6 万名婴儿、儿童，以及父母和祖父母。温尼科特在这个研究领域中的第一个观点，发表在他的论文"在设置情境中的婴儿观察"（ The Observation of Infants in a Set Situation，第4章）中。他在文中描述了婴儿在诊所环境中（他和母亲之间），面对压舌板时的一种行为模式。他关于这些现象的论述是如此重要，以至于我在此必须详细地重复它：

第一阶段：婴儿伸出手去拿压舌板，但这时他意外地发现需要考虑一下眼前的情形。于是，他感到了进退两难。要么他的手停留在压舌板上，身体保持不动，用大大的眼睛看着我和他妈妈，观察和等待着；要么，在某些情况下，他完全失去了兴趣，也就收回了手臂，把脸埋进妈妈的上衣里。通常来说，情况都在他自己的掌控之中，所以我不用给他主动的回应。观察婴儿对压舌板的兴趣逐渐自发地恢复是一件很有趣的事情。

第二阶段：是"犹豫阶段"（我这样命名它），婴儿会一直坐着不动（但并不是僵硬的）。他逐渐变得勇敢起来，让自己的感觉发展，然后情况很快发生了改变。第一阶段转变为第二阶段的时刻非常明显，因为他对想要压舌板这个事实的接受，通过嘴部的变化反映了出来。他的嘴部肌肉开始松弛，舌头看起来厚实而柔软，出现了大量口水。不久之后，他就把压舌板放进了嘴里，用自己的牙龈咬它，或者看起来像在模仿爸爸抽烟。婴儿行为的变化是一个显著的特征。现在，期待和静止被发展出来的自信所取代，婴儿的身体开始自由运动，这与操控压舌板有很大关系。

我经常在犹豫阶段试验着能否把压舌板送进婴儿的嘴里。我发现不管婴儿的这种犹豫与我的正常标准相符，还是在某种程度或质量上有所不同，我都不可能在这个阶段把压舌板送进婴儿的嘴里，除非使用蛮力。在某些抑制非常严重的情况下，我做的任何把压舌板往前送的努力，都会使婴儿尖叫，产生精神压力或者真实的腹绞痛。

现在婴儿似乎感觉压舌板属于他了，或许在他的掌控之中，当然也可以用来表达自我。他用它来敲桌子，或者敲桌子旁边的金属碗，制造尽可能多的噪声；或者他把它伸向我的嘴巴和他妈妈的嘴巴，如果我们假装被喂食，他会很开心。他明显希望我们表演被喂食，如果我们蠢到只把那个东西放进嘴里，破坏了这个游戏，他就会很失望。

此时，我想提到一点，我从来没有看到一个婴儿因为压舌板其实既不是食物也不是食物容器而感到失望。

第三阶段：在这个阶段，婴儿一开始好像不小心把压舌板掉到地上了。如果把压舌板捡回给他，他会很高兴，重新玩耍它，并再次把它丢到地上，但这次不是不小心了。一旦压舌板被重新递给他，他就故意再把它扔掉，并非常享受带有攻击性地扔掉压舌板，而且当压舌板掉到地上发出清脆的响声时，他显得特别高兴。

第三阶段结束的标志是，婴儿希望到地上去捡压舌板，开始再次把压舌板放进嘴里，并玩耍它，或者他厌倦了它，于是便去触碰其他够得着的东西。

这里我想特别指出的是温尼科特所谓的"犹豫阶段"。因为即使匆匆一瞥《儿童精神病学中的治疗性咨询》（*Therapeutic Consultations in Child Psychiatry*）[1] 一书中所呈现的材料，也会生动地揭示出涂鸦游戏的精髓在于温尼科特如何创造了一个空间，一个过渡性空间，在其中这个"犹豫阶段"不仅一览无余，而且他还促使浮现出一种创造性姿态，即涂鸦本身。这对精

1　此书中文简体版名为《涂鸦与梦境：儿童精神病学中的治疗性咨询》，李真，苏瑞锐，译，北京师范大学出版社，2016年。——译者注

神分析理论来说也是一个重要的概念，特别是我们针对成人的临床治疗。"犹豫阶段"这个概念为经典的阻抗概念（众所周知，这是弗洛伊德提出的概念）增加了一些新内容。在精神分析著作中，我们经常看到那些对病人解释为阻抗的地方，实际上是病人处在"犹豫阶段"的表现。换句话说，这个病人正在分析性环境中摸索着寻找"一种亲密关系"，在其中他能够慢慢地说出第一句话或做出第一个动作。"犹豫阶段"的概念也将温尼科特的工作与哈特曼（Hartmann, 1958）的无冲突的自我区域的研究联系起来。

温尼科特在其论文"原初情绪发展"（第12章）中进一步发展了这个观点，其中他讨论了婴儿对母亲的第一次体验，他说：

> 就婴儿和母亲的乳房来说（我并不是说乳房是母爱的必然载体），婴儿对其具有本能的冲动和掠夺的想法。而母亲拥有乳房和产生乳汁的能力，还拥有想要有被饥饿的婴儿攻击的意愿。直到母亲和婴儿共同经历过一种体验时，这两种现象才能够彼此关联。母亲的人格是成熟的，并且身体的能力也使她能够宽容和理解，所以只有她才能够给婴儿提供一种养育情境。幸运的话，这个养育情境会使婴儿与外部客体建立起最初的联结。从婴儿的视角来看，这个客体相对于他的自体是属于外部的。
>
> 我认为这个过程好像来自相反方向的两条线，很容易就朝着彼此靠近。如果它们重叠了，会产生一个幻象的时刻——就这一点体验来说，婴儿既可以把它视为自己的幻觉，也可以认为它是属于外部客体的东西。

温尼科特在《儿童精神病学中的治疗性咨询》一书的前言里称之为"一种亲密关系"，他在此将这种关系描述为母亲与儿童"共同经历一种体验"。

他对压舌板游戏的早期陈述还补充了一种新元素，即"幻象的时刻"。正是从这个特别的时刻出发，他准备采取下一步行动，将过渡性客体和过渡性现象的概念具体化。

过渡性客体这个概念本身是广为人知的。温尼科特在其著作《游戏与现实》（*Playing and Reality*, 1917b）中详细讨论了这一概念及其含义。在此，我将列出他关于婴儿与过渡性客体之间关系的特征的概括：

1.婴儿认为自己有权支配过渡性客体，我们也同意这个假设。然而，从一开始，婴儿就对"全能"表现出了某种放弃。

2.过渡性客体会被深情地拥抱，也会被兴奋地爱着，以及被破坏。

3.除非婴儿自己改变它，否则它必须永远不会改变。

4.过渡性客体必须在本能的爱和恨中及纯粹的攻击中幸存，如果这是过渡性客体的一个特征的话。

5.然而，在婴儿眼里，过渡性客体必须能给人温暖，或者可以移动，或者有质感，或者做点什么来显示它自己的活力或真实性。

6.从我们的角度来看，过渡性客体是外在的，但从婴儿的角度来看，它可不是这样的。它既不是来自内部，也不是一种幻觉。

7.过渡性客体注定要逐渐地"脱离"，因此，它在之后的几年时间里虽不致被全然遗忘，却也可能被搁置一边。我的意思是，对于健康的儿童，过渡性客体既不会"退回内部"，也不会感受到它必须遭受压抑。它没有被遗忘，也不会被哀悼。但它失去了意义，这是因为过渡性现象已经扩散开来了，扩散到了"内在心理现实"与"作为双方共同知觉的外在世界"之间的整个中间地带，也就是整个文化领域。

xix

需要指出的是，过渡性客体并不因为它是一件物品就不重要。它的物品属性非常重要，因为它帮助儿童维持了一个发展和演化的内在现实，并帮助这个内在现实从非自体世界中分化出来。

温尼科特本人曾经说过：

> 过渡性客体不是那一块布或者婴儿玩耍的泰迪熊本身——与其说是被使用的客体，倒不如说是客体的使用（使用客体）。我正在把注意力转向这个悖论——婴儿使用我所谓的过渡性客体时所涉及的悖论。我的文章目的是要求大家接受、接纳和尊重这个悖论，而不是要求解决这个悖论。只有遁入分裂的智力功能运作，才有可能解决这个悖论，但其代价是将失去悖论本身的价值。

温尼科特非常清晰地意识到，他的过渡性客体概念与文学和艺术中的某些概念有许多紧密的对应。举个例子，布拉克和毕加索的立体主义拼贴画，就有明显的过渡性客体性质，因为他们在一个空间（画布）内，将既成之物容纳进创造之物中，将想象的东西纳入画布的一个空间的具体事物中，并赋予它新的统一性和现实性。类似地，马拉美[1]和乔伊斯[2]的顿悟概念也是在尝

1　马拉美（斯特芳·马拉美，Stéphane Mallarmé，1842—1898），法国象征主义诗人和散文家。著有《诗与散文》、诗集《徜徉集》等。长诗《希罗狄亚德》《牧神的午后》是其代表作。马拉美的诗歌幽晦而神秘，将世态的坎坷、变故变成语言柔韧飘逸的舞姿，将心灵的甘苦变成天籁般的音韵意趣。——译者注

2　乔伊斯（詹姆斯·乔伊斯，James Joyce, 1882—1941），爱尔兰作家、诗人，20世纪最伟大的作家之一，其作品及"意识流"思想对世界文坛影响巨大。乔伊斯尝试将宗教意义的"顿悟"移植到小说领域，并以其独特的小说技巧进行创作。比如小说《死者》就从"精神顿悟"的角度入手，逐步剖析主人公加布里埃尔从无知、麻木到自我反省，进而获得精神顿悟的过程，并探讨这一主题对整部小说内涵寓意的总结与升华。——译者注

试讨论同一种类型的人类活动和体验。正是这一原因，后来温尼科特在其晚年对这一活动更加感兴趣，即文化及其所有的象征和象征性活动的术语如何帮助个体找到自己和释放自己。过渡性客体的概念已经帮助精神分析性思考去重新评价文化的角色，将其作为人类体验中一个积极和建设性的增量，而不是将其作为不满的一种原因。

但是，温尼科特后期思想最重要的发展就来自这一领域的研究，即他对客体关联（object-relating）和客体使用之间的区分。他在论文"客体的使用"（The Use of an Object, 1969）中对此做了一个非常简练的陈述。其摘要如下：

> 客体关联可以从主体体验的角度来描述。对客体使用的描述则涉及考虑客体的性质。为什么使用客体的能力要比关联客体的能力更加复杂，我为这一讨论提供了个人见解："关联"可能涉及一个主观性客体，但"使用"暗示着客体是外在现实的一部分。我们可以观察到这个顺序：（1）主体关联客体；（2）客体处于被发现的过程中，而不是被世界中的主体安置；（3）主体摧毁客体；（4）客体在摧毁中幸存下来；（5）主体可以使用客体。
>
> 客体始终被摧毁着。这种摧毁成了主体热爱一个真实客体的无意识背景，换句话说，这个实际客体是处在主体的全能控制范围之外的。
>
> 研究这一问题涉及对摧毁性赋予积极价值的陈述。这种摧毁性加上客体在摧毁中幸存下来，将这个客体置于主体的投射心理机制建立的客体范围之外。这样，一个共享的现实世界被创造出来，这个世界能够被主体使用，能够把非我的物质反馈给主体。

xx

　　如果要理解在移情中所发生的事情，这一假设的含义确实是最复杂、最迷人的，因为它为在临床设置整体氛围中的摧毁性体验赋予了一个新维度。过渡性客体的概念以及客体关联和客体使用之间的差异，帮助我们在临床情境中以一种完全不同的方式，去体验和检查病人的全部行为。这里，病人的非关联不再是关联的对立面，而是从客体关联到将分析师作为客体使用的一种尝试。这就为经典的移情概念——主要被视为早期客体关系和反映原始本我冲动的无意识幻想系统的重复——提供了一个更大的范围。通过将分析师作为一个过渡性客体和客观性客体来使用，在临床空间中出现了一种新的可能性，并且涉及自体的想象性和情感性实现。温尼科特在此强调的是，在精神功能运作这个领域本质上涉及的是"悖论以及对悖论的接受，婴儿创造了客体，而客体也在那里等待着被创造，并成为一个被贯注的客体"。就移情来说，它意味着分析师和病人都是临床设置中一个更大的整体过程的一部分，在其中，每个人都是被对方"创造的"和"发现的"。正是这种相互关系和相互作用，才创造了一种新的对话动力，这不仅仅是移情中的客体关联。温尼科特（1970）在他对一个40岁的女病人（已婚并有两个儿童）的分析中，对这种"相互关系的体验"作出了一个临床性解释。这位女病人在一位女性分析师那里接受了6年的分析，然后来找温尼科特寻求进一步

xxi　的治疗：

　　　　我选择描述的细节与这位病人的绝对需求有关，她不时地与我有身体接触。（因为同性恋的暗示，她害怕与一位女性分析师做出这一步。）

　　　　各种各样的亲密行为被尝试，这些亲密行为主要属于婴儿喂食和管理的范围。这里有一些情绪非常强烈的情节。最终出现的情景

是：她和我靠在一起，我双手抱着她的头部。

我们双方谁也没有故意做出动作，很自然地就形成了一种摇摆的节奏。这是一种相当快速的节奏，大约每分钟 70 次（参照心率），我不得不努力适应这个节奏。不过，我们通过轻微而持续的摇摆表达了两个人相互依存的关系，我们进行着无言语的沟通。这种沟通发生在这一发展水平上，它不要求病人在她的分析中拥有超出退行至依赖阶段的成熟。

这种体验经常被重复，它对治疗来说至关重要，而且激烈性已经被逐渐引导，它现在只被看作一种准备和一个复杂的测试——测试分析师能否满足婴儿早期的各种沟通技巧。

临床设置中的退行、管理和游戏

据伊本·阿拉比[1]所述，人们对他说："你的圈子主要由乞丐、农夫和工匠组成，你能够找到一些知识分子跟随你吗？这样你的教义或许会具有更大的威信力。"

他说："当我赢得了权势者和学者们的盛赞时，灾难之日就会来临。因为毫无疑问，他们会出于自己的利益去盛赞我，而不是因为我们工作的缘故！"

伊德里斯·沙赫，《白痴的智慧》

1　伊本·阿拉比（Ibn al-Arabi，1165—1240），伊斯兰教苏非派神秘主义教义学家、哲学家，被追随者和其他苏非派信徒尊称为"苏非大长老"。——译者注

温尼科特被邀请给任何一个所谓的学术专业团体做一场演讲,他都会至少留出十几个席位给社会工作者、儿童看护机构、教师、牧师等等。能够与这些普通人谈话,给他带来了一种特别的满足感,而这些普通人深切地关心着他人——关心困境中的儿童、成人,或这个世界中疲于应付的无助者。其原因之一是,他从这种相遇中受益良多,超过了他与预先安排好的知识分子同行的辩论。他还对智慧和心智类游戏怀有恐惧,对此,我们必须承认当代的精神分析思想太容易被利用了。而且,温尼科特很自然地呈现了这个悖论:他对人的兴趣在于照料患有精神疾病的人,而不是去治疗他们,不管是成人,还是儿童。

没有比他研究的这个领域更需要温尼科特的敏感性这一有如此特征的悖论了,以至于在这个研究领域中要比在他的两个临床工作风格中更引人注目地实现了悖论本身。他的两个临床工作风格:一是通过涂鸦游戏治疗儿童;二是在对成人的分析性治疗中,他的方法是在分析性设置中长时间地抱持退行至依赖的成人。对于"一种亲密关系"的气氛,在治疗性咨询中,与儿童进行的一种共享性互动游戏中,他使用了自发性姿态和言语表达,在分析性设置中平衡地维持了对退行至依赖的病人的抱持。《儿童精神病学中的治疗性咨询》一书给了我们许多生动的例子,从中可以看到温尼科特与幼年病人之间充满欢乐的临床接触。但是,我们无从发现在他的临床设置中那种清醒的身体在场所带来的非凡宁静。只有我们当中那些有幸成为他的病人的人,在被他照护的时候,才能体验到这种关怀独特的品质:心灵与肉体两方面的。

温尼科特在其论文"精神分析性设置中退行的元心理学和临床面向"(Metapsychological and Clinical Aspects of Regression within the Psycho-Analytical Set-up,第22章)中,对成年病人退行至依赖这一情形,作出了详细的临床性解释。他的基本理论是:

　　……无论何时个案史中一旦出现了婴儿的行为，就使用退行这个术语，其实并没有任何帮助。退行这个术语衍生出了一种流行的意味，我们没有必要采用它。当我们在精神分析中提及退行之时，实际上意味着存在一个自我组织和一种混乱的威胁。在这里，关于个体存储记忆、观点和潜能的方式方面，还有很多需要研究的地方。这似乎存在着一种期待，可能会出现一种有利的条件，来证明退行的合理性，并提供一个向前发展的新机会，而早期的环境性失败致使这个发展变得不可能或困难。

　　在这段文字中，需要特别注意的是这句话："可能会出现一种有利的条件，来证明退行的合理性。"温尼科特相信，其他人的临床经验也已经证明：一个人在需要退行至依赖的时候，他从来不能自己管理它，或者对它有所要求，除非他能够意识到自身的这种需求并设法满足它。他对所谓行为不良少年的治疗已经告诉他，反社会行为如何成为一种表达需求和提出需求的方式（Winnicott, 1956b）。在分析性设置中，温尼科特学会了识别出被剥夺的病人不能表达自己的需求，这种识别不是通过病人的阻抗，而是通过病人不能进入我们所谓自由联想的"游戏"而实现的。弗洛伊德具有非凡的才能和同情心去理解一个病人不能说出他的真相的原因，这不是因为拒绝，而是因为一种无意识的阻抗，而且只要揭示它的源头，就可以帮助病人将之倾诉出来。温尼科特对此增加了一个新的维度：有些人的原初照护性环境一直有着如此大的缺陷，以至于他们需要知道究竟发生了什么，而当时还没有发展出必要的自我能力去应付或识别。他们只能将其"登记在案"。因此，分析师的职责是触及、读懂和满足他们的这种需求。

xxiii

　　在这篇文章中，温尼科特对临床过程中愿望和需求的作用做出了重要的区分：

在这里谈一下病人的愿望是合适的，比如，想要安静下来的愿望。对退行的病人来说，使用"愿望"这个词是不正确的；相反，我们使用需求这个词才是合适的。如果一个退行的病人需求安静状态，那么没有安静状态将会一事无成。如果需求没有得到满足，其结果不是愤怒，而只是复现出那种曾经阻滞自体成长过程的环境性失败情境。个体产生愿望的能力已经受到了干扰，而我们会目睹产生无用感的最初原因的再现。

退行的病人接近了再次体验梦境和记忆情境的那种状态，对梦境的见诸行动也许是病人暴露其当务之急的一种方式，在病人见诸行动之后，我们就可以谈论见诸行动的内容了，而在此之前，我们是无法谈论它们的。

在温尼科特的同事中，那些归咎他培养了病人的退行的人，他们根本没有注意到需求与愿望之间的差异。而且，温尼科特提到了一个病人无能无用区域，其来自早期环境失败，它可以由病人通过分析性设置中这种专门的见诸行动来实现。温尼科特对所涉及的过程，给出了如下的说明概要：

1.提供一个能让病人信任的设置。

2.病人退行到依赖，伴随着可以预期的危险感。

3.病人有了一种新的自体感，至今为止隐藏的自体逐渐移交给了整体的自我。曾经停滞的自体发展过程开始了一个新的进步。

4.环境性失败情境开始解冻。

5.来自新位置的自我力量与早期环境性失败相关的愤怒，在当下被感受到并被表达出来。

6.从退行至依赖的状态中返回，在有序的发展进程中走向独立。

7.本能的需求和愿望变得可以实现，并且带着真实的活力与生机。

温尼科特示范了这个临床设置的布局，并就"平凡而奉献的母亲"照护其孩子的模式，说明了这个临床设置与退行病人之间的关联。很明显，这对分析师所谓的反移情的敏感性和相应的能力做了特别的强调。在他的论文"反移情中的恨"（Hate in the countertrans-ference，第15章）中，他相当详细地讨论了这个主题。我在这里仅仅引用关键的一段：

> 如果分析师打算承受病人转嫁于他的原始粗鲁感受，那么他最好做到有备无患，因为他必须忍受被置于那种境地。最重要的是，他必须不能否认自己内心实际存在的憎恨。在当下设置中合乎情理的憎恨，必须被整理出来，并被保存下来，留待用作最终的解释。

温尼科特充分地认识到病人在需要退行之时的"无情性忘恩负义"，这在反移情中可以遇到，不是通过同情或解释，而是通过对这种一定程度憎恨情绪的觉察来处理这种反移情。因为在反移情中，对憎恨的否认往往会使临床关系退化为用一种迫切的关心去哄骗病人，或者以一种烦琐的解释威吓病人，而这只会增加对病人无能无用的侮辱。

处于退行状态的病人向分析师索取关注，这种关注品质的另一个特征可以用温尼科特所说的"原初母性贯注"（1956a）来进行最好的描述。

> 如果母亲对婴儿的需求提供了足够好的适应，那么婴儿自身的生命路线就极少受到来自对环境侵入（冲击）性反应的干扰。（当然，重要的是对冲击的反应，而不是冲击本身。）母性养育的失败使婴儿产生了对侵入不同阶段的反应，而正是这些反应打断了婴儿的"持

续性存在"状态。此时，这种过度的反应导致的不是挫折，而是一种湮灭的威胁。在我看来，这是一种非常真实的原初焦虑，它的发生比任何焦虑（包括有人描述的死亡焦虑）都要早得多。

换句话说，自我建立的基础是其充分的"持续性存在"，而且不能被对冲击的反应切断。在生命的一开始，维持充分的"持续性存在"唯一的可能就在于：在怀孕的最后几周，以及在婴儿出生之后的几周之内，母亲能够处于（我提出的）这种非常真实的状态之中。

只有当母亲以我所描述的那种方式变得敏感时，她才能设身处地地感受婴儿的状态，从而满足婴儿的需求。这些需求一开始是身体需求，随着一种精神状态从个体对躯体体验的想象性精细加工中逐渐浮现出来，它们也逐渐地变成了自我需求。

这里在母亲与婴儿之间产生了一种自我关联性，从这种关联性中母亲恢复正常，并且由于这种关联性，婴儿最终可以建立起母亲是一个人的概念。从这个角度来说，认识到母亲是一个人通常是以这种积极的方式开始的，而不是出于把母亲作为挫折象征的体验。母亲在最初阶段的适应性失败，只能导致婴儿自体的湮灭，而不会出现其他可能性。

在这个阶段，母亲做得好的地方不会被婴儿以任何方式感知到。这是根据我的观点得到的一个事实。母亲的失败不会被感知为母性养育的失败，但它们会被当作对个人自体存在的威胁。

经过这些考虑，可以说自我的早期构建是悄无声息的。最早的自我组织产生于对湮灭威胁的体验，这种威胁不会导致湮灭，反而会让个体不断地从中恢复过来。由于这些体验，个体在恢复中产生的信心开始有助于通向自我，以及通向应对挫折的自我能力。

　　我引用了大段话，因为在这些非常简单的语句中，呈现出了我们对退行至依赖的病人进行临床管理时遇到的所有关键危机。在这里，分析性设置中的失败总是来自我们不能满足病人的需求，而不是来自病人的阻抗。此外，如果我们能够把温尼科特界定的母亲角色比喻为分析师对病人需求的敏感性，那么我们将拥有一个有益的模型来指导我们对待病人的行为。

　　对退行至依赖的病人的需求进行临床处理，我们必须采用管理而不是解释。在温尼科特的著作中，我们发现了三种基本的管理类型：

　　1.分析性设置的质量：它是安静的，使病人免受冲击性侵入；

　　2.分析师提供的正是病人所需求的：没有侵入性的解释，和／或一种个人的敏感性身体在场，和／或可以让病人自由走动，只做他需要做的事情；

　　3.只有社会和家庭的环境才能提供这样的管理，其范围包括从住院治疗到家人或朋友的照顾。

　　关于管理，重要的事情是要注意到，它既不是沉迷于病人的奇想和愿望之中，也不是通过安心（慰）技术来回避对病人的帮助需求的满足。事实上，管理是在临床设置中及之外提供适应性环境，这种适应是病人在其发展过程中所缺失的；没有这个适应性环境，他所能做的只是通过反应性地过度使用防御机制，以及他的本我潜能。只有当管理对病人行之有效时，解释工作才会有临床价值。管理和解释工作经常是同时进行的，在病人的整个人生体验中相互支持和促进。

xxvi

　　随着温尼科特的技术不断增强，以及他的概念在广度和深度上不断扩展，他能够以象征的形式促进病人退行至依赖，比如在梦境中。在其论文"婴儿照护、儿童照顾和精神分析设置中的依赖"（ Dependence in Infant-Care, in Child-Care, and in the Psycho-Analytic Setting ，1936b ）中，他给出了一个非常恰当的例子。他也开始看到，病人需要达到的是退行阶段，而不一定是一种持久的退行性生活。他对此的最新陈述如下：

　　我发现，病人在移情中有一种退行至依赖阶段的需求，要产生完全适应这个需求的效应性体验，事实上是基于分析师（母亲）认同病人（她的婴儿）的能力。在这种体验的过程中，病人可以与分析师（母亲）充分地融合在一起，使自己能够在不需要投射性和内射性认同机制的情况下生活和建立关系。接下来是一个痛苦的过程，客体得以与主体分离，分析师得以与病人分离，并被置于病人的全能控制范围之外。分析师在从属于并跟随这一改变的摧毁中幸存下来，使新事件得以诞生。这个新事件就是病人对分析师的使用，这种新关系的启动建立在病人与分析师相互认同的基础上。现在，病人能够开始想象站在分析师的立场上，（同时）分析师站在病人的立场上也是可能且有益的，但仍保持自己的立足现实之地。

　　经过40多年密集的临床工作，温尼科特逐渐将其各方面的理论和实践综合起来。在其著作《游戏与现实》一书中，他对此给出了一个明确的解释。在他看来，这个最高原则，也就是，在抱持经历退行至依赖阶段的病人时所需要的容忍和沉默，在管理中所需要的诸如此类的东西，以及在与儿童会谈时的"一种亲密关系"（其中姿态和言语是彼此互惠的），所有这些都有一个共同元素：游戏。温尼科特区分了"游戏的使用"与"作为其本身"的游戏，"游戏的使用"是儿童分析中日常的临床实践。而且他对名词"游戏"（play）和"玩游戏"（playing）也做了重要的区分。他的基本假设在以下这两段引文

xxvii

中得到了反映：

　　心理治疗发生在病人和治疗师两个人游戏区域的重叠部分。心理治疗与两个人一起玩游戏有关。因此，当病人不能玩游戏时，治疗师工作的必然方向是，把病人从不能玩游戏的状态带到可以玩游戏的状态。

还有：

> 我说的关于儿童游戏的一切也适用于成人，只不过，当病人的材料主要以语言交流的形式呈现时，事情变得更加难以描述。我建议，我们必须认为，在成人的分析中游戏成分也非常明显，就如我们治疗儿童的案例里一样。这种情况会自行显现，比如，显现在语言的选择上、声音的变化上，当然也会显现在幽默感上。

重要的是，我们必须记住这一事实：涂鸦游戏并不是一种治疗性咨询技术。它只是实现目标的一种手段，这个目标是咨询中的关键时刻（温尼科特称之为"神圣时刻"）的实现，在这个时刻，儿童和治疗师都会顿悟到儿童纠结的情绪或心理困境的确切本质，这个困境阻碍着他的成长和实现自我。此外，参与这样的游戏需要有一种特别的精神-躯体敏感性，就像温尼科特所具有的那样。只是去模仿它将会产生极度的讽刺，温尼科特以一种严肃而活泼的方式做到了这些，见证和阅读它们将会是令人愉快的，同时它们在治疗性洞察和影响上也是意义深远的。

到这里为止，我已经大量地讨论了温尼科特的临床工作，主要涉及在分析性设置中对需要退行至依赖的病人进行管理。我故意说"分析性设置"而不说移情，是因为这里有一个不能掉以轻心的重要区别。就使用移情本身而言，病人作为一个完整的人，必须通过他的发展和成熟过程，达到一定的成熟度。不幸的是，分析师经常以为，他们的病人已经有了进入和使用移情的能力，这在很大程度上是他们作为分析师的一种需求，但其远远超出了病人的实际能力。关于这一点，马里恩·米尔纳（Marion Milner, 1969）的个案史给了我们一个动人和详尽的解释。温尼科特在他的文章"移情的各种临床变化"（Clinical Varieties of Transference, 第23章）中将此阐述得非常清楚：

当个体有了一个完整的自我，且分析师可以将这些早期的婴儿照护细节当作理所当然之时，那么分析设置相对于解释性工作而言就不是那么重要的了（我这里所说的设置，是指管理的所有细节的总和）。即便如此，在常规分析中，所有的分析师或多或少还是会接受一定程度的管理。

在我所描述的工作中，设置变得比解释更为重要，强调的重点从一个转向了另一个。

以我所说的"设置"为代表的分析师的行为，通过足够好的需求适应，逐渐被病人感知到，让病人燃起了一种希望——真自体终于能够开始冒险来体验它的生活了。

最后，病人把假自体的功能移交给了分析师。这是一个有着巨大依赖性和真正风险的时刻，病人自然而然地处于一种深深的退行状态（这里所说的退行，我指的是退行到依赖和早期发展阶段）。同时，这也是一种极其痛苦的状态，因为病人意识到了其中的风险，而在原初情境中的婴儿是意识不到的。在某些情况下，问题涉及人格的诸多方面，以至于病人在这个阶段必须得到照护。然而，只有当这些问题能够在分析性咨询中或多或少得到讨论时，这个过程才能得到更好的研究。

在这个阶段，移情的一个特征是，我们必须允许病人的过去成为现在。这个理念包含在塞切哈耶夫人（Mme. Sechehaye）的一本名为《象征性实现》（*Symbolic Realization*）的书中。然而，在移情性神经症中，病人的过去进入咨询室，但在这项工作中，更准确的说法是，现在回到了过去，而且成为过去。因此，分析师便发现自己在设置中直接面临的是病人的原初过程，而在这个设置中原初过程具有它的原始有效性。

然后温尼科特做了一个陈述，这是他的典型思考方式：

> 这种变化是从被打断的体验到愤怒的体验的方式产生的，这是一个让我特别感兴趣的问题，因为正是我工作中的这个点，让我自己感到很惊讶。病人可以使用分析师的失败。失败是必然存在的，而且确实没有必要尝试给出完美的适应。我想说，与神经症病人工作相比，与这些病人工作时所犯错误的伤害性要更小。一个很大的错误可能只会产生很小的伤害，而一个很小的判断失误则可能会产生巨大的影响，其他人也许会对此感到惊讶，我曾经也是这样。其中的原因就在于，病人使用了分析师的失败，而且一定是将其当作一种过去的失败来处理的，现在病人可以面对、知觉和容忍这个失败，并且可以对其表达愤怒了。分析师需要有能力就其失败对病人而言的意义来使用他的失败进行治疗，而且如果可能的话，他必须对每一个失败负有责任，即使这个失败意味着他必须研究他自己的无意识反移情。

xxix

关于温尼科特如何在分析性设置中帮助一位病人去发现自我，促使其从严重的以精神分裂性退缩作为存在方式的状态中解脱出来，然后兴奋和生动地分享自己的感受，这在他那厚重的名为《一则精神分析的片段》[1]（ *Fragment of an Analysis*, 1927c ）的案例史一书中有详细的叙述。这本书几乎是对病人联想和分析师解释逐字逐句的记录。

1　此书中文简体版译名为《抱持与解释：一则精神分析的片段》，程亚华、王旭译，北京师范大学出版社，2016年。——译者注

正是在这个背景下，我想详细讨论温尼科特的反社会倾向概念（第25章），及其对分析性技术的影响，因为它构成了两个群体的临床工作之间的桥梁，一个是边缘性案例，一个是所谓的正常人群——他们寻求治疗性帮助，是因为对自己感到不安，或者就其潜能来说，他们意识到了自己的生命没有活力。温尼科特对此作出了解释：

> 反社会倾向不是一个诊断，不能直接与神经症或精神病之类的诊断性术语相比较。正常个体也可能会有反社会倾向，神经症或精神病患者也可能会有反社会倾向。

关于反社会倾向的病因学决定因素，温尼科特坚定和清晰地陈述道：

> 如果儿童有反社会倾向，那么他一定经历过一种真正的剥夺（不是一种简单的匮乏）；换句话说，某样好东西在儿童生命中某个时期一直起着积极的作用，但某一天突然丧失了，而且一直处于一种撤走的状态：撤走的时间持续太久，以至于超过了儿童维持这种经验记忆的期限。对剥夺的综合描述，必须包括以下维度：早期的和晚期的、短暂性创伤和持续创伤性状态，以及接近正常和明显不正常的状态。

这种对丧失体验的寻找，如何在儿童或成人的生活空间里实现，温尼科特是这样描述的：

> 反社会倾向总是有两种发展趋势，尽管两者的发展有时候并不平衡。一种趋势的典型代表是偷窃，另一种趋势是破坏。第一种趋

势是儿童在某处寻找某物，如果找不到，就会在有希望的时候到别处去寻找。另一种趋势是儿童在寻找稳定的环境，这种环境能够承受冲动行为带来的压力。儿童在寻找那种已经丧失的环境性供养，寻找一种人生态度，因为它是个体可以依靠的，可以给个体以自由，让他去前进、去行动、去获得兴奋。

特别是由于第二种趋势，儿童激活了整个环境性反应，似乎在寻找一个不断扩大的框架，一个圆环的形状，就像最初在母亲的臂弯中或身体里感受到的那样。我们可以发现一个寻找的顺序——母亲的身体、母亲的臂弯、父母亲的关系、家、包括表亲和近亲在内的家庭、学校、有警察局的地方、有法可依的国家。

在研究接近正常的儿童，以及（就个体发展而言）反社会倾向的早期根源时，我希望将这两种趋势谨记在心：寻找客体和破坏。

我意识到，我从温尼科特那里引用得太多了。然而，我赞同以这种方式来呈现温尼科特，因为海因茨·哈特曼（Heinz Hartmann）后来对我说过这样一句话："每个人都引用我的著作，但很少有人去阅读它。"某些概念如果将它们简化的话，这是非常危险的。一个人听说过它们，就认为已经掌握了它们的真实含义和价值，这种情况是很少见的。

为了进一步证明他的观点，温尼科特问道：

是否有可能将这两种趋势：偷窃和破坏、寻找客体和激发环境、性冲动和攻击性冲动结合起来呢？我认为，把这两种趋势结合起来的儿童，代表了一种朝向自愈的倾向，一种本能地去融合的治愈。

在原初剥夺的那段时间，当攻击性（或运动性）根源与力比多（性欲）根源有某种融合的时候，按照儿童情绪发展状态的具体细节，

xxx

儿童借由偷窃、伤害和搞乱周围的混合性方式来要求拥有母亲。当这种融合程度比较低的时候，儿童的客体寻求与攻击性就会更加分离，那么儿童就处于一种高度解离的状态。这就引出一个议题：反社会倾向的儿童的阻扰价值是一个基本特征，也是处于最佳状态的一个有利特征，其再次表明了恢复失去的力比多和运动性驱力融合的潜力。

在日常婴儿照护中，母亲一直在处理她的孩子的阻扰价值。比如，母亲在喂奶时，孩子经常会尿在母亲的腿上。当孩子大一点之后，这又表现出在睡梦中或醒来时的一种暂时性退行，以至于又尿床了。如果婴儿的阻扰价值表现出了任何的过度现象，都可能意味着存在某种程度的剥夺和反社会倾向。

反社会倾向的表现包括偷窃、说谎、无节制和制造混乱。尽管每个症状都有其特殊的意义和价值，但是我尝试描述反社会倾向是为了讨论这些症状的共同因素，即症状的阻扰价值。这种阻扰价值是由儿童发掘出来的，并非一种偶然事件。阻扰价值的动机在很大程度上是无意识的，但也不尽然。

xxxi

稍后，温尼科特做出了一段陈述，在对分析性设置中病人困境的真实特质进行诊断时，这段陈述是至关重要的：

这里插一句，有时有人说，母亲一定不能适应婴儿的需求。这种说法是基于本我需求的考虑，而忽视了自我需求，它难道不是错误的吗？母亲一定不能充分满足婴儿的本能需求，但是，她完全可以成功地"不让婴儿失望"，满足婴儿的自我需求，直到婴儿形成一个内摄的自我支持性母亲的形象，并且要成长到足以维持这个内摄母亲形象的年龄阶段，即使现实环境中的自我支持失败了也无妨。

然后他总结道：

　　有一点我想特别说明：一个好的早期体验的丧失，是反社会倾向形成的基础。当然，儿童已经有能力认识到这种灾难的原因在于一种环境性失败，这是一个基本特征。抑郁症或瓦解是一种外部的原因，而非一种内部的原因造成的，这种正确的认知将会承担起人格扭曲的责任，以及承担起激励寻求通过新的环境性供养进行治疗的责任。正是自我成熟的状态赋予了儿童这样的知觉，并决定了其发展出反社会倾向，而非精神病性疾病。幼儿在早期会表现出大量的反社会强迫性冲动，而且它们几乎都被父母成功地治愈了。然而，反社会倾向的儿童不断地迫切要求环境性供养来治疗他们自己（无意识的，或被无意识动机驱动的），但是，他们却无法获得这种环境性供养。

　　很明显，在婴儿或幼儿时期，自我正处在一种促成力比多与攻击性（运动性）本我根源进行融合的过程中，而原初剥夺恰恰就发生在这个时期。在有希望的时刻，儿童就会做以下的事情：

　　知觉到一个新的设置（环境），其中有些可靠的成分。

　　体验到一种可以被称为客体寻求的驱力。

　　认识到一个事实：无情即将成为一个特征，并且在不断发出危险警告的努力中，激起周围的环境，并有组织地去容忍烦恼。

xxxii

　　如果这种有希望的情况维持不变，那么环境就要反复接受检验，测试环境承受攻击的能力，阻止和修复破坏的能力，容忍烦恼的能力，识别出反社会倾向中积极成分的能力，提供和保护所追寻和发现的客体的能力。

我对温尼科特的反社会倾向假设做出如此详细的阐述，原因很简单，因为它帮助我改变了在分析性设置中，我与病人关联的整个模式，也使我能够重新以积极的眼光来评价看似阻抗或消极的治疗性反应。我的临床经验是，我们为病人提供了（即承诺）一些东西，即空间、时间和机会，让他们有能力使用自己的语言去诉说他们遭受的伤害和剥夺，然而，同时也提出一个相反的要求，即遵守我们治疗性技术严格制定的规则，以一种大大超越他们的手段和能力的方式去讲述。温尼科特的研究加强和扩展了我们从弗洛伊德那里继承的令人敬畏的治疗性工作，也就是说他创造了一种新的氛围，让他人从自己的需求和无能出发，逐渐成长并学会检验和体验到目前为止被禁止的、受到伤害的东西，以及怀恨在心的自我治愈，然后去超越它而走向一种真实的能力——去信任他人，并使他们自己个性化。这里没有湮灭的威胁，也没有共谋的顺从，而这两种情况是对真自体的最大背离。

弗洛伊德曾表明每一个症状都携带着愿望满足的特征，而温尼科特将其延伸得更远，他表明每一个反社会行为在其表现中，都携带着在源头上对未被满足的需求的声讨。

在他去世后发表的论文"行为不良是希望的一个征象"（Delinquency as a Sign of Hope, 1973）中，温尼科特做了一个关键的区分：

> 在这一点上，我们有必要看到正在讨论的反社会倾向的两个方面。我想将其中一个方面与母亲和孩子的关系联系起来，另一个方面与后来的发展，即父亲和孩子的关系联系起来。第一个方面与所有的孩子都有关，而第二个方面与男孩更为相关。第一个方面与这个事实有关，即母亲对孩子需求的适应使孩子已经能够创造性地发

现客体。母亲开启了创造性应用这个世界的大门。如果她失败了，孩子就会丧失与客体的联系，丧失创造性地寻找任何东西的能力。但是，在有希望的时候，孩子会伸出手并去偷一个东西。这是一种强迫性行为，孩子并不知道自己为什么要这样做。孩子经常感到疯狂，因为他不明就里地被强迫着去做一些事情。孩子从商店里偷来钢笔自然不会感到满足，因为钢笔不是他真正要寻找的客体；总之，孩子寻找的是一种发现的能力，而不是寻找一个客体。尽管如此，在有希望的时候，他所做的事情可能也会带来一些满足。孩子从果园偷苹果的意义处在一种边缘位置。苹果可能是成熟美味的，可是被农夫抓住可能很有趣，苹果可能是青涩的，如果吃下去，这个男孩可能会肚子疼；也有可能这个男孩并没有打算吃这个偷来的苹果，而是将它作为礼物送人；又或者他组织了这场偷窃活动，但自己不去冒爬墙的风险。在这个序列中，我们看到了从正常的恶作剧到反社会行为的过渡。

xxxiii

神经症症状的特征是它们包含了冲突。相比之下，反社会行为是努力让人格中自我矛盾的元素客观化和具体化（参考Winnicott, 1972b）。因此，神经症病人是自己唯一的目击者，但是那个只有通过见诸行动才能体验到什么让他如此痛苦的人，总是在寻找外在的目击者。就分析性过程和设置来说，这产生了一些非常具体的问题。分析性设置和移情过程的私密性，满足了神经症病人交流的需要，他们需要与分析师交流他在自己身上所看到的事情。但是，反社会倾向及其无数种微妙的行为表现，实际上是在提出要求，要求分析师应该可以扩展分析性设置和过程的范围、空间和视野，以便包含所有那些重要且关键的体验，根据其内在逻辑，这些体验最终会发生在分析性设置之外。只有容忍这一事实，才会使病人相信他们将会并且能够以象征性形式测试分析性设置和分析性关系。虽然被压抑的愿望非常容易将他们自己出卖给象征性过程，但是被剥夺的需要在象征性过程能够开始运作之前就要寻求实现。这是温尼科特对治疗技术的伟大贡献之一，他已经为我们阐明了这个临床问题。他在其论文"分类学：精神分析对精神病学的分类学有贡献吗"(Classification: Is There a PsychoAnalytic Contribution to Psychiatric Classification, 1959)中讨论了这一问题。

温尼科特总结了分类学的本质，如下所述：

> 就任何个体来说，在情绪发展过程的一开始，就存在三个状态：一个极端是遗传性；另一个极端是支持的或失败的和创伤性的环境；以及在两极端中间的是个体生存、防御、成长状态。在精神分析中，我们需要处理的是个体生存、防御和成长的问题。然而，在分类学中，我们打算对全部的现象学作出解释，而解释的最好方式首先是对各种环境状态进行分类，然后我们才能继续对个体的各种防御进行分类，最后我们尝试着去看看遗传性。遗传性基本上是个体内在固有的成长倾向、整合倾向、关联客体的倾向，以及成熟倾向。

xxxiv

温尼科特在其论文"崩溃的恐惧"(Fear of Breakdown, 1974)中，对精神病性疾病中的人格崩溃这一关键问题给出了他自己的最终陈述。他认为：

> 把精神病性疾病本身看作崩溃是错误的，精神病性疾病是一种与原始性极端痛苦有关的防御组织，而且通常情况下这种防御是成功的（除非促进性环境不是缺陷性的，而是挑逗性的，这或许是发生在婴儿身上的最坏的事情）。

并总结:

　　我认为临床性崩溃恐惧是一种曾经早已被体验过的崩溃恐惧。它是一种对原始性极端痛苦的恐惧，正是这种原始性极端痛苦引发了防御性组织，而防御组织则表现为精神病性疾病的症状综合征。……可以使用相同的方式来检查个人非存在性的探寻。你会发现这里所说的非存在性是防御的一部分。个人存在性是通过投射原理来体现的，一个人正努力投射出可能是个人的一切事情。这可能是一种相对复杂的防御，目的是避免责任性（在抑郁位置）或避免受迫害（在我称为的自我主张阶段，如具有固有含义的"我是"阶段，这个固有含义就是：我拒绝不是我的一切东西。为了方便，在此采用儿童期游戏"我是城堡的国王，你是无赖的流氓"来说明）。

　　在宗教信仰中，这一想法出现在与上帝或与宇宙的同一性概念中。你可能注意到了，这种防御在存在主义者的著作和学说中是被否定的，他们认为存在会变成一种狂热的崇拜，试图去对抗指向非存在性的个人倾向，而非存在性是有组织防御的一部分。在所有这一切中可能有一个积极元素，换句话说，一种不是防御的元素。我们可以说，只有离开非存在性才能使存在开始。令人惊奇的是，个体的觉察或早熟的自我能够被动员得多么早啊（甚至在出生前，当然在出生过程期间就可以被动员）。但是，如果个体是从心身体验和原初自恋中脱离出来的，那么个体就不能从一个自我根源中发展出来。恰恰就在此时开始出现自我功能的理智化。这里需要注意的是，所有这些都是一个长时间过程，随后才能建立被称为自体的有用东西。

一个人的形成和发展

幸福的人总是对的。

——列夫·托尔斯泰

xxxv

温尼科特是一个幸福的人。作为家中的独子，他的成长得到了父母和两位姐姐的珍视。温尼科特家族属于富裕的中产阶级，而温尼科特的父亲——弗雷德里克·温尼科特（Frederick Winnicott）先生是英国普利茅斯市的市长。温尼科特从小就是一个活泼可爱的孩子，并且学习成绩优秀。后来，他突然决定弄糟这一切，因此有一年，他乱涂作业本，也不好好考试，那一年他9岁。[1]

温尼科特还是一位运动健将。他是学校里的跑步冠军，并充分享受将所有的体育活动。尽管在人生的最后10年，温尼科特给人的印象是身体非常虚弱，但他仍不知疲倦，总是在不停地到处移动。他总是在车轮上：童年在自行车上，青少年在摩托车上，后来在汽车上。我们必须了解这些日常事件，以理解是什么促使他从事自己的临床工作，是什么让他具有巨大的耐心和泰然的平静。他身上的每件事情都是对立统一的，不是没有痛苦，而是痛并快乐着。

弗洛伊德的伟大成就已经改变了精神疾病病人的地位——从一个怪异的医学展品到一个有权利和希望表达自身问题的人，使这些问题被人理解

1　据说温尼科特当年曾对着镜子说："我太温厚了。"然后，他决定表现出另一面的自我。参见Michael Jacobs著，于而彦、廖世德译，《温尼考特：客体关系理论代言人》，生命潜能文化事业有限公司，2003年，第10页。——译者注

和有可能被解决。弗洛伊德的理论建构几乎只专注于一项任务，即破译在症状形成中所蕴含的心理和本能过程的性质。弗洛伊德把病人的实体存在理所当然地当作了一完整的人。我们必须承认这一事实：19世纪末神经生理学研究的氛围使弗洛伊德带有一定的偏见，将人类心理及其功能概念化为一种机械的模型。因此，在他的精神装置（psychic apparatus）、能量贯注和心理结构的理论中，他用图解的方式描绘出自我、本我和超我，用地形图描绘出意识、前意识和潜意识。这些概念从20世纪开始至今仍然没有失去其活力，但是，随着更多的临床经验（从边缘性病例到精神病病人）开始适当地累积，补充经典精神分析的理论性假设已经成了当务之急。

温尼科特无疑是四大精神分析师之一，其他三位是梅兰妮·克莱因、海因茨·哈特曼和埃里克·埃里克森（Erik Erikson），他们都为我们提供了崭新的概念，既拓宽了经典精神分析概念框架的视野，又扩大了精神分析的研究范围。

温尼科特首先是一名儿科医师，而且据我所知，他是唯一一位在其整个临床生涯中，坚持将对儿童的治疗性咨询与对成年病人的精神分析工作平等对待的精神分析师。因此，可以预料，最吸引温尼科特注意力的是母婴关系的神秘性。1940年，在英国精神分析协会的一次科学会议的讨论中，温尼科特发表了以下震惊四座的言论：　　　　　　　　　　　　　　　*xxxvi*

> 从来就没有婴儿这回事，当然我是说，当一个人发现了一个婴儿时，他必然会发现旁边的母性照护；没有母性照护，就没有婴儿。

我并不打算在此详述温尼科特的母婴关系理论是如何演化的。相反，我将挑选他的一些主要观点来发表一些评论。我将从他的论文"亲子关系的理论"（The Theory of the Parent-Infant Relationship）中的声明开始，那是他在 1961 年爱丁堡举办的第 22 届国际精神分析大会上发表的论文。他的陈述直接地表达了他的观点：

> 正如我们了解的那样，在精神分析中，没有什么创伤是发生在个体的全能领域（individual's omnipotence）之外的。所有的一切，最终都要归于自我控制之下，并且因此与次级过程发生关联[1]……然而，在婴儿期，发生在婴儿身上的好事和坏事，都远远超越了婴儿的控制范围。实际上，婴儿期正是婴儿将外部因素聚拢到自己全能领域之中的能力逐步形成的过程。母性照护的自我——支持作用，让婴儿在其生命处在尚不能控制环境中的好与坏，也不能为它们负责的情况下，仍然可以存活下来并得到发展……这里就有了一个悖论：婴儿周围环境中的好与坏事实上并不是一种投射，尽管如此，如果婴儿要健康发展，对他来讲就有必要把周围一切都视为自己的投射。此处我们看到，全能体验和快乐原则在发挥作用，而它们确实从最早的婴儿期就开始运作了。对于这一观察，我们还可以补充一点，那就是承认有一个真实的"非我"存在，其实这是个智力问题，这需要个体具有高度的复杂性[2]和相当的成熟度。

1　传统的精神分析认为，人类的创伤不是发生在环境中的，而是发生在个人内心世界中的。外界发生了什么并不重要，重要的是个人内心世界的体验和感受，也就是说，如何在自我的全能感领域寻找发生的事情，即使环境中确实发生了一些创伤性事件，最终也要看这些事件对个人内心世界产生了什么样的主观影响，然后对引发这些内心体验和感受的材料进行分析。——译者注

2　即心智化程度。——译者注

在温尼科特看来，母婴关系的悖论在于环境（母亲）使婴儿形成的自我变得切实可行。在分析师中，温尼科特第一个指出了这个明显的事实：母亲珍爱、喜欢和创造她的婴儿。这不仅体现在她的子宫这个躯体的内部，也体现在早期阶段婴儿对其内在天赋的发现和实现过程，这一过程将使婴儿及时地分化并成长为一个独立的人。说到弗洛伊德给他自己设定的具有明确定义的工作，也就是理解成年病人的冲突性情绪、心理和本能体验，他把重点放在了焦虑和所有已经浮现的自我的防御策略之上，这个自我不可避免地要应对成熟到了成年期的发展危机。因此，弗洛伊德看到了自我与两个暴君（本能愿望和外在现实）的对抗和竞争，并尝试为它们提供最好的服务，以 *xxxvii* 确保自我能够存活和成长。温尼科特则有一个截然不同的观点。他将外在现实看作婴儿持续的成熟过程中的盟友，并以非凡的洞察力和敏锐性检视了环境（母性）供养的品质，这一供养促进了婴儿本能和精神潜能的个性化，并使之变成了自体人格。

婴儿体验的本质在于其对母性（环境）照护的依赖。在温尼科特看来，婴儿"只有在特定条件下才能开始存在"，而且他相信"除非其与母性照护连接起来，否则婴儿的遗传潜能无法实现自身"。温尼科特把婴儿照护阶段的母性供养称为抱持。抱持功能对一个母亲来说是自然的，来自她的"原初母性贯注"（第24章），而且它基于母性共情而非理解。温尼科特把婴儿在抱持时期的依赖分为三个阶段：

（1）绝对依赖。在这种状态下，婴儿还完全没办法理解母性照护，此时的母性照护更多起到的是预防作用。婴儿自己没办法控制养育的好与坏，他只能处在一个被动获益或遭受扰乱的位置。

（2）相对依赖。这时的婴儿开始变得能察觉到自己对母性照护细节的需要，也能够越来越深地把这些细节与个人的冲动联系在一起，长大以后，在精神分析治疗中，还能在移情中重现它们。

（3）走向独立。婴儿发展出了不依靠实际养育的行事方法。不过要实现这一点，婴儿靠的是之前足够好照护的记忆积累、个人需要的投射，以及对照护细节的内射，同时还要发展出对环境的信心。此外必不可少的要素是智力性理解及其巨大的影响作用。

此时，温尼科特为理解婴儿早期发展补充了两个非常重要的概念。我将以他的原话来陈述，因为一旦缩写就丧失了原味：

> 这一阶段我们还需要考虑另一个现象，那就是人格核心会隐藏起来。我们来考查一下核心自体或真自体的概念。核心自体可以说是一种遗传潜质，它需要体验存在的连续性，并以自己的方式和速度来获取个人精神现实和身体图式。我们似乎有必要认可一个概念，即健康的特征之一就是这个核心自体的孤立状态。在早期发展阶段，威胁到真自体孤立状态的任何事都能引起巨大的焦虑，而婴儿在早期阶段出现的防御就与母亲（或母性照护）的失败有关，即母亲没能抵挡住那些可能干扰婴儿孤立状态的侵害因素。

xxxviii

10年之后，温尼科特在一封给他的法语译者珍妮·卡尔马诺维奇夫人（Mme. Jeannine Kalmanovitch）的信中（1971c），对自体给出了如下定义：

> 在我看来，自体（self）不是自我（ego），自体就是称作"我"（me）的那个人，自体仅指"自己"（me），自体是一个基于成熟过程运作的完整体。与此同时，自体有几个部分，事实上，自体是由这些部分组成的。这些部分在成熟过程的运作中按由内及外的方向

凝聚在一起，因为它必须通过（在刚开始时最大限度地）人类环境的抱持、处理，以及一种鲜活生动的促进方式的辅助。自体发现它自然而然地处于个体的身体中，但可能在某些情况下，自体出现在母亲的眼睛和面部表情里，出现在最终能够代表母亲面孔的镜子中，这时自体与身体解离了。最终，自体在儿童与各种认同总和之间达成了一个重要的关系，而这些认同（在各种心理表征充分整合和内射之后）以一种内部精神生活现实的形式组织得井然有序。根据父母和那些在个体外部生活中重要他人的期望，男孩或女孩与其内部精神组织之间的关系得到调整。正是这个自体和自体的生活，使个体立场的行动或生活富有了意义，这个个体现在已经脱离了依赖和不成熟而走向独立，拥有了一种认同成熟的爱的客体，同时不丧失个人身份的能力。

之前，我已经讨论过温尼科特的真假自体的概念。在这里，我将选取他的"侵入"（impingement）概念来做专门的讨论，因为它以一种重要的方式改变了经典的防御概念，而且还纠正了克莱因学派对幼儿早期焦虑作用的过度强调。温尼科特对这种类型的"侵入"——婴儿不可避免的体验——第一次详细的解释，出现在他的论文"出生记忆，出生创伤和焦虑"（Birth Memories, Birth Trauma and Anxiet，第14章）中。在温尼科特看来，理解这个概念的第一要素是，从胎儿状态跨越到婴儿期，"人类有机组织体"处在一个很好的适应性环境的照护氛围中。当然，那是一种理想化的等式。同样地，温尼科特自然考虑到了在持续成长和成熟过程中存在着累积的失败，而正是这些失败引发了对新生儿的冲击。即使表面上看似创伤的出生体验，也可以通过胎儿已有成熟性准备的"婴儿"状态的出现得到调适。尽管温尼科特说：

弗洛伊德曾指出，出生体验与意识到跟母亲的身体分离没有任何关系，这是可以理解的。我们可以假定某种未出生时的心理状态。我认为，如果婴儿自我的个人发展在情绪上与在躯体方面一样未受到过打扰，那么我们就可以说事情进展一切顺利。当然，情绪在出生之前已经在某种程度上开始发展了，而且在出生前的情绪发展过程中，很可能存在着一种朝向错误和不健康方向迁移的能力。在健康的环境中，一定程度的干扰是有价值的刺激，但是，若干扰超过了某种程度，那么这些干扰就是无益的，因为它们会引起一种反应。在这个非常早期的发展阶段，婴儿没有足够的自我力量去做出一种不导致身份丧失的反应。

但是，温尼科特对此补充了一个附文：

……在自然过程中，出生体验是一个婴儿已经知道某些东西的夸张例子。在出生期间，婴儿暂时只是一个反应器，最重要的其实是环境；在出生之后，又会转为另一种态势，其中最重要的事情是婴儿，无论那意味着什么。在健康的状态下，婴儿在出生前就已经准备好去应对某些环境冲击，并且已经有了从做出反应的状态自然返回到无须做出反应状态的体验，而后者的状态是自体能够开始存在的唯一状态。

这是我对正常的出生过程所做出的尽可能简单的陈述。这是一个暂时的阶段——婴儿要做出反应，并因此丧失身份，这也是一个重要的例子，因为婴儿已经准备好了接受对个人"进展"的干扰，而这种干扰不至于强大或持续到打断婴儿连续的个人发展过程的路线。

因此，如果"来自环境的主动性适应"满足了婴儿的要求，出生过程就不是一种侵入，或者更准确地说，它就不是一种扰乱持续过程的冲击："在非创伤性出生过程中，出生所引发的对侵入的反应不会超过胎儿为此已经做好的准备"。

在温尼科特看来，在侵入的概念中固有一种"做出反应的要求"，因为如果侵入持续存在，恰恰就是这种需求成了假自体组织的盔甲："婴儿由于被迫做出反应而感到不安，他的存在状态因此受到干扰"（ 参考 Winnicott，1972b ）。温尼科特论述的精髓如下：

为了保留生命最初期的个人生活方式，个体需要对环境性侵入做出最小程度的反应。事实上，所有个体都在努力寻找一种新生，在其中，他们自己的生命路线将不会被大量的反应干扰，而使他们不会体验到个人存在的连续感丧失。个体心理健康的基础是由母亲奠定的，这位母亲能够对其婴儿做出积极的适应，因为她可以奉献于她的婴儿。前提条件是，这位母亲具备基本的放松能力，以及对婴儿个体的生活方式的理解，而这些又源自母亲对婴儿认同的能力。母 - 婴关系开始于婴儿出生之前，并且在某些情况下持续贯穿于婴儿的出生过程及出生后。在我看来，出生创伤是婴儿持续存在连续性的中断，而且如果这种中断是严重的，那么环境性侵入的细节被感知的方式，以及婴儿对侵入形式的反应，就会转变成为不利于婴儿自我发展的重要因素。因此，在大多数情况下，出生创伤是比较轻微的，并且决定了对重新出生的大量普遍性冲动。在某些情况下，这个不利因素非常严重，以至于个体没有机会（除了在分析性过程中重新出生）形成情绪发展的自然过程，即使后来的外部因素非常良好。

xl

　　根据温尼科特的观点，重要的是对侵入的反应而不是侵入本身。母亲适应婴儿需求的失败，产生了"对侵入的反应性阶段，而这些反应干扰了婴儿的持续存在。过量的这种反应所产生的不是挫折，而是一种湮灭的威胁"。在温尼科特看来，这种特殊的焦虑情感构成了处于退行至依赖状态的病人的真实困境。

　　在他的论文"与情绪发展相关的攻击性"（Aggression in Relation to Emotional Development，第16章）中，温尼科特讨论了与运动性和突发攻击性体验有关的冲击性反应的全部问题，他详述了这种体验的三种模式：

　　　　在第一种模式中，由于运动性，环境一直不断地被发现，并反复被重新发现。在此，在原初自恋的理论框架中的每一次体验都在强调这样一个事实：新个体的发展是处于核心地位的，并且与环境的接触是个体的一种体验（一开始处于未分化的自我——本我状态）。在第二种模式中，环境对胎儿（或婴儿）造成了侵入，这里产生的不是一系列个体体验，而是一连串对侵入的反应。这样，就发展出了一种退行至休息的状态，只有那里才允许个体存在。于是，运动性只能作为一种对侵入的反应来体验。

　　　　第三种模式较为极端，在其中这种反应现象被夸大了，以至于个体体验甚至连一种休息之地都没有了，其结果就是个体无法从原初自恋状态进化为一个人。于是，这个"个体"便发展成为一个没有内核的外壳扩展物，成为一个环境侵入性的扩展物。个体的核心部分被隐藏了起来，甚至最深入的分析也难以触及它。然后，个体以一种无法被发现的方式存在着。真自体被隐藏了起来，而我们在临床上所面对的是一个复杂的假自体，其功能就是维持真自体处于一种隐藏状态。假自体可能便于适应社会，但是由于缺乏真自体，个体就会变得越来越不稳定，个体在社会中越会受到欺骗，越认为假自体就是真自体。病人的主诉是一种无用感和无价值感。

温尼科特认为，正是攻击性驱力导致婴儿去探索"非我客体或一个被感觉为外部的客体"。

在温尼科特的研究中，考察婴儿对侵入的反应引导我们去讨论幻象和过渡性客体的作用。他在论文"精神病与儿童照护"（Psychoses and Child Care, 第17章）中对此做了清楚的阐述。那些不能使用幻象的婴儿，将无法建立精神与环境之间的联系。

因此，温尼科特逐渐开始去理解，通过婴儿身上拥有的幻象和过渡性现象，早期母性环境性供养如何与成人创造性使用文化环境产生了联系。他在"文化体验的位置"（The Location of Cultural Experience, 1971b）一文中做出了最终的陈述。

文化体验位置中孤独和担忧

在我内心深处，我仍然确信，我亲爱的同胞们有着不幸的命运，极少有例外。

弗洛伊德致莎乐美（1929年7月28）

啊，我们对面具之下的那个人过分高估了！

圣-琼·佩斯《航标》（St. John Perse, Amers）

弗洛伊德洞察了人类内心，发现人类是一种贫瘠的生物，一直不稳定地存在着。他审视了人类独特的创造物，也就是人类文化，并发现到处都是"不满"和"诡计"（Freud, 1930）。没有人能够否认弗洛伊德的宣言是刺耳的实话。但是，人类生活在某处，并不只是接受"普遍的不幸"（Freud, 1895）和"不满"。由于来自不同的文化和宗教传统，尽管使用了弗洛伊德的思维方法，但温尼科特还是对人类个体的生活处境得出了不同的评价。温尼科特看见了人类出于需要和欲望的脆弱性，人类天生就有与他人相关联的潜在需求，而不只是通过与他人的共谋来满足自己强烈的本我冲动。他体验到了一种神秘感，但他称之为悖论；他尝试去定义它，而不是去解释它。这一点让他对儿童的治疗赋予了独特而神奇的品质（Winnicott, 1971a）。我们可以声称温尼科特信奉蒙田的劝导："好奇是一切哲学的基础，探究是哲学的进步，愚昧则是哲学的终结。"

在漫长的临床工作岁月中，温尼科特遇到了各种各样的人类疾苦和沮丧。温尼科特从来不是一个隐晦的临床解释机器。他的工作是他自我体验不可分割的一部分。尽管温尼科特在自己和他人身上体验到了所有的痛苦和绝望，但他还是以欢乐的眼光去看待人类个体的命运。在他看来能在人类文化环境中独处的个体是富有活力和创造性的。尽管在某些方面，温尼科特是一个真正的隐士，但他是一个容纳别人以增加自己体验的隐士，正如别人通过与他相遇丰富了他们的生命一样。毫无疑问，在他生命的最后几年里，他对人类体验的两个重要议题：孤独和担忧给予了最深刻的关注与思考。

几个世纪以来，圣人、神秘主义者、诗人和哲学家已经把独居者的孤立状态理想化了，认为他们是高贵的人类个体，并美化了他们所遭受的痛苦。在西方基督教文化中，或许最引人注目的形象就是十字架上的耶稣。温尼科特以一种新颖的方式考察了人类个体的孤独感，他对于这一点的说明（1958b）既简洁又明确：

　　　　我们或许可以说，在精神分析文献中，更多涉及的是对独处的害怕或希望，而没有谈论独处的能力。精神分析还对退缩状态做了

xlii

大量的工作，它是一种防御组织，暗示着对迫害的一种预期。在我看来，早该讨论独处能力的积极方面了。

大约两百年前，让-雅克·卢梭在《一个孤独漫步者的遐想》（*Les Rêveries du Promeneur Solitaire*, 1776）中写了一段令人心醉神迷的辩解，他拒绝了所有的人类关系和社交，而全身心地拥有他的自体。再也没有更好的例子来说明温尼科特所指的独处，它是"一种退缩的状态，意味着对迫害预期的一种防御性组织"。

在卢梭之后的几百年，弗里德里希·尼采在《善恶的彼岸》（*Beyond Good and Evil*, 1885）中，尝试描述了这种高尚而孤独的人们的性格，他们期望并选择了自己的独处：

> 每一个深受痛苦的人，会在精神上变得桀骜不驯和怀有厌恶之情——人类能够忍受多么深的痛苦，几乎决定了他们所处的地位——一件痛心的事情是，他确实会因此受到广泛而深刻的影响，由于他经历的痛苦，他甚至比最机灵、最聪明的人都懂得更多，熟悉和"通晓"了许多遥远而可怕的世界，而"你对这些世界一无所知"！……受苦者的这种精神上无声的桀骜不驯，知识代言人、"开创者"，甚至是牺牲者的这种高傲，需要用各种形式的掩饰来保护自己，以免与纠缠不清的、爱表同情的人接触，以免与所有那些未体验过同样痛苦的人接触。深刻的痛苦使人高尚，把人与人区分开来。

xliii

温尼科特（1958b）为我们提供了第三种可能的选择：

> 尽管许多类型的体验都对独处能力的建立有所贡献，但有一种

体验却是最重要和最基础的，如果没有这种充分的体验，独处能力
就无法产生。这种体验就是：在母亲在场的情况下，婴儿和幼儿独
处的体验。因此，独处能力建立的基础是一个悖论，也就是说，它
是有其他人在场时，一个人独处状态的一种体验。

因此，温尼科特不仅使孤独变得人性化，还使它成为一种与他人主动
相关的自我—关联性体验。他主张：

> 我个人想要使用"自我—关联性"这个术语，它的方便之处在
> 于能与术语"本我—关联"相当清晰地区分开来，而本我—关联是
> 可能被称为自我生活的反复出现的并发症。"自我—关联性"指的是
> 两个人之间有着这样的关系：在这两个人中，至少有一个人是独处
> 的；或许两个人都是独处的，但其中一个人的在场对另一个人是至
> 关重要的。我考虑到，如果我们比较一下"喜欢"和"爱"这两个
> 词的含义，我们可以看到，"喜欢"是一种"自我—关联性"，而"爱"
> 更多的是一种"本我—关联"，无论是原始的形式，还是升华的形
> 式……我的主要论点是：我们需要谈论单纯形式的独处，尽管我们
> 认为真正的独处能力是一种复杂的现象，但这种真正的独处能力也
> 是建立在更早期阶段有他人在场情况下的独处体验之上的。他人在场
> 情况下的独处可以发生在很早期，那个时候还不成熟的自我自然而
> 然地被母亲所提供的自我—支持所平衡。随着时间的推移，个体内
> 射了这个"自我—支持性"的母亲，依靠这种方式，个体之后再独
> 处的时候，就不用再需要频繁地触及外部母亲（或母亲象征物）了。

温尼科特认为自我—关联性是"从友谊中诞生出来的东西。它可能是一

种移情的基质"。温尼科特总结了他的观点：　　　　　　　　　　　*xliv*

> 　　我认为大家基本都能同意这样的观点，那就是，本我—冲动只有被容纳在自我生活中才会有意义。各种本我—冲动，要么（会）毁掉一个弱的自我，要么（会）强化一个强的自我。所以我们可以说，当处于自我—关联性的框架之内时，所发生的那些本我—关联才会加强自我。如果我们接受这个观点，那么我们对于独处能力重要性的理解也就随之而来了。也就是说，唯有在（有他人在场的）独处时，婴儿才能够探索和发现他的个人生命。而病理性的选择（反面的病理性生活）是建立在疲于应付外部刺激的各种反应上的虚假生命。只有在独处时，而且唯有在我们前面所描述的真正意义上的独处时，婴儿才能体验到等价（同）于成年人的"放松"状态。此时，婴儿才能够允许自己处于非整合状态、处于无方向状态，才能够尽情地折腾，或者才能够让自己在这样的状态中存在一段时间：既不用成为一个外界冲击的应付者，也不用成为一个具有某种兴趣或运动导向的活动者。这个阶段是专门为本我体验而设定的。随着时间的推移，这会到达一种感觉或冲动的体验阶段。只有在这种设定之中，这些感觉和冲动才算得上是真实的感觉和真切的个人体验。

　　自我—关联性的高峰是自我高潮。这是温尼科特在此引入的一个新概念，他认为自我高潮是一种狂喜状态。他对自我高潮和"局部兴奋的身体高潮"进行了对比。因此，温尼科特对这两种情形做了区分：一种是自我—关联性和自我高潮，另一种是本我—关联性和本能高潮，这个区分在我们的临床工作中有重要意义。只有在自我—关联性的理论框架中，它是指"两个人之间的关系，其中一个人无论如何都是独处的"，我们才能讨论温尼科特的

"担忧的能力"这一概念。

自从弗洛伊德的论文"哀悼和抑郁"（ Mourning and Melancholia, 1917）和卡尔·亚伯拉罕（ Karl Abraham, 1924 ）在抑郁和忧郁状态的重要研究开始,（无意识的）罪疚在情绪和人格障碍的病原学中的作用被重视起来, 这方面通过梅兰妮·克莱因（1935, 1937）的研究得到了最大程度的深化和扩展。

温尼科特接受了克莱因学派的理论构建传统的指导。但是, 随着自己的临床经验的积累和发展, 他开始质疑克莱因学派强调罪疚在早期精神性发展中的作用的绝对性, 这在他的两篇论文"精神分析和罪疚感"(Psycho-Analysis and the Sense of Guilt, 1958a ）和"克莱因学派贡献的个人观点"(A Personal View of the Kleinian Contribution, 1962)中表现得很明显。最终, 他在论文"担忧能力的发展"(The Development of the Capacity for Concern, 1963c ）中表述了他对这一现状的观点。这篇文章不仅对于我们理解温尼科特的成熟理论视角, 而且对于评估精神分析研究今天将走向何方, 都是十分重要的。

xlv   温尼科特以他一贯的出其不意清晰地陈述了他的观点:

> "担忧"这个术语被用来以一种积极的方式涵盖一种现象, 而这种现象通常由"罪疚"这个术语以一种消极的方式来概括的。罪疚感是与两价性概念有关的一种焦虑, 意味着在个体自我中达到了某种程度的整合, 以至于可以在内心保留好客体意象的同时也保有摧毁它的想法。担忧意味着更进一步的整合和成长, 而且以一种积极的方式与个体的责任感相关联, 尤其与本能驱力已经介入的人际关系有关。
>
> 担忧涉及这样的事实: 个体会顾及或在意, 感受到并承担责任。

　　温尼科特认为儿童的担忧能力可能出现在俄狄浦斯三角情境之前。他认为担忧能力是一种"健康的特征"，它是足够好的婴儿照护带来的结果。它进一步意味着"一个开始变得独立的自我，独立于母亲的辅助性自我支持"。在这一点上，温尼科特在婴儿对于"客体—母亲"（object-mother）和"环境—母亲"（environment-mother）的整体体验之间做出了重要的新的区分：

　　　　现在我给出一个很有用的假设，我认为未成熟的儿童有两种类型的母亲，可以允许我把她们分别称为客体—母亲和环境—母亲么？我无意发明一些术语让事情变得复杂，或者最终成为一种僵化或阻碍，但在上下文的语境中，用"客体—母亲"和"环境—母亲"这两个术语来描述对婴儿来说有着很大区别的两种婴儿照护之间的不同之处是非常合适的。一种是母亲作为一个完整的客体，或者只是满足婴儿迫切需要的那个部分客体的拥有者，另一种是母亲作为一个人，她挡住了环境中不可预测的因素，并且在具体处理和综合管理方面能够积极提供照护。在处于本我张力的顶峰时婴儿所做的事情，以及婴儿对母亲这个客体的使用与婴儿把母亲看作整体环境的一部分而使用，在我看来他们之间有着极大的差异。

　　　　这样看来，环境—母亲接收了所有被称为情感和共存感的东西；而客体—母亲成为被原始本能张力所驱动的兴奋性体验的对象。我的观点是当环境—母亲和客体—母亲共同出现在婴儿的心智中时，"担忧"作为一种非常复杂的体验就出现在了婴儿的生命中。尽管由于独立性的发展，婴儿已经开始拥有内在的稳定性，但此时环境的持续供养仍显得极为重要。

　　这段话的含义对于我们在临床上鉴别一位病人在移情中如何与我们关

xlvi　联是极其重要的。但回到温尼科特的主张，因为他的说法达到了极致：

> 在顺利的环境中，婴儿建立了解决复杂的矛盾心理的技巧。婴儿体验着焦虑，因为如果他让母亲消耗殆尽，那他将会失去母亲，但是随着婴儿对环境—母亲作出贡献这一事实的出现，这种焦虑便有所缓解。随着对环境—母亲的贡献和回馈机会的出现，婴儿的自信心就会逐渐增强，这是一种能够让婴儿抱持焦虑的自信心。由这种方式而被抱持过的焦虑将会发生质变，而变成一种"罪疚感"。
>
> 各种本能驱力导致婴儿残酷无情地（ruthless）使用客体，然后导向了被抱持的罪疚感，这种罪疚感被婴儿在几个小时内对环境—母亲作出的贡献而缓解。同样地，由于环境—母亲真实可靠的在场而使环境—母亲为婴儿提供了回馈和做出修复的机会，这使婴儿在对各种本我—驱力的体验过程中变得越来越大胆且自信，换句话说，就是释放出了婴儿的本能生命。通过这种方式，罪疚感就不会被体验到了，但其会处于一种休眠或潜伏的状态，只有当环境—母亲提供的修复机会不能扭转态势之时，罪疚感才会被体验到并表现出来（表现为悲伤或抑郁的心境）。
>
> 当自信心在这种良性循环中和所期待的机会中被建立起来之后，与本我—驱力相关联的罪疚感就被进一步地改良了，于是我们就需要一个具有更积极意义的术语来描述它，比如"担忧"。到了现在，婴儿已经变得有能力去关心和担忧了，有能力为他（她）自己的各种本能冲动及随之带来的后果和产生的作用承担责任了。这就为游戏和工作提供了一个基本的建设性要素。但是，在情绪发展的过程中，正是因为有作出贡献的机会，才使"担忧"能够被整合进儿童的能力中。

在经历了这样一个循环之后，被照护的婴儿现在能够开始去担忧和关心了。这是一个更大存在的开始，即作为人类文化中一个成员的开始，从此便在个人抱负和指向他人的担忧的一种互动关系中，开始了生存和与他人分享自己的生活。

这里我将简要地插入温尼科特关于青春期的阐述，因为青春期连接了处于家庭照护中的儿童和社会中的成人。在他的论文"青春期：熬过低潮期"（Adolescence: Struggling through the Doldrums, 1971d）中，温尼科特说道：

> ……如果青少年是通过自然过程完成这一发展阶段的，那么必然存在着一种可被称为青少年低潮的现象。社会需要将其视为一个永久性特征，并且去接纳它，而不是去治疗它。

所以，我们抵达了温尼科特的信仰见证——"文化体验的位置"一文（The Location of Cultural Experience, 1967 [1971b]）。我在此引用他的主要论点：

xlvii

> 1. 文化体验所处的位置在个体与环境（最初是客体）之间的潜在空间。我们可以说游戏也是如此。文化体验由创造性生活开始，首先显现在游戏中。
>
> 2. 对每个个体来说，对这个空间的使用，由个体存在早期阶段产生的生活经验所决定。
>
> 3. 从一开始，在"主观性客体"与"客观感知性客体"之间，在"我之延伸"与"非我"之间的潜在空间中，婴儿就有最强烈的体验。这个潜在空间位于"除我之外别无他物"与"全能控制之外的客体和现象"之间相互作用的某处。

4. 每个婴儿都有他（她）自己喜欢或不喜欢的体验。这里依赖是最重要的。就婴儿来说，潜在空间只会出现在婴儿产生了相关信任感的时候，也就是说，婴儿的信任与母亲—形象或环境因素的可依赖性有关，信心的出现是这种可依赖性已经被婴儿内射（摄）的证据。

5. 为了研究个体的游戏，以及文化生活，我们必须研究一个婴儿和人性的（因此易犯错误）母亲—形象之间潜在空间的命运，这位母亲在本质上会因为爱而适应婴儿。

如果这个区域被视作自我组织结构的一部分，那么我们就会明白，这个自我部分不是一个"身体自我"，它并非建立在身体功能运作的模式之上，而是建立在身体体验之上的。这些体验属于一种非纵欲式的客体关联，或者属于我们所称的自我—关联性，在这里，我们可以说"连续性"（continuity）让位给了"接近性"（continguity）。

他如此平静地发展出了婴儿的"过渡性现象"这个概念，去涵盖了文化领域中成人生活的"潜在空间"。

在其生命即将结束之际，温尼科特越来越致力于去理解——不仅是什么让人类生病，而且是什么让它们在彼此的交往中和文化馈赠中保持兴盛。

我将再也不会遇见像温尼科特这样的人了。

xlviii

参考文献

Abraham, K. (1924). 'A Short Study of the Development of the Libido in the Light of Mental Disorders' in *Collected Papers of Psycho-Analysis* (London: Hogarth Press)

Erikson, E. H. (1950/63). *Childhood and Society* (New York: Norton; London: Hogarth Press)

Freud, A. (1946). *The Psycho-Analytical Treatment of Children* (London: Imago/Hogarth Press; New York: International Universities Press)

Freud, S. (1895). *Studies on Hysteria* in *The Standard Edition of the Complete Psychological Works of Sigmund Freud*, Vol. 2 (London: Hogarth Press)

(1917). 'Mourning and Melancholia' in *Standard Edition*, Vol. 14

(1921). *Bevond the Pleasure Principle* in *Standard Edition*, Vol. 18

(1923). *The Ego and the Id* in *Standard Edition*, Vol. 19

(1926). *Inhibitions, Symptoms and Anxiety* in *Standard Edition*, Vol. 20

(1930). *Civilization and Its Discontents* in *Standard Edition*, Vol.21

Glover, E. (1968). *The Birth and the Ego* (London: Allen & Unwin)

Hartmann, H. (1958). *Ego Psychology and the Problem of Adaptation* (London: Imago/Hogarth Press; New York: International Universities Press)

Klein, M. (1935). 'A Contribution to the Psychogenesis of Manic Depressive States' in *Contributions* (1948)

(1948). *Contributions 10 Psycho-Analvsis* (London: Hogarth Press)

(1957). *Envy and Gratitude* (London: Tavistock Publications)

Milner. M. (1969). *The Hands of the Living God* (London: Hogarth Press; New York: International Universities Press)

Nietzsche, F. (1969). *Selected Letters of Frederich Nietzsche*. Edited by C. Middleton (Chicago: The University of Chicago Press)

Shah, I. (1970). *The Wisdom of the Idiots* (London: Octagon Press)

Smirnoff, V. (1971). *The Scope of Child Analysis* (London: Routledge &Kegan Paul)

Trilling, L. (1955). *Freud and the Crisis of our Culture* (Boston: the Beacon Press)

Winnicott, D. W. (1931). *Clinical Notes on Disorders of Childhood* (London: William Heinemann)

(1951). " Transitional Objects and Transitional Phenomena " in *Playing andReality* (1971b)

(1958a). " Psycho-Analysis and the Sense of Guilt " in *Maturational Processes* (1965)

(1958b). " The Capacity to be Alone " in *Maturational Processes* (1965)

1959 [1964]) " Classification " in *Maturational Processes* (1965)

(1960). " Ego Distortion in Terms of True and False Self " in *Maturational Processes* (1965)

(1961). " The Theory of the Parent-Infant Relationship " in *Maturational Processes* (1965)

(1962). "A Personal View of the Kleinian Contribution " in *Maturational Processes* (1965)

(1963a). " Psychotherapy of Character Disorders " in *Maturational Processes* (1965)

(1963b). " Dependence in Infant-Care, in Child-Care, and in the Psycho-Analytic Setting " in *Maturational Processes* (1965)

xlix

(1963c). "The Development of the Capacity for Concern" in *Maturational Processes* (1965)

(1965). *The Maturational Processes and the Facilitating Environment* (London: Hogarth Press; New York: International Universities Press)

(1969). " The Use of an Object and Relating Through Identifications " in *Playing and Reality* (1971b)

(1970). " The Mother-Infant Experience of Mutuality " in *Parenthood: Its Psychology and Psychopathology*. Edited by E. James Anthony and Therese Benedek (Boston: Little Brown)

(1971a). *Therapeutic Consultations in Child Psychiatry* (London: HogarthPress: New York: Basic Books)

(1971b). *Playing and Reality* (London: Tavistock Publications; New York:Basic Books)

(1971c). Letter to Mme. Jeannine Kalmanovitch in *Nouvelle Revue de Psychanalyse*, Vol.3.

(1971d). "Adolescence: Struggling through the Doldrums" in *Adolescent Psychiatry*, Vol. I. Edited by Sherman C. Feinstein, Peter Giovacchini & Arthur A. Miller (New York: Basic Books)

(1972a). " Basis for Self in Body ", *International Journal of Child Psychotherapy*, Vol. I, No. 1.

(1972b). " Mother's Madness appearing in the clinical material as an Egoalien factor " in *Tactics and Techniques in Psychoanalytic Therapy*. Edited by Peter L. Giovacchini (London: Hogarth Press; New York! Science House)

(1972c). "Fragment of an Analysis" in *Tacties and Techniques* (see 19726)

(1973). " Delinquency as a sign of Hope " in *Adolescent Psychiairy*, Vol. 1I.Edited by Sherman C. Fernstein & Peter Giovacchini (New York: Basic Books)

(1974). " Fear of Breakdown " . *International Review of Psycho-Analysis*, Vol. I

目　录

第一部分

第二部分

第一部分

第 1 章

对常态和焦虑的注解[1]
（1931）

1　本章来自《关于儿童期障碍的临床注释》，伦敦：海纳曼出版社, 1931。

通过给许多儿童测量体重，我们很容易就能算出某个年龄段儿童的平均体重。采用同样的方法，我们可以找出其他任何衡量发展水平的平均数，而对"常态"的测试就是拿一个儿童的各项测量指标值与该指标的平均数进行比较。

通过这样的比较，我们可以得到非常有趣的信息，但有可能会出现一种复杂情况，并且影响测试结果——这种复杂情况在儿科学文献中鲜有提及。

虽然从纯粹的生理学角度来讲，任何偏离健康的状态都可以被认为是异常的，但并不能由此推断出，由情绪性紧张和应激所致的低水平的生理健康状态一定就是异常的。这个相当令人惊讶的观点需要进一步阐述。

举一个十分简单的例子，一个两三岁的孩子，面对即将出生的弟弟或妹妹时，表现出心烦是一件非常正常的事情。一个迄今没有其他烦恼，又一向活泼的孩子，随着妈妈怀孕或者新生儿出生，可能会变得很不开心，出现了暂时性的消瘦和苍白，以及一些其他症状，诸如遗尿、发脾气、呕吐、便秘和鼻塞。如果此时出现了躯体性疾病，如急性肺炎、百日咳或肠胃炎的发作，那么恢复期就可能会被过度地延长。

琼，2岁零5个月，曾是家里的独生女，她一直是独生女，直到13个月前，她的弟弟出生了。

在此事件之前，琼一直非常健康。但从弟弟出生起，她就变得容易嫉妒，食欲不振，逐渐消瘦起来。妈妈曾离开她一周，没人督促她吃东西，她就几乎什么都没吃，体重有所下降。从那之后她就一直如此，非常容易发脾气。每次妈妈要离开她，都会引起她的焦虑发作。她不愿跟任何人说话，并在晚上尖叫着醒来，甚至一晚上会有4次这样的现象——实际的梦境内容并不清晰（如想要一只小猫之类）。

她会掐弟弟，甚至咬他，不许他玩任何玩具。她还不准家里任何人谈起弟弟，只要听到这个话题，她就会皱眉，并最终会干扰这个话题。当她被带到福利中心的时候，她显得十分担心。因为不能咬弟弟了，她就咬自己，所以3天后她又被带回了家。

她非常害怕动物。

"如果看到弟弟在房间里，她就会不停地喘气直到呕吐。"如果有人给她一块巧克力，她就会放进嘴里含着，直到回家后又把它全吐出来。

她通常更喜欢男性而非女性。

她的父母都是非常好的人，她也很健康，是一个可爱的孩子。

假如没有弟弟出生，以及给她带来的全部影响，琼现在应该仍然是一个健康活泼的孩子，但是，因为在适当的年龄阶段错过这样一场真实的经历，她的人格价值在某种程度上会有所减弱。这样的事件证明，对孩子来说，"生病"可能比"舒服"更加正常。

一位不理解这类不舒服的潜在过程的医生，将会努力得出一个诊断，而且会认为这类疾病是生理因素导致的，并去治疗它们。而一位稍微了解一些心理学的医生，将会猜测这类疾病的潜在原因，并采取积极的措施来帮助病人，比如，他会指导父母在有了新生儿之后，不要改变对待大孩子的态度，也不要把大孩子送去阿姨家，或者建议父母允许大孩子养宠物。作为预防性措施，他会建议父母大胆地回答孩子关于婴儿从哪里来的问题，总的来说，不要带着焦虑行事。

有可能更进一步来说，一位对心理学知之更多的医生，他会心甘情愿地保持一种观察的状态，除了做病人的朋友什么都不做。因为他认识到了，让孩子体验挫折、失望、丧失所爱，进而认识到个人的渺小和脆弱，是养育孩子的一个重要部分。的确，教育最重要的一个目的，就是让孩子有能力独立管理生活。而且，决定父母和孩子双方行为的那些力量是非常隐秘的，它们根植于深层的无意识之中，所以那些试图在理智方面改变事件的做法，无异于在教堂的柱子上刻下自己名字的缩写字母——这只不过反映出了艺术家的自负。

4

　　我们举了一个明显的例子来说明这种"正常的不舒服"。这样的例子可以在任何临床实践中，包括从新生儿到学龄儿童的照护中观察到。但是，这种特定的情绪状态有一定的频率，其实每个儿童都会体验到相似的，乃至更加令人不安的内部和外部的各种情绪状态，这是他们必定要经历的事件，并从中发现如何面对、改变或容忍它们的方法。如果没有经历过真实的情境，就可能会出现想象的情境——事实上这些想象的情境通常是更强有力的——一个正常的儿童，生命的最初几年没有表现出生理发育迟缓和生理疾病，这并不代表他没有情绪冲突。

　　症状形成的这一面使观察者得以瞥见大量儿童疾病的成因，而且在所有临床儿科的工作中，焦虑所起的作用必须被经常讨论。对偏离常态的这种解释，其优点在于并没有违背生物学原则。假如遗尿仅被解释为脑垂体或甲状腺的紊乱，那么问题就来了：这些腺体怎么会如此普遍地发生这种生物学的紊乱？假如只从生物化学角度来解释周期性呕吐，我们就要问一个问题：为什么在一切证据都指向动物组织的稳定性时，而人类的生物化学平衡却如此容易被打破？用血毒症理论来解释疲劳，用低血糖理论来解释神经症以及用缺乏呼吸控制来解释结巴，也都是如此。所有这些理论统统都会走进死胡同。

　　在这些症状形成的原因中，考虑情绪冲突所起的作用，这一理论不仅在个案身上能够得以验证，而且在生物学上也说得通。这些症状只有人类才有，而人类与其他动物最大的区别也许在于我们试图征服本能，而不是屈服于本能。在这种尝试中，我们很自然就能发现在人类中常见而动物中几乎没有的那些疾病的成因。

如果正常的发展经常会导致躯体健康的紊乱，那么异常数量的无意识冲突可能会造成更严重的躯体紊乱，这是显而易见的事情。

尽管我们认识到不健康可能是常态现象，但从另一个角度来看，把躯体健康的紊乱当作心理不健康的一个评判标准也是合理的。也就是说，如果一个儿童的躯体状况太糟糕，以至于（直接或间接地）使他的健康长期受损，甚至生命都受到了威胁，那么判定他的心理达到了病理程度也是合理的。

同时，有必要提醒医生，如果他照看的儿童的不健康是由情绪发展困难引起的，那么他一定要持续警惕这个儿童出现的躯体疾病，这不仅是因为躯体疾病（比如脑炎、舞蹈症等）可能与焦虑并存，甚至引发焦虑，更是因为由情绪冲突引起的持续衰弱无疑会削弱儿童的一般抵抗力，使他们更容易患上某些疾病（比如肺结核、肺炎等）。因此，临床医学是错综复杂的，但在儿童早期阶段一些复杂病症还是可以被解决的，而到了成人阶段就会复杂到令人绝望。

焦　虑

在儿童期，焦虑是正常的。几乎任何一个儿童的故事都可以被引用来解释和说明某个阶段的焦虑。

案例

　　一个怀抱两个月大男婴的母亲，领着一个两岁的小女孩来到了我在医院的诊室。小女孩看起来很害怕，大声地问："他会不会割开他的喉咙，他会吗？"她担心我会割开婴儿的喉咙。

　　这个男婴的软腭上长了一个溃疡，我之前提醒过这位母亲，不要给他吸橡胶奶嘴，因为持续用软腭吸橡胶奶嘴会让溃疡难以痊愈。这位母亲曾经为了让女儿戒掉橡胶奶嘴而恐吓她："你再不停下来，我就割开你的喉咙！"小女孩基于这样的逻辑就得出结论：我一定很想割开那个男婴的喉咙。

　　我们必须知道，她是一个健康的小女孩。而她的父母，虽然贫穷，没有受过教育，但都是善良的普通人。

　　我用非常友善的态度使她放心了一会儿，但是她的恐惧最终再次爆发："他会不会割开他的喉咙，会吗？""不会的，但如果你再不停止你的焦躁，他会割开你的喉咙。"被激怒的母亲回答道。

　　妈妈的回应看起来并没有对那个女孩产生影响，但仅仅过了半分钟之后，她说"我要尿尿"，并要求立刻带她去厕所。

这个片段可以用来解释和说明儿童期的日常焦虑。

从表面来看，小女孩很爱她的弟弟，希望他不会受到伤害，要求得到妈妈的再三保证。但实际上，在她内心深处潜藏着伤害的愿望，其原因是无意识的嫉妒（jealonsy），以及伴随着对受到类似伤害的恐惧，这些深层的愿望和情绪在其意识中都表现为焦虑。母亲最终的言论引起了她更深层次的焦虑。这并没有直接表现在明显的心理变化上，但表现在了

6　一个躯体症状上，那就是急切的排尿欲望。

接下来的案例，是无数其他案例的典型代表，解释和说明了无明显原因的焦虑发作：

> 莉莲，2岁零6个月，因为1个月前在尖叫中醒来，并且从那时起她就非常紧张不安，所以被带来见我。她是独生女。她的出生过程正常而自然。出生后头4个月是母乳喂养，随后她开始使用奶瓶，因为妈妈得了乳房脓肿。在那之后，她甚至更加健康了，只是让她吃母乳时会有点生气。
>
> 她的发育也很正常，且很容易感到满足；她在父母床边的婴儿床上睡得非常安稳，她的父母曾为此相互庆贺。她和父母双方相处得都非常好。
>
> 在环境没有发生任何明确改变的情况下，有一天早上6点钟，她突然从睡梦中惊醒，感到非常恐惧，并说道："这个房间里没有自行车。"从此之后，她像变了一个人似的。在晚上，她必须把婴儿床一边的栏杆放下来，让她离妈妈更近一点；实际上，有好几次因为她感到非常恐惧，她被抱到了父母的床上。白天，她一直处于受惊吓的状态，不愿离开妈妈，一直跟着她，哪怕妈妈只是下楼取水。她不再是那个很容易感到满意的小女孩了，现在她很快就会对事物感到厌倦，对一个又一个玩具失去了兴趣。现在她的胃口已经好了，但有一段时间非常差。她总是挑剔自己，并感到烦躁不安和难以控制。但是她没有躯体疾病的征兆，排便和排尿都很正常。

人类心理健康的基础是在1岁至5岁之间奠定的，也正是在这个时期，我们可以发现精神神经症的核心。

童年早期感受的重要性，可以在任何一个个体案例的精神分析过程中得到证实，也可以在各种艺术形式中、民俗学中和各种宗教中得到例证性说明（正如弗洛伊德和其他人所展示的那样）。

关于潜在的无意识愿望和冲突细节的知识，在精神分析的实际治疗之外，很少甚至没有直接的临床用途。但是，认识到情绪性张力和应激的强度，即使在正常的情绪发展中，通常也是很重要的。这样，我们就可以适当考虑躯体不健康和异常行为的焦虑基础。

当儿童成长到四五岁时，他的各种愿望和恐惧变得不那么强烈了，这些愿望和恐惧与儿童和父母或父母代替者的关系有关，但等到了青春发育期时，这些愿望和恐惧会被重新唤起。

在 10 岁或 11 岁时，根据在儿童期早期建立的情绪发展模式，青少年开启了一次新的情绪发展。但是，这次发展伴随着生殖器官的发育，也伴随着能力的增长，这些能力可以帮助他们在现实中实施幼年时只能在幻想和游戏中所做的事情。

儿科医师、教师和牧师都有大量机会去观察儿童在这个早期挣扎中的成功和失败，但是，如果他们不愿意承认在其中起作用的力量的强度，他们就无法理解儿童未能达成理想之后的各种临床表现，无论是在健康、学习，还是在道德方面都是一样的。

下面将展现一个常见案例，其症状明显是由周围环境改变引起的：

维罗妮卡是一个正常健康的婴儿，直到 1 岁零 5 个月的时候，她妈妈生病进了医院并住院了 1 个月。她妈妈现在回家有 1 个月了，由于维罗妮卡感到不舒服，进食很少，吃完就呕吐，总是紧张不安，所以妈妈带她前来咨询。

妈妈住院时，一个 43 岁的未婚朋友帮忙照顾孩子。她看起来是一个很普通的女人，但她对待孩子的方式似乎有点残忍。比如，她在桌子上放了一条皮带，用它来不断地威胁孩子。如果孩子不吃东西，她就会用到这条皮带。邻居们反映：当孩子发现失去母亲之后，她经常大声尖叫，对进食非常抗拒。但是这位女性朋友也很喜欢这个孩子。

当维罗妮卡和这个女人生活在一起时，她就变得紧张不安。举个例子，她爸爸发现，维罗妮卡现在似乎很怕接近他，而之前她从来没有表现过害怕。妈妈回家之后开始尝试弥补已经造成的伤害，但她只取得了部分的成功。直到很久之后，孩子才能毫无恐惧地接近父亲，并又能够一个人开心地玩游戏了（她现在是独生女，另一个孩子几年前夭折了）。

这个孩子因为食欲不振被带到我这里，但她还有排尿和排便方面的困难。与之前正常的排尿相比，现在她白天排尿更加急切和频繁，特别是晚上还会遗尿，另外，她还形成了顽固性便秘。

第二次来访时，她妈妈告诉我，这个孩子现在排尿时会感到疼痛，而且她已经3天没有排便了。尿液很正常，没有被感染。

妈妈还说，哪怕是清洗会阴部位也会引起孩子的恐慌，因为那位照看孩子的朋友曾经用手指触碰孩子的肛门来促使她排便。"你根本不敢让孩子看到一瓶凡士林。"

以前孩子的睡眠也是正常的。现在这个孩子频繁地醒来，哭喊着要找妈妈。

然而，正如下面的案例所显示的那样，实际的创伤不一定会产生不良的影响，真正产生不良影响的是与曾经幻想过的惩罚相对应的那种创伤。

　　海伦，1 岁零 3 个月，因为咳嗽被带到我的诊室。我发现在她脖子前面有一块伤疤，然后我知道了下面这个故事：

　　在她刚过 1 岁的时候，她 2 岁的哥哥趁着妈妈的警惕性短暂放松，把一根火棍烧热，并烙在了她的脖子上，位置刚好在甲状软骨下面。哥哥这样做只是出于怨恨。哥哥是一个相当快乐且聪明的孩子，尽管他经常说"哦，闭嘴！"来回应妈妈对他的威胁。

　　海伦并没有怎么哭。她被送到医院，待了 6 个星期。

　　她似乎并没有受这些经历的影响。这个事件也没有引起什么症状。她看起来既开心又健康。当她哥哥从她手里夺走玩具或者尝试在我和她妈妈对话过程中激怒她时，她也没有表现出过分的焦虑。

　　在这个案例中，碰巧婴儿的心智中还未存有与被一根热火棍烫伤脖子的相对应的幻想，所以迄今为止还没有产生不良的影响。然而，当这个孩子的情绪发展达到了更高水平时，焦虑很有可能会重新返回去指向那个事件，继而最终可能会提醒她，那个事件就是一次残忍的攻击。

下面佩吉的案例是一个明显的创伤例子，其说明了创伤性事件只有在触及痛点时才会带来疾病。

　　佩吉，10 岁，一个极其聪明和活泼的孩子。她来到我的诊室，是因为一个小朋友在街上对她大喊大叫，大意是说她不是父母亲生的，之后她就变样了。

那个小朋友的话使她发生了很大的改变。她不再是学校里那个聪明且擅长表演反串喜剧（戴着一顶高帽子，拿着一根手杖，打扮成男孩子）的学生了。她现在变得很容易紧张不安，一直掰着自己的手指，等等。她的记忆力变差了，不再愿意且确实不能再表演喜剧了。她开始做噩梦，会在夜晚爬起来，从床架的栏杆中间伸出头去喊爸爸和妈妈。

与此同时，她开始急切而频繁地小便，而且食欲不振。

在普通的谈话中，她表现出了明显而大片的记忆空白。她甚至不记得6岁之前生命中大概发生过什么事。实际上，她是一个被收养的孩子。但是，提起这个事情也没有什么用，因为她不太能听得进去别人说的话。这个事实艰难地从"妈妈"（B女士）口中道出来，她说她一直避免跟孩子提起这件事。

B先生和B女士曾经有一个独生子，很多年前这个孩子不幸夭折了。佩吉知道那个孩子。佩吉是B女士妹妹的独生女，她的生父在她出生后不久就过世了，而她的生母对她疏于照顾。佩吉被B女士照顾到两岁，接着她被巴纳德医生照看到4岁。然后，B女士合法收养了她，因此在接下来的6年里，佩吉作为唯一的孩子和B夫妇生活在一起，叫他们爸爸和妈妈。养父母的意图是，她永远都没有理由去怀疑这种令人满意的虚幻的真实性。但是，一次偶然的机会，那时候佩吉5岁，一个女人（她的生母）意外地出现了。佩吉开始有了困惑。有一次，那个女人推开前面的窗户，闯了进来，然后她就被逮捕了。

直到佩吉被那个小朋友嘲笑之前，她都能成功地避免在意识中处理这些事情。现在她每周见我两次，每次1小时，大约持续了6周。通过这番短期的探究，我得以了解了她无意识中的一些恐惧。

只有很少的人真正相信无意识。大多数人会告诉我，要通过提高她的自信心来治疗这个小女孩，然后告诉她整个事件的真相。然而，这样做是徒劳的，因为：（1）她不会接受这些事实；（2）她已经被这些事实困住了。

实际上，从初步访谈中所获得的材料与婴儿的来源有关，也与其父母性交的事情和受孕的事情有关。我能够想象人们对此会有两种评判：一种会说，一个心智健康的 10 岁女孩是不会想这些东西的；另一种会说，任何一个 10 岁的女孩都应该为这些问题找出了至少大概的答案。真相却是，尽管当她第一次来见我的时候，她几乎极度地忽视这些事情，但是随着不信任的逐渐减少，事实上不需要我的干预，她就讲出了自己的困惑。对动物的观察已经为她提供了她期盼的信息，但是她不愿意接受这些信息，她宁愿相信婴儿是从梨子树上结出来的，诸如此类。

随着她逐渐地能够接受真相，她就能想起自己曾经观察到的事实，同时因为小朋友的议论而引起的症状也消失了。她又一次在别人的恶言谩骂中稳住了自己，她在学校里的情况也很好，能够再次登台表演反串喜剧。对她来说，她自己家庭中的这种复杂情况变得不那么重要了，它们再也没有困扰到她。

似乎可能的情况是，父母在性方面的禁忌一直是她疾病中一个重要的起病因素，这一因素要比她所经历的家庭生活变异复杂性对疾病的影响更大。通过与我对待性方面事情相对放松的态度相遇，她得以处理早已存在于自己心智中的材料。换句话说，这个孩子真正需要的，且已经得到的，是性方面的启蒙，但我并没有直接去启蒙她，我只是提供了一块黑板，供她在这块黑板上面写下自己的观察。如果她是一个明显的神经症患者，她是不可能在如此短的时间内成功恢复的。

10

焦虑的躯体症状

据观察，焦虑经常会导致或者伴随一些躯体症状。父母经常会因为这些躯体症状带孩子寻医问药，比如，尿频、尿急、排便急迫等，这些躯体症状在这些案例的病史中总会出现几次。如果我们不去询问和探究孩子的情绪状况，就会倾向于将这些孩子诊断为患有尿路感染、携带寄生虫等躯体性疾病。

以下是一个焦虑性歇斯底里症的案例，作为进一步介绍关于焦虑的这些躯体症状和体征的研究，是很有教育意义的：

罗西娜，13岁，又高又瘦，有一头长卷发，是一个非常聪明的女孩。她的父亲"只允许进行药物治疗"，这个事实可以部分地解释她的情况为何5年来一直没有改善。

她的母亲很健康，且是一个相当明事理的女人。她的父亲患有严重的焦虑性歇斯底里症，曾经住过3次精神病院。或许他自己的问题是潜在的精神病。他们只有这一个孩子。

罗西娜早产了1个月，她的母亲分娩了3天才生下她。这位母亲强调，分娩是由1917年伦敦遭受的那次黎明前空袭而引发的。她把罗西娜的焦虑直接归咎于出生时所受到的创伤。

罗西娜出生之后半个小时才开始哭泣，从那之后她就经常哭。她从一开始就显得非常紧张不安，很快就表现出了神经紧张和不安的征象。在3个月到18个月之间，她在睡觉或者醒着时都会出现轻微的抽搐，在情绪变得忧郁时也会有抽搐发作。此时她的父亲正在参战。

　　她被母乳（以及辅食）喂养到 9 个月大。在婴儿期，她就有严重的便秘，因此 9 个月之前她经常接受注射治疗。甚至在婴儿期她就开始出现"崩溃"状态，此时她只能躺在婴儿床上一动不动，医生说她因为神经紧张不安已经精疲力竭了。在两岁的时候，她就开始频繁地从噩梦中惊醒。

　　在 5 岁的时候，尽管神经过敏，但她去上学了并且表现优异。她在学校很受大家欢迎，长大一点后因为喜欢表演，她经常被要求参加学校的音乐会。然而，因为过度兴奋她总是生病，于是她逐渐放弃了表演。

　　在 8 岁的时候，她第一次来见我，那时她被认为患有舞蹈症转诊而来。但是，她的烦躁不安并不是新出现的，也不像是舞蹈症的症状。我认为，她的坐立不安是内心焦虑的一种外部征象。

　　此时，她被抱怨在学校里打翻了墨水瓶，在家里打碎了碟子。她一直处于一种令人不满意的状态。晚上她会大量出汗，却又感觉很冷。她有各种各样的睡眠状态，有时会在睡梦中说话和唱歌，有时又会在睡梦中惊醒。她没有表现出疾病的躯体症状。

　　在接下来的几年里，她依次出现了无数种症状，有些明显是心理症状，而有些看起来像是某种躯性体疾病。但是，任何一种躯体性疾病都没有发展出来，她的心脏也一直很健康。

　　因为腿痛和走路时脚背疼痛，她曾被认为是风湿病而来见我。但她并没有出现关节肿大。因为疼痛，她有时会变得极易激惹，很容易就突发脾气，但是过后她会哭着道歉，并且感到头痛。风湿病没有办法被确诊。

　　很快，她又因为周期性呕吐来见我，兴奋总是会导致她发脾气和虚脱。本来我已安排她去度假，以评估周围环境在她的疾病中所起的作用，但她的父亲不肯让她离开家。尽管在学校缺了很多课，但她在考试中成绩很好，所以被提了两个年级。同时，她又开始了两种不同的习惯性痉挛。

10岁时，她又开始了关节疼痛，因此卧床休息了一段时间。她非常疲惫，感到不满意、烦躁不安。卧床休息让她的神经过敏更加严重。她开始对声音过度敏感，哪怕是敲门声都会吓到她。她无法忍受一个人独处。

一直以来，她的心脏都在被小心地监控着。10年来她有心律不齐的症状，后来被证明是室性早搏所致。每次只要医生把听诊器放在她的胸腔上，她就会出现这种症状，但在其他时候很少出现。这种情况持续了好几年。此时，亚急性风湿病的可能性使她需要卧床休息，尽管现在可以说她并没有患上风湿病（换言之，没有风湿性心脏病）。她没有感染瓦塞尔曼细菌。

接下来，她因为全身的剧烈疼痛来见我，这是一种泛化的感觉过敏。她开始双手抽筋，非常容易激动，对一切都很抗拒。在进食脂肪之后，她很容易呕吐。有时她食欲旺盛，不得不被限制进食。

11岁时，她经常会晕厥。她会因为反复而强烈的"心脏疼痛"（假性心绞痛）哭泣不止。她会突然感觉很热而大量出汗，或者在凌晨两点突然发病，感觉很冷，全身颤抖，这些举动和噩梦密切相关。在白天，她不断地眨眼睛。这段时间，她的皮肤开始变得很敏感，很容易出现非常令人烦恼的红斑。

大概12岁时，她因为头痛和持续的紧张来见我。她必须咬东西，会习惯性咳嗽。在一个人独处时，她会进入一种自己称为"可怕的恐惧"状态。

上学已非她力所能及之事了。她已经崩溃了，好几日卧床不起，她对声音非常敏感，以至于"餐巾纸的摩擦声都会令她无法忍受"。
她频繁地在极度的焦虑中醒来，看到周围到处都是蛇。

在这个时候，她仍然睡在父母的房间里，所有要改变这件事的
尝试都失败了。部分原因是父母不愿意失去这个令人嫉妒的孩子给他
们带来的快乐，另一部分原因是她自己很害怕独处。

在白天，她害怕坐公交车、有轨电车和火车。任何行程都会让
她呕吐。她在某个周三呕吐了，从那之后她开始害怕每个周三的到
来，只因为周三会让她想起呕吐。

她开始对看到昆虫感到过分焦虑，以至于不能进入花园。她经
常感到闷闷不乐，如果带着一把雨伞，她经常会把它丢掉。她讨厌
被要求做任何事，如果她说了错话或者做了任何她不应该做的事情，
她希望由自己说出来。

这种对罗西娜症状的描述可能会让读者感到反胃，这个孩子似
乎病得不轻，一定令人非常生厌。但实际上，虽然不幸的内部冲突
越来越多地消耗着她的精力，但罗西娜似乎一直在努力变得正常，
而且她一点儿都不显得枯燥无趣。她也有自己的追求，写一些显露
自己天赋的短篇小说，尽管她的天赋在很大程度上被抑制了。

儿童时期的躯体健康经常受到非躯体性因素的干扰，关于这个问题
我已经说得足够多了。下面我将更加详细描述那些容易激惹和紧张不安的
儿童，他们很可能遭受着躯体健康的继发性紊乱。

躯体变化的情绪性原因

焦虑的躯体性影响之一便是容易使人消瘦。这在一定程度上可能是因为新陈代谢的速度加快，确实感到焦虑的孩子有时会大量地和强迫性地进食，而他们仍然显得很消瘦。但是，焦虑的孩子通常不会规律地享用一日三餐，所以他们会因为食欲不振被带去看医生。

毋庸置疑，持续的焦虑是导致消瘦的主要原因，但如果睡眠经常被噩梦干扰的话，缺乏高质量的睡眠也是导致身体虚弱的另外一个原因。须知，明显的焦虑不一定会在白天表现出来，所以如果不是噩梦，或者对一些琐事（诸如，一条狗跑过来或一辆消防车开过来）的过激反应，真实的情绪状态几乎不会显露出来。另外，这个孩子可能整日处于焦虑状态之中，害怕敲门声，或害怕看到一只蜘蛛，或父亲工作晚归时感到过分担心，或对任何包含敌意的事件（交通事故、父母的争吵、宠物或者其他家庭成员受到惩罚、坏掉的玩偶等等）都感到烦躁不安。在这种情况下，任何观察者都能够明显地看出虚弱的成因。

这种集瘦弱、面色苍白、易发烧、易出汗、昏厥、偏头痛和身体疼痛为一体的综合征，很容易使医生怀疑孩子患上了躯体疾病。当这些孩子被带到诊室时，他们的体温可能高达100华氏度（约37.8摄氏度），这种情况经常增加了诊断的难度。

然而，几年前这些孩子被归类为"潜在的结核病患者"，现在他们又被不了解焦虑因素的那些人认为是"潜在的风湿病患者"。他们经常会出现"生长痛"——肌肉、韧带、胸腔和腹壁等部位的疼痛和不适，这些症状使他们更像亚急性风湿病患者。在检查中，反应过度的心脏，或许是扩大的心脏，导致孩子们被怀疑为风湿病，因而被迫卧床休息。但实际上，他们并没有患风湿病，而卧床休息对这种情况是一种非常糟糕的治疗方法。

焦虑引起的另外一组常见症状包括烦躁不安、强迫性闲不住、不能安静地吃饭。对父母和学校老师来说，这些备受折磨的孩子是他们感到烦恼的源头之一，而医生经常将这种情况误诊为舞蹈症。烦躁不安的情绪会影响孩子整个人的状态，而早期舞蹈症对身体某一侧的手臂和腿部的影响更严重。对一个并没有患舞蹈症的烦躁不安的孩子来说，卧床休息的治疗方法是非常糟糕的（参见第 2 章，"烦躁不安"）。对烦躁不安的孩子来说，排尿的频率和急迫性增加是很常见的。在这种状况之下，潜在的疾病是与自慰抗争有关的焦虑。

焦虑状态总是呈现或潜伏在这些孩子身上，但并不一定总是会表现出症状来。症状倾向于以疾病发作的形式出现，或多或少有点规律性地反复发作，伴随着间歇性的健康状态。在这种情况下，这些孩子不断复发的绞痛或"肚子痛"可能会产生与慢性阑尾炎类似的症状，于是就导致了大量无辜的阑尾被切除。或者，这些孩子频繁地排便导致他们被误诊为结肠炎，而结肠清洗的治疗方法很容易让无辜的结肠患上严重的疾病。如果我们能够作出正确的诊断，这类健康的结肠就不会被处置了。

14

　　西莉亚，女孩，9 岁，出生在一个健康的家庭。她有 3 个妹妹。她的母亲患有口吃。

　　有时她发病时会出现严重的头痛，然后大量呕吐。一开始她的脸色发红，然后变得异常苍白，一次又一次地张嘴呕吐。她还感到胸腔疼痛。呕吐物是绿色的液体，很少有食物。在发作期间，她的尿液被检出有白色沉淀物，有时还伴随着频繁而急迫的排尿。在发作过去之后，她会突然重新恢复健康。有时她会在发病中变得"歇斯底里"，又哭又笑，然后侧躺在地上。她的发作并不是很频繁，两次发作大概间隔10个月。

她总是感到烦躁不安——特别是在吃饭时表现得比较明显。"她根本没法好好坐着。"虽然她属于那种快乐的孩子，但是很容易过于紧张不安。知道自己要去看医生之后，她变得非常焦虑，以至于"她根本不让妈妈走动，哪怕是去洗澡"。她很早就上床，但是几个小时都睡不着。她还主诉头痛，是一种"毛骨悚然的疼痛"，"我感觉好像有人在砍我的后脑勺"。目前没有发现她有任何疾病的躯体性体征。

如果呕吐发作的间隔是有规律的，而且呕吐很严重，那就会被诊断为"周期性呕吐"。事实上，这个诊断名称导致了一些错误的看法：好像周期性的呕吐本身就是一种疾病一样。事实上，它只是潜在焦虑的一个症状而已——除非有明确的躯体病因存在（诸如某种形式的肠梗阻、亚急性阑尾炎和肾盂肾炎）。

头痛，通常更确切的名称是"偏头痛"，可能会出现在焦虑的儿童身上。其中有一些案例，头痛很明显是由额窦或筛窦阻塞造成的，而在另一些案例中则似乎没有这样的发病机制。这或许与抽搐发作有关。

周期性鼻塞和鼻窦阻塞也是焦虑儿童兴奋的表现形式之一。他们似乎需要表达愤怒，但是又没法做到（因为感受太过于强烈了），所以他们身体上许多不同的地方出现了充血性阻塞。鼻子的阻塞导致黏膜变得干燥，这不仅会引起不舒服的感觉，还会导致结痂形成和挖鼻子等有害状况。黏膜在自然状态下应该是湿润的，当它变得干燥时可能就无法有效地阻挡感染了。因此，循着这条线索，我们就可以去解释以下这种现象了：为什么那些过度兴奋和紧张不安的儿童，以及那些被娇生惯养或身体上遭受了某些人频繁刺激的儿童，会反复地发生感冒。

伴随着鼻塞现象的还有鼻子出血的倾向。

容易哮喘的儿童，其哮喘发作通常在某种程度上与焦虑有关——也就是与超过其排解能力的过度兴奋有关。这在某些案例中是非常重要的因素。焦虑的儿童容易在夜晚焦虑发作时变得呼吸困难或呼吸沉重，这种情况经常被误认为是哮喘。

很多儿童因为容易昏厥而被带去看医生，特别是在学校的晨祷中，或者需要站立在闷热的房间里，或者站立在一群其他儿童中间的时候。这可能会导致，或者似乎更加确认了，患有心脏疾病的可能性，而且可能使医生做出让一个其实很健康的儿童长时间卧床休息的决定。

> 一个男孩因为在学校晕倒被带来见我。他被诊断为"贫血，可能患有风湿性心脏病"。实际上他的晕倒是因为在阅读课上看到了"血"这个词。他一看到这个词，就会想到血，就会感到极端的焦虑。他的身体是相当健康的。

类似地，癫痫发作（fits）的倾向与病人的情绪状态也不无关系。易患癫痫的儿童可能会——特别是初期阶段——在另一个儿童生气或受惊吓时会出现癫痫发作。在一些案例中，病人只有在情绪紧张时才会有癫痫发作。在比较极端的案例中，只有在出现可怕的夜惊时才会出现癫痫发作。此外，病人可能会突如其来地出现焦虑，以至于被怀疑为癫痫发作，尽管没有显现真正抽搐的倾向。认识到这一点非常重要，因为长期使用溴化物治疗对癫痫患者的益处是值得怀疑的，但对一个只是焦虑且未必不正常的儿童来说肯定是非常糟糕的。

有了目前的理解基础，我们可以尝试描述被模仿的——或者说，实际上是由儿童内在情绪生活所引起的生理性疾病的机制。然后我们便能立刻意识到，这一切其实在很大程度上取决于儿童能够忍受多少焦虑。焦虑的程度与内容是千变万化的，每个儿童忍受焦虑的能力也各不相同。

任何可以由催眠术产生的生理改变都有可能在医疗诊所里遇到。虽然无意识力量对身体的影响刚刚才被领会到，但下面这些情况似乎是真实的：仅仅因为一个深层愿望，新陈代谢可以减弱甚至停止、长牙会出现延迟、伤口不能愈合、头发可能脱落等等。有时溃疡不能愈合，似乎只是因为儿童身体对生活普遍缺乏兴趣。一个新的兴趣可能会让孩子和身体组织的治愈能力恢复过来。除皮肤外，其他身体组织的治愈能力也因儿童的求生欲望（例如从急性肺炎中恢复）而有所不同。可以肯定的是，缺乏令人满意的口腔满足延缓婴儿的发育，造成婴儿更晚学会走路、行动笨拙、晚卅口说话、缺乏游戏和社交的能力。这里所涉及的机制还不太清楚。

我们更容易理解的是兴奋引起的身体器官变化。在整个童年和青春期，性幻想通常伴随着龟头（或阴蒂）的敏感和勃起，而完全的性高潮伴随着极大的愉悦感、血管的收缩变化和有节奏的身体活动，然后是虚脱、出汗和昏昏欲睡，这些在正常儿童身上都会出现，包括非常小的儿童。

对幻想材料的焦虑带来的影响之一，就是引起行动在早期阶段的拖延，同时可能还会出现强迫性自慰，以弥补因压抑而产生的自信缺乏。

这种持续很久的兴奋可能会产生三种影响：充血、感觉过敏和血管舒缩失调。

一个男孩的阴茎可能看起来总是松垂的，而且阴囊皮肤没有收缩。他的睾丸缺乏支撑，伴随着普遍的软组织充血，这会导致此区域的神经痛或拉扯感，男孩子们有时候会抱怨这种感觉。龟头的持续感觉过敏可能会让男孩子玩游戏都很难，因为裤子的摩擦会使疼痛变得难以忍受。龟头炎和腹股沟淋巴结的压痛就与这些事件有关，而在女孩中相对应的失调症状可能包括常见的阴道分泌物。

但是不令人满意的自慰形式会产生更长远的影响，而且这些方式已经与肛门充血、尿路、肌肉和韧带的感觉过敏产生了联系，同时伴随着退行至情绪发展的前生殖器期的幻想。

由持续兴奋所引起身体变化的主要倾向是局部充血。虽然鼻塞是常见的例子，但几乎任何组织都会经历与勃起组织类似的变化。

另一个倾向是皮肤过敏，这会导致肛门瘙痒、对刺激的全身荨麻疹性反应或者自发性荨麻疹。

血管舒缩性皮肤变化表现为相关部位的色斑、踝关节的水肿、"血液循环不良"以及皮肤伤口正常流血的某些变化形式。

17

为了阐释这些设想——关于某些生理疾病的产生机制的设想，我将逐一介绍眼睛、鼻子和喉咙的情况。

眼　睛

歇斯底里性失明是一种象征性的失明（对观看的惩罚）。病人没有生理变化。对于良好视力的焦虑（无意识的罪疚感），持续的自我检验（self-testing）导致眼部肌肉疲劳，因为极小的毛病而戴眼镜（导致脸部美感的破坏、罪疚感的中和、整体健康状况的改善，但从另一方面来讲，戴眼镜让人感觉"很时髦"）。

一个处于局部兴奋状态、观看违禁内容的儿童，用他疲惫的双眼来获得兴奋，这可能部分是因为充血，部分是因为冲突（"我想看"与"我不想看"）而产生过量的眼部运动。

强迫性眨眼，是对"看见"的罪疚感的另一种处理方式。

慢性眼睑炎持续存在，是因为悄悄地揉眼睛（相当于手淫）。

鼻　子

最人的困扰是持续性兴奋带来的鼻塞，它与肛门充血和兴奋有直接的关系，与某种性质的幻想也有关。这些幻想非常残酷，涉及了儿童未曾意识到的极具破坏性的愿望。

鼻腔充血带来的结果是鼻塞的感觉、习惯性吸鼻子、容易鼻出血、呼吸不畅、用嘴呼吸、鼻黏膜干燥、结痂和极易被感染的可能性。另外，鼻窦分泌物的流通受阻和高度紧张，会导致头痛和易患鼻窦炎，而且，这类人群中感染性鼻窦炎很难恢复，且容易复发。

通常，伴随着鼻塞的是鼻黏膜变得更敏感，挖鼻孔的频率也会增加。黏膜的破坏甚至导致出血，反映了相关幻想内容的残酷性，然而儿童多半未意识到这一点。父母倾向于把挖鼻孔归咎于蠕虫，因为他们在直觉上其实把挖鼻孔等同于肛门手淫。

喉　咙

歇斯底里性缄默症和失声（没有生理变化），它们对这个主题有直接的象征性意义。

18

焦虑导致干涩、喉咙痛感、声音嘶哑带有黏液（想要喝水以缓解干涩）。

说话、唱歌甚至大声嚷嚷的时候，焦虑也许会一直存在于喉咙处，这会导致疲劳并加重喉咙的干涩和嘶哑。很多人在看书时必须伴随着声带运动，好像他们正在大声朗读一样。这样做会使喉咙更加疲惫，因此歌手经常会被建议在演唱会之前不要看书。一个让人焦虑的情境也会加重喉咙的疲惫，很明显这个症状涉及了许多无意识的敌意。

这种情况可能在不会发展出歇斯底里性失声的病人身上出现，被用来作为一个歇斯底里性症状（以失去优美嗓音作为惩罚，缓解对拥有动听嗓音的内疚感）。

强迫性咳嗽可能单独出现，也可能伴随以上失调症状一起出现。这样的话会让声音变得更加糟糕，这也是一种自我毁灭。

有时候，一个青春期的男孩不能掌握新的充满男子气概的说话方式，要么使用假音，要么无意识地模仿他所熟知的一个女孩或女人的声音。这可能会导致喉咙疲劳，而且很可能与喉咙焦虑有关。一个女孩也可能以同样的方式使用低音，模仿男性化的发音或者她所熟知的一位男性的说话方式，但这与第二生理特征的发育并没有很大关系。

这些症状的形成，大多数如同生理疾病一样，会被儿童（无意识地）用来满足无意识的愿望以及中和（也是无意识的）罪疚感。或者，可以这么说，一个孩子可能会根据对障碍的兴趣——当医生提起这种障碍的名字或者提供一些有趣的治疗形式时——专门发展某种疾病倾向。而且，这种症状及治疗症状带来的不便，经常特别适合用来抵清罪疚感。例如，心动过速阻止了（实际上并不应该）一个男孩参加自己非常喜欢的运动，因为如果他拿奖了，就会产生罪疚感，或者，反复发作的头疼（并非视觉缺陷）阻止了一个女孩阅读她正在阅读的书籍，因为她期望或者害怕从中可能得到性启蒙。

正是因为医生们倾向于把焦虑之丘当作癔症之山，所以他们很有必要弄清楚焦虑的普遍表现，因为这些生理健康但情绪不稳的儿童实在不应该被诊断为患有风湿病、慢性阑尾炎、结肠炎等，然后被迫卧床休息——或许好几个月——甚至可能进行手术。

此外，通过了解如何管理一个焦虑的儿童，这通常意味着医生自身不能太过焦虑，要默默地观察，可以使许多个案加速恢复健康。

19

神经过敏的生理成因

在关于神经过敏普遍成因的研究中，我们已经强调了其中的非生理基础。这种非生理基础经常被忽视，因为医生和一些人不愿意承认无意识，也不愿承认儿童性欲和敌意的强度与重要性。

但是，生理疾病本身也可以深刻地改变一位病人的心理状态。关于这一事实的常见例子是，一个发热的病人会暂时性地说胡话，因亲友的拜访而过度兴奋，甚至可能变得躁狂。有时候，急性肺炎唯一的临床表现就是躁狂或谵妄。

脑部疾病能够在各种程度上改变人的性情，影响病人的幸福感、可信度、智力或反应速度。一个常见的例子就是舞蹈症，它会导致病人情绪不稳、反应夸张和自控力不定。

流行性脑炎，它的传染性随时都可能成为脑部疾病导致人格改变的常见原因之一。作为流行性脑炎的结果，不道德、不合群、神经质或精神病的行为可能会出现在一个之前很正常的人身上，这主要是因为使一个正常人或多或少变得文明的那股力量发生了变化。这种脑部疾病打破了美好的平衡。

除了舞蹈症，神经过敏也经常会伴随着风湿热一起出现，不管是剧烈爆发的还是暗中积聚的。这就提出了一个有趣的问题，将其陈述如下：

是活跃的风湿热导致了情绪不稳，还是神经过敏使人易患上风湿热呢？有没有一些紧张的儿童，他们的神经过敏是风湿热导致的，但当时还没有表现出其他症状（例如关节炎、心肌炎、舞蹈症等等）？

1.第一个主张无疑是正确的，也是被普遍接受的。

2.神经过敏是否使人易患上风湿热尚不确定。

3.我必须承认，在极个别的案例中，情绪不稳定有可能是风湿热导致的，此时关节炎、心肌炎等疾病还未出现，这会成为一种不同寻常的风湿发作方式。然而，潜伏的风湿病并不是神经过敏的常见成因。

焦虑掩盖躯体疾病

神经过敏的儿童身上真正的生理疾病也可能会被焦虑症状所掩盖。

不仅发热会增加情绪障碍的风险，而且儿童也可能对疼痛或生病过于害怕，以至于恐惧的症状掩盖了实际的疾病，比如风湿性心脏病、流感、脊椎或髋部的结核病、小儿麻痹症等等。

　　此外，焦虑可能会导致躯体性检查的不完整——例如儿童抗拒压舌板而导致医生没有看到白喉，或者儿童害怕脱衣服而导致无法发现风湿性小结、心脏病或者发炎的腹膜。最后，一个神经过敏的儿童，当他处于会使正常儿童精疲力竭的生理状态时，可能会显得充满生机和活力，因为生病这个概念象征着他对某件事充满罪疚感，所以对这个儿童来说，生病是不可能的事。

第 2 章

烦躁不安[1]
（1931）

1　本章来自《关于儿童期障碍的临床注释》，伦敦：海纳曼出版社，1931。

在普通的临床实践中，经常会遇到三种类型的烦躁不安，它们分别是：焦虑兴奋型、抽动型和舞蹈症型。最后一种没有前两种类型那么常见，并且常常伴随着风湿热和心脏病的易患倾向，所以鉴别诊断不同类型的烦躁不安是一件非常重要的事情。错误的诊断可能会使一个并没有易患心脏病倾向的儿童被迫卧床休息，相反，对他来说，下床活动才是更合适的方法，或者使一个患舞蹈症的儿童在学校中因为不能自主控制的烦躁不安而受到惩罚，被强迫参加操练活动和做游戏，但是他的心脏此时应该最大限度地得到休息。无论哪一种误诊都将会是非常糟糕的事情。

幸运的是，每一种类型的烦躁不安都具有明显的特征，因此，如果能给予儿童适当的关照，几乎没有个案会被误诊。

普通性烦躁不安

普通性烦躁不安不具有生理学基础，且与舞蹈症也完全无关，因此与风湿性心脏病也没啥关系。通常而言，这种类型的烦躁不安最好不要接受什么治疗，父母也尽量不要去关注它。

通常情况下，这种普通性烦躁不安并不是一种新出现的现象，可以说是儿童自然本性的一部分。因此，仅仅根据发展（病）史就能将它与舞蹈症区分开来。

有时候，儿童的病史会以某个令人兴奋或容易产生焦虑的事件开始，这个事件已经超出了儿童的应对能力，而事件背后的想法让他产生了无法忍受的各种感受。对儿童来说，这个事件可能太过突如其来和出乎意料了，犹如一阵狂风突然吹开了窗户，门"砰"地一声被打开了，而这一切让儿童处于一种十分迷惑的状态，或者让儿童感受到了巨大的恐惧或暴怒，如非自愿地遇到了某些与性有关的事件，看到父母一起睡在床上，或者目击了成人之间的争吵，或者弟弟或妹妹的出生，或者看到一只腿瘫痪的人，或者突然看到了某个人的假牙，诸如此类。（舞蹈症也可能会在遇到一些诸如此类容易引发焦虑的事件之后发生，或者在儿童经历了心智挑战的任务之后发生，如一场考试。）

这些兴奋和烦躁的儿童必须不停地一直做着某件事或去某个地方。兴奋会直接导致越来越严重的烦躁不安（在舞蹈症中也是一样的）。焦虑的儿童的运动是儿童努力控制焦虑的一部分，而舞蹈症的运动却会完全控制住儿童。焦虑的儿童本身就会令人"担心"，他们会坐立不安，稍有空闲他们就会胡闹和捣乱，他们不能安静地坐在桌边吃饭，要么狼吞虎咽，好像有人要抢他的食物一样，要么不停地碰翻餐具或打翻茶杯，以至于每个人都乐于顺着他们的要求，"我可以下去了吗？"

我们会发现各种各样的情形：一个儿童在家里简直令人无法容忍，在学校里却表现得很好；另一个儿童被老师当作舞蹈症送去看医生，然而父母却没注意到儿童有什么异常。

潜在的疾病就是焦虑，而通常也会发现焦虑的其他证据。最常见的其他症状就是尿急和尿频。排便的急迫性也可能会增加，可能伴随着腹痛，也可能没有腹痛，或者只表现为严重的腹痛发作，导致脸色苍白和全身无力，但症状很快就消失了。通常睡眠会不安稳，也可能是明显缺乏睡意，所以这个儿童可能是家里最晚睡觉而最早起床的人。儿童的睡眼可能会遭到夜（梦）惊的干扰，尽管这种特征在这些"紧张不安"的儿童身上不像那些"神经过敏"的儿童那么典型。因为这些儿童只是过度兴奋或者"紧张不安"的，他们不是对事物、人物、黑暗、独处等神经过敏。当然，很多时候这两种情况（疾病）是混杂在一起的。

这类的儿童可以交朋友，整天地疯玩，他们经常很开心，尽管当在活动中受到限制时，他们很容易被激惹而发脾气。在描绘这类儿童的时候，你会想起无数那些在5岁到10岁、消瘦而结实、思维敏捷、精力充沛、不安分的儿童。

重复性动作——抽动症

在那些身体健康的儿童中，我们每天也会看到他们的重复性动作——反复地眨眼，猛烈地摇头，不断地耸肩。有些动作，或许原本就是出于某种目的，逐渐就变成了一种强迫性行为。同样的动作被精确地重复这一事实，使我们在诊断中排除了舞蹈症和普通性烦躁不安。抽动症有可能出现在一个患舞蹈症的儿童身上，或者出现在容易兴奋的儿童身上。显而易见，应该去检查身体局部的疾病——例如，要检查眨眼儿童的眼睛——但是，真正的问题在于进行重复性动作的内在需求，所以如果一种动作经过治疗消失了，很可能其他的动作又出现了。最好的治疗方法便是置之不理。这些动作可能会持续下去，但在这种情况下，医生开出的各种药方通常都不会起作用。

23

舞蹈症

　　对熟悉舞蹈症的人来说，再也没有比诊断出一个明显的舞蹈症案例更简单的事情了。因为肌肉发出奇怪的不随意动作，儿童一直表现出焦躁不安的情绪，没有一个动作是重复性的，没有身体的哪个部分能够完全安静下来。说话语无伦次，难以理解，走路变得很危险，哪怕仰卧躺下都是一个艰难的任务。急促而不连贯的微笑和不受控制的哭泣交替出现，显示出儿童情绪的不稳定。

　　当你要求儿童伸出舌头，然后再重新收回时，儿童就会产生特征性的爆发性反应。当儿童尝试去握住医生的手指时，如果医生让儿童的手交替地做内旋和外转的动作，那么患有舞蹈症的儿童会倾向于在每次变换位置时松开手，在到达新位置时再重新握住，而没有患舞蹈症的儿童可以在前臂的被动运动中持续保持平稳的抓握。一个患有舞蹈症的儿童，除非他动作不连贯到连铅笔都无法握住，否则他可以在纸上画出一条不规则控制的和过度补偿的线。如果一个患有舞蹈症的儿童听从指令，在身前伸出双手，张开五指，特征性现象就是手腕弯曲而手指过度伸展。如果他的动作在某一侧更明显，那么这一侧手掌和手指的这种情况就更加显著。

　　舞蹈症动作还有一个独特的性质难以被描述，所以有经验的医师只要一看见典型的舞蹈症儿童便可以作出诊断，有一些疾病具备这种特点。确实，在医院里，对轻度舞蹈症作出诊断的理想时间，通常是当另一个病人在做检查而舞蹈症患儿在一边等待的时候，这时他处于一种完全自然的状态中。

　　舞蹈症是一种器质性脑组织疾病，与风湿性的喉咙痛、关节炎和心肌炎密切相关。相对于炎症性反应，脑组织的变化更具有水肿的性质，因为并没有导致永久性的症状或体征。

我们完全可以期待舞蹈症的康复，而且有时可以通过服用阿司匹林稍微加速康复的过程。唯一的风险来自与之相关的风湿性心脏病。虽然大多数的舞蹈症发作并不复杂，但是这个病很容易复发，而且最终风湿性关节炎或心肌炎会出现，替代或伴随着舞蹈症。对一个没有或说某段时间内没有风湿性关节肿胀的舞蹈症患儿来说，通常心肌炎并不会使舞蹈症恶化。

典型的舞蹈症将会在某一天开始发作，身体一侧的手臂和腿会出现轻度麻痹，并伴随着身体同侧手臂和腿的不随意运动。麻痹和运动在最初可能是单独出现的。在疾病刚开始发作时，几乎很少会出现匀称的动作，尽管它们通常在几天后就变得普遍化了。当动作只出现在身体局部时，它们从来不会影响同一侧的上肢和另一侧的下肢，而且当我们注意到一侧肢体出现动作时，同一侧的另一部分肢体经常也会出现症状。

不协调的动作会使身体局部的轻度麻痹更加明显，而且主动的努力还会导致延迟的动作和爆发性动作。当患儿不去尝试随意运动时，整个身体或被主要影响的那部分身体就会持续地活动。这个儿童会尽一切可能将其变成有目的的活动，似乎无目的的活动会让他感到羞耻。

　　"一般来说，患儿的四肢几乎不能停下来安静片刻。它们时刻都在做着不规则的运动和奇妙的扭曲动作。肩膀有时会抬高，有时会下沉，头偏向一边，且多多少少有些扭转。面部肌肉也参与了活动，眼睛时睁时闭，额头皱起，很快又恢复了平整，嘴角歪向一边或另一边……"（Henoch，1889，p.197）

在患舞蹈症期间，儿童会对每一个情绪性事件做出一种夸张的反应，而且很多舞蹈症个案在痊愈之后，这种不稳定的情绪还会持续几个月甚至几年。一些风湿热的个案也会出现同样的心理变化，甚至并不伴有舞蹈症的动作。

关于舞蹈症，确实还有一些有趣的事情，尽管它们对诊断并没有什么帮助。舞蹈症的男女性别发病比是 1 ∶ 3，这种发病的性别偏向似乎找不到什么理由。另外，如果有什么区别的话，普通性烦躁不安在男孩身上更常见。舞蹈症的发作似乎有点季节性，而普通性烦躁不安和抽动症的发病与季节无关。舞蹈症与患儿所在的社区和社会地位有关，普通性烦躁不安和抽动症可见于任何地方。

在某些个案中，舞蹈症表现为反复发作，并没有引起风湿性关节炎或心肌炎。有一个案例，患儿在她生日那天舞蹈症发作，之后好几年中每年都如此。似乎有可能会得出关于 100 个舞蹈症患儿中有多少最终不会出现风湿性症状的百分比，但目前这还是不可能的，所有患有舞蹈症的儿童都必须被当作潜在的风湿性心脏病病人来治疗。

除了卧床休息和避免情绪紧张，对于舞蹈症没有其他的治疗方法。在病房中，用帘幕把病床隔开可能是有用的，但如果这样做会让患儿感到焦虑，好像自己被惩罚了一样，那么就不要这样做。在家里，家长必须为患儿提供一个单独的房间，不让其他孩子闯进来而引起患儿兴奋。静养和悉心的照护会有很好的治疗作用，此外在恢复期需要为患儿提供一些活动手指的活儿和精神食粮，就像照料所有的长期病患一样。有些孩子无法忍受休息，因为在床上休息时，他们就不能使用惯常的方式来处理自己的想法所引起的焦虑。我们必须记住：对于这样的孩子，太过慈爱的父母的存在可能会间接地（通过刺激）成为一种折磨的形式，在这种情况下，孩子离开家有望恢复得更快。但是，正是这些溺爱孩子的父母不能忍受孩子的离家，尽管离开家对孩子会更好。

　　研究数据表明，药物的疗效是不能令人满意的。

　　不经治疗的话，舞蹈症本身几乎可以痊愈。唯一严重的并发症就是心脏病，而且除了休息，目前没有其他可知的治疗方法。

关于诊断的讨论

　　尽管舞蹈症几乎都很容易被诊断，但是，把其他类型的烦躁不安误诊为舞蹈症的例子也很常见。因此，即使有可能会重复，还是有必要总结出诊断差异的细节。

　　在普通性烦躁不安的典型案例中，坐立不安是儿童天性中的一部分。儿童整个人都会受到影响。通常，伴随着坐立不安动作的是尿频和尿急的症状。相反，如果仔细询问真正的舞蹈症患儿的发病史，通常会发现这样的事实：一个或多或少正常的儿童，会在相当明确的某一天变得烦躁不安。在起病时，动作几乎总是先影响身体一侧的上下肢而不影响身体的另一侧。通常会伴随有身体局部的轻度麻痹，而且这种麻痹总是会出现在更躁动的身体一侧的上下肢，也就是说，麻痹和运动总是互相伴随的。排尿通常不受影响。

　　当患儿躺在医院或疗养院的病床上几天之后，这些区别就会变得不那么明显了，而且单侧性症状和最初的麻痹可能已经消失了。

　　抽动症的发病史在诊断中并不重要——抽动性动作可能会突然出现，也可能在受到惊吓之后出现，还可能与性情改变有关。对旁边的照看者来说，儿童习惯性抽动发作特别令人烦恼。

因此，通常仅从病史就可以诊断出舞蹈症。如果动作很典型，但是病史不寻常，舞蹈症的诊断就应该被质疑。普通性烦躁不安的诊断通常很简单，但在一些案例中，烦躁不安的情形太像舞蹈症了，以至于必须仔细研究病史才能作出诊断。那些会导致风湿性心肌炎嫌疑的陈旧性或新出现的一些心脏病迹象，通常会使一个不是舞蹈症的焦虑儿童的活动受到限制，这是不必要的和不幸的事情。

这里有必要强调一个事实，"前舞蹈症"这个术语在目前的知识范围内毫无意义。普通性烦躁不安并不会直接使儿童易患舞蹈症，抽动症和舞蹈症之间也没有什么关系。舞蹈症有时确实与过度紧张有关（例如，学业考试），而且可能会因惊吓而发作。舞蹈症与儿童努力表现好，或者与对惊吓的反应之间的关联是不清楚的。但舞蹈症确实是一种器质性脑部疾病，会在正常的儿童中出现，也会在易兴奋和神经过敏的儿童中出现。在目前的鉴别诊断中，抽动症、普通性烦躁不安和舞蹈症必须被认为彼此毫无关联。

与中枢神经系统的明确疾病相关的手足徐动症的动作，不大容易被认为是舞蹈症。另外，急性流行性脑炎的发病可以表现为泛化的舞蹈症，在临床上与普通舞蹈症非常难以区分。

以下案例展示了一种不同寻常的发病顺序：创伤——舞蹈症——风湿性心肌炎和关节炎。

莉莉之前一直很健康，在她8岁时，她一周之内经受过两次惊吓：一次是她被一辆自行车撞倒了；另一次是因为一对男女跟在她后面（这可能是她的想象，但仍旧让她感到焦虑），使她很害怕回家。差不多与此同时，她开始出现身体的摇摆，特别是左胳膊和左腿。她变得瘦弱和苍白。这些症状持续了几周之后，她抱怨过一次手疼。

自从受到惊吓后，她一直感到很痛苦。而且有时她说出来的话很搞笑，因为她不能说出正确的词语。她的睡眠正常，除了有时会踢腿和"四肢颤动"。她从来没有神经过敏或遭受过夜惊。

既往病史：她得过麻疹，曾经有过颈部扁桃体腺肿大。她没有经历过"生长痛"。扁桃体也没有被切除。

家族病史：她是 8 个孩子中的一个，其中有一个孩子得过风湿热。

体检结果：除了低烧，没有明显的其他阳性体征。她的动作具有典型的舞蹈症特征，但很轻微，心脏完全正常。

病程：她的动作很快得到了改善，但身体左边的动作仍然比右边明显。当她躺在床上时，她的颈部表现出僵直，可能是风湿性关节炎所致。她的扁桃体很小，很健康，实际上，在第一次检查时，它看起来像是已经被切除了。

3 个月后，这个孩子明显好转了，心脏仍然没有受到影响。

她已经有 4 个月没有来医院了，但之后因为生病又被立刻送回来了，表面上是因为她在烈日下觉得头疼。现在她又出现了明显的动作症状，但没有伴随关节疼痛或者肿胀。她的体温是 100 华氏度，看起来像生病了。她的心脏的体征如下：心尖抬举样搏动；心尖搏动恰好在正常范围之内（在第五肋间隙偏左半英寸[1]）；在一个安静的房间里，可以听到她的胸骨左下方第二心音低沉而连续的声音。她的心脏舒张期出现了杂音，作出主动脉尖瓣心内膜炎的诊断是必要的，

1　1英寸等于2.54厘米。12英寸等于1英尺。——译者注

这种情况会导致主动脉瓣返流。

经过 15 个星期的住院治疗，这个女孩好转了很多，除了心脏仍旧显示主动脉瓣返流的迹象，但没有显示过度肥大。

尽管被悉心照料，身体动作还是再次出现了。虽然症状很轻微，但是心脏出现了新的体征——舒张中期杂音，当这位小病人躺下时，可以听到她的心尖部有声音。这可能与主动脉瓣返流有关，但是也发现了早期二尖瓣狭窄的可能性。

舞蹈症第一次发作后的第 21 个月，这个孩子发展成了低烧的风湿热，并伴随着关节肿胀。她又住院治疗了 7 个月，之后好转起来了。

在第一次发作的 32 个月后，她又出现了舞蹈症。这次她的心脏显示出了肥大、晚期二尖瓣狭窄和主动脉瓣返流等迹象，考虑到活跃的舞蹈症，她也可能患有活动性心肌炎。

这个案例阐释了在全力照料和监视下，这种疾病可能的发展过程。下面的案例展示了一个烦躁不安的儿童通常的命运：

多丽丝最初在 5 岁时因为风湿病被学校卫生员送到我这里。对一个需要周期性检查和观察的儿童来说，这个病听起来总是很合理的。

既往病史：两次猩红热发作，扁桃体和腺样体在她 3 岁时被切除。

家族病史：母亲曾患过两次风湿热，据说她的心脏在那时受到了影响。

家里有一个 8 岁的姐姐和一个 6 个月大的弟弟。

病例记录：这个孩子很活泼，吃饭也很好，但是大腿和小腿处很容易出现"生长痛"，而且经常"感冒"。她从来没有过关节肿胀。

孩子认为有疼痛，就应该认真做检查。

母亲也抱怨孩子的多动和做鬼脸。这些古怪的症状并没有确切的起病日期，可以这样说，它们是随着孩子的成长一起发展的。

通过对父母的常规询问得出了以下事实：这个小女孩的睡眠相当好，除了说梦话，但是白天她会变得非常紧张不安，持续地过度兴奋。兴奋让她不停地讲话，变得越来越烦躁不安。实际上，她根本没有一刻能够安静下来，与此相关的是，像往常一样，排尿的频率和急迫性有所增加（但是没有遗尿）。

检查中所发现的这个孩子的烦躁不安符合焦虑型烦躁不安，而且不是舞蹈症的表现。我们没有发现疾病的躯体性体征，心脏也很正常。当要求这个孩子躺下时，她需要克服极强烈的不愿意思想，这一点可以从她心脏的急速跳动看出来。

进一步记录：我了解到，不久之前，她的烦躁不安在另一所医院被诊断为舞蹈症，但即使舞蹈症治愈后还是会有典型的烦躁不安，以至于我可以很自信地写下报告：这个孩子在躯体方面非常健康，她感到焦虑，这就是疼痛和烦躁不安的原因。

有时，她因为脸色苍白、虚脱晕倒、反复发烧生病、全身疼痛和手掌刺痛而无法上学。每次她都需要在床上休息几天，然后就会再次好转起来。一般而言，焦虑的儿童会在没有躯体性体征的情况下患上这种疾病。

再一次听到她的情况时，她在另外一家医院已经被诊断为舞蹈症，这似乎与我的诊断相悖，但是，当她再次回到我这里时，我发现她的烦躁不安没有任何改变，这不是舞蹈症的表现。

接下来，她因为结节性红斑在一家医院住院。然而，在她的案例中，那些遍布小腿和其他地方的皮肤瘀青是一种家族病，她的弟弟和姐姐也有这种病，"结节性红斑"的诊断一直都是错误的。她曾有过皮肤下急性出血，血液凝固后便形成了肿块，这种情况叫作风湿性结节。她的心脏被发现有扩张现象，所以这个案例被认为是活动性风湿病和心肌炎。因为这个诊断她又被送到我这里，但我发现她和我第一次见到她时的状态一模一样。她的心脏仍然很健康。事实上，她既不是风湿病患者，也不是舞蹈症患者。

29

附言（1957）

当我写完这篇文章的时候，风湿热和舞蹈症都变得越来越少见了。普通性烦躁不安和抽动症的发病率却没有发生变化。

30

第二部分

第 3 章

食欲与情绪障碍 [1]
（1936）

1　在英国心理学会医学部宣读的论文，1936年。

在精神分析和其他心理学文献中，我发现大家一致同意食欲紊乱在精神疾病中很常见，但是对进食全部重要性的认识可能还不够。举个例子，我们在心理学著作中很少见到"贪婪"这个词，而"贪婪"是一个有着明确定义的词语，它可以把精神性与躯体性、爱与恨、自我能接受的和不能接受的东西连接在一起。梅兰妮·克莱因和琼·里维埃所著的《爱、罪疚和修复》（ *Love, Hate and Reparation* ，1936 年的演讲，1937 年出版）一书，是我所知的唯一将"贪婪"自然地作为讨论主题的精神分析著作。

关于从食欲（胃口）到贪婪的关系早就应该有一场讨论了。我很想提出一个主张：贪婪从来就没有以一种公然的形式出现于人类的行为中，甚至出现于婴儿的行为中。而当贪欲表现为一种贪婪症状的时候，它通常是一个继发性现象，意味着焦虑的存在。在我看来，贪婪是非常原始的东西，以至于它不能出现在人类行为中，除非被伪装成症状，并作为症候群的一个部分。

认真地采集病史对我的观点有着深刻影响，因为病史向我清晰地展示了各种食欲障碍的临床连续性，它们可以出现于婴儿早期、童年期、青春期和成年生活期。多年来，我一直在讲述，病史采集揭露了在以下疾病之间并不存在分界线：青春期神经性厌食，童年期进食抑制，与童年某些关键阶段相关的食欲障碍，婴儿期甚至是婴儿早期的进食抑制。面临危机的例子可能有：新婴儿的出生，失去第一位看护人，从第一个家中搬出，第一次被两位家长养育，尝试自己进食，开始食用固体或更浓稠的食物，对于咬乳头的焦虑反应。

这些个案会出现在一个非常大的群组之中，这个群组的一个极端是婴儿期喂养困难，另一个极端是忧郁症、药物成瘾、疑病症和自杀行为。换句话说，不管是在健康状态，还是在各种疾病中，我们发现进食都有可能受到影响[1]。

通过分析年龄更大的儿童和成人，我们可以清楚地看到，食欲在防御焦虑和抑郁方面所起的作用。然后，我们就可以推断，儿童和婴儿的心理状态并不像第一眼看上去的那样简单，哪怕是新生儿，也可能有非常复杂的心理结构[2]。

首先，他们因对口腔功能的领会最终识别出了口欲本能。"我想要吮吸、吃、咬。我享受吮吸、吃和咬的过程。在吮吸、吃和咬之后，我感觉到了满足。"

接下来，他们便开始了口欲幻想。"饥饿的时候我会想到食物，进食的时候我会想到把食物放进嘴里。我会想到把喜欢的东西留在体内，我还会想到我想把什么排除掉，而且我在想如何排除它。"

然后，口欲幻想的主题与"内在世界"有了更加复杂的联系。关于我刚才简要地概括的幻想的两个部分，即一个人的内部发生了什么的想法，以及供给源（母亲的身体）的内部是什么状态的想法，我们已经有了大量详尽的阐述。"我也会思考供给源发生了什么。当我非常饥饿的时候，我会想到去掠夺，甚至摧毁供给源，然后，这种内心想法让我感觉非常糟糕。我会想方设法地摆脱掉它，越快越好，越彻底越好。"

1　母亲们通常会说，那些抑制自己进食欲望的婴儿需要吃药。对于1岁以下的婴儿，我听到这种话不止一次了，对于更大的婴儿和儿童也听到过很多次。

2　当时，人们并不经常寻找婴儿心理疾病的原因。因此我的观点会有点新颖，而且对那些只看到阉割焦虑和俄狄浦斯情结冲突的分析师来说也会有点困扰。在之后的论文中，我致力于提出婴儿的情绪发展在任何年龄，甚至在出生前，都可能是健康的或扭曲的。现在（1956年）精神分析师们普遍接受了新生儿也有心理活动的观点。虽然我一直都受到梅兰妮·克莱因的影响，但在这个特别的领域，我只是通过对无数案例认真地采集病史，并由此而得到指引。

通过观察玩耍玩具（客体）的婴儿和幼儿，我们可以推断出这种口欲幻想，这也是我希望能够展示出来的。正是这种无尽的阐述构成了一个"内在世界"。"内在"这个词在这里首先指的是腹部，然后才指头部、四肢和身体的其他部分。个体倾向于先把所发生的幻想放在内在，然后通过身体内部发生的事情来确认它们。

一般来说，这个内在世界是由运动和各种感受组成的一个鲜活的世界。当个体感到恐惧的时候，它可能保持不活动的状态，当个体生病的时候，它可能会被过度控制，或者它的某些元素可能会控制住个体。

虽然我这样看待口欲幻想这个部分，但这很少得到大家的承认。如果我宁愿坚持这样的认识，其原因在于我需要以一位儿科医师的视角来理解口欲幻想。如果不涉及孩子对其身体内在有意识或无意识的幻想，那么孩子们的肚疼、呕吐、腹泻、厌食症或便秘的状态就无法得到完全的解释。

即使我们想把注意力局限在身体内部的躯体性疾病上，我们仍旧得说，如果不考虑孩子对其内在的幻想，那么没有一项关于孩子对躯体性疾病反应的研究是完整的。对一个孩子来说，当他的医生对他的内在世界所知甚少，还比不上他对自己的了解时，这肯定是一件很好笑的事情。绝大多数医生更喜欢对疼痛保持一种简单的想法，而不愿意涉及关于疼痛的幻想内容，但事实是，当孩子被问到他们的身体内在不适时，孩子经常会报告他们的内在世界。有一个孩子说，在他的身体里面，西班牙和英国正在用剑打仗。另一个孩子详细叙述了一个幻想，一群小人在他的胃里围着桌子坐成一圈，等待着食物被传送过来。一个4岁的小男孩说，在吃过东西之后，他能听到小人敲盘子的声音。另一个孩子说，在妈妈肚子里的篱笆上坐着一排小孩，爸爸进去用铁撬敲掉一个，婴儿就出生了。

有时候，一位可以画普通图画的艺术家会用内脏向我们展示他的内在世界[1]。结果这幅作品令大多数人感到害怕；他们看到的是到处散落的零碎东西，还不如去看一家肉店感到轻松一些。有人很钦佩这位艺术家的勇气，尽管他从幻想转向解剖让人感觉到了不舒服。

在我看来，下面这个案例说明，我们对存在于腹内的世界的幻想的承认是通过操练幽默感的方式来实现的。

案例 1：一位母亲带着她的儿子来到医院，试图告诉我她儿子阴茎畸形（尿道下裂）。她说："医生说他看起来好像在出生前就割除了包皮，我告诉你，我被吓坏了。"这个男孩的皮肤格外黝黑，我问她这种黑是最近才出现的，还是生下来就这样。很明显，母亲一直被孩子皮肤的这种色素沉着困扰着。她显然在回避问题，说是因为暑假（很明显不是）和一些其他原因。最后她说："呀，我想起来了，他出生时就是那样的，医生说他看起来像是晒黑了一样。"然后我说："好吧，不管怎么样，他看起来像是在里面度过了一个很长的暑假。"

怀孕的幻想掩盖了关于真正内在的原始性幻想，并且缓解了对破坏性元素感到的恐惧，这种原始性幻想的程度如此之大，以至于有时候一个孩子会很难放弃它。但事实上，子宫不是孩子的内在世界。男孩与女孩一样，都会经常采取这种防御方式。妈妈怀孕了，于是肚子日渐膨胀，然后大肚子塌陷了，眼看着一个漂亮的小小人类出现。于是，这个想法被采纳了。

1　我想到的是某些超现实主义的绘画，它们有些显示了原始的解剖学特征。

案例 2：一个小男孩因为肚子疼被带到医院。我经常被同事招呼去查看一些疼痛还没有被定位的孩子。这个孩子还没有被确定疼痛的位置究竟在什么地方，但能肯定跟他的内部有关。实际上，他自己还没有决定要不要这个疼痛，但是他确实有问题。这个问题与他妈妈刚刚生了一个婴儿有关。他相信自己身体里面也有一个婴儿。他不想失去那个婴儿，想要把它留在身体里。这与他对爸爸的爱有点关系。

这种新生的幻想很容易获得，但我认为这个孩子并不会因为有人理解他的幻想而收获很多。当然，在某些案例中，强行揭开孩子的内心秘密实际上会对他（她）造成伤害。但是，材料就在那里，可供任何人去收集。

下面是另一个案例，我花费了很大的功夫让一个孩子告诉我，她关于自己身体的幻想。

案例 3：我的助理因为一个叫希瑟的 7 岁女孩向我寻求建议，她从两岁开始习惯性地抓挠外阴部（生殖器），以至于外阴部总是红肿而疼痛。最近她只在学校里抓挠，但老师也会抱怨。经检查，她没有膀胱炎和蛲虫感染，也没有发现其他生理疾病。这可能是心理上的问题吗？

我向朋友保证这个孩子很可能是心理问题，同时也答应会见这个孩子和她那令人生畏的母亲。我只有几分钟的空闲时间，但我必须至少作出什么诊断。我发现那是一个健康而漂亮的女孩，虽然食欲不振，但是身材比较丰满，没有不快乐的情绪，没有烦躁不安，对人相当体贴。

我发现她在家里被照顾得很好。她是独生女，父母非常强势，他们不允许希瑟到大街上玩，也几乎没有人与她玩耍。不过，希瑟在学校有自己的朋友。虽然这些细节很重要，但我们必须透过它们看到更多的东西，以寻找她强迫性抓挠外阴部的原因。

我请母亲先从房间里出去，然后，希瑟迫不及待地告诉了我关于噩梦的事，为了避免做噩梦她会一直睁着眼睛。她声称自己可以睁着眼睛睡觉。很明显她不仅做焦虑的梦，还有幻视，她看到的东西有些很可怕，而有些却很美。她说，她的幸福就是从所看见事物中发现足够的美好来平衡那些坏的东西。最主要的是，她会看到棕色的东西从洞里跑出来。她迫不及待地详细描述这些奇形怪状和不可思议的动物。另外还有一个名字很梦幻的小仙女："她很好，有她在的时候一切都好，她很高；她的真名叫希瑟。"她似乎对自己的真实存在感到惊讶，而在童话世界里她更加舒适自然。

她觉得自己的生殖器上全是那些棕色的怪东西，她不得不一直把它们抓掉。

我问了一个冒险的问题："它们是怎么进入你身体的呢？"

"好吧，"她说，"我是通过吃食物把它们吸收进来的。你看，我很喜欢吃肝脏和香肠，而它们大多都是棕色的。"

我觉得，我这样说并不完全是猜测，在无意识的幻想中，她已经吃下去了好人和坏人，以及人的小碎片，而且按照所涉及的爱和恨，她的内在世界中分别有极甜蜜的东西和可怕的怪异客体，这些东西既充实了她，也加重了她的负担。在白日梦中享受童话世界是需要付出代价的，这个代价就是对坏和恶的承认，正如她所感受的那样，她必须从她的生殖器中把这些内在的坏和恶抓出来。

她的症状实际上就是对坏和恶的一种承认，而这使她能够继续保持与童话世界中的好和善相连接。

　　在说明了我对口欲幻想的看法和对内在世界幻想的详尽阐述之后，我会列举一些普通个案的病史，以展示在儿科学实践中食欲是多么频繁地被卷入疾病的。

　　无须提醒，我所有观察资料的价值，取决于我有能力了解躯体性疾病（感染、营养不良等）的活动和限制，取决于我有能力确保我自己对躯体性疾病所涉及的心理方面理解的正确性。鉴于此，依照我的看法，心理学研究之所以一直处于一种模糊不清的状态，就是因为我们对躯体性疾病因素缺乏控制，以及由于我们忽视了进食的因素，所以就在研究中观察心理学因素而言，过去比现在要困难很多。医学知识和临床实践带来了新的情况，现在我们已经知道，在儿童医院门诊部，有小半的案例其实根本没有躯体性疾病。因此，现在每位医生几乎都会观察情绪性障碍和人格发展的异常。

　　同时，精神分析也逐渐受到了人们的注意，因为它意欲探索和评估无意识中发生的事情，所以，我们也逐渐开始对成长中的婴儿和儿童进行心理学的研究。

37

例证性案例

　　当我选取案例时，我遇到了麻烦。通过选取案例，我似乎在指出，在心理障碍中的胃口紊乱本身就值得报道，然而我想强调的一点是，胃口紊乱是极其普遍的现象。几乎在所有生病孩子的病史中都可以见到进食素乱，哪怕在一个正常孩子的成长史中也可以见到进食紊乱现象，但这并不说明存在喂养问题。

当然，在每一个医学门诊部，都存在相当高比例的一种案例，即孩子被带来见医生，主要是因为吃饭太少或吃饭太多，或者因为一种宽泛的食欲异常。我们正越来越意识到，这些孩子中有许多身体都很健康，不过他们可能在各种感受方面生病了。另外，还有很多各种类型的呕吐，从不太常见的歇斯底里性呕吐，到很常见的脾气暴躁发作，有时还会发展为（在医生的预想概念的帮助下）周期性呕吐伴间歇性虚脱。此外，还有各种不同程度的脂肪不耐受症，从常见的奶皮恐惧症到乳糜泻疾病，等等。

在这一点上，我的目的是引起大家对这些案例中不论任何原因所致的常见喂养细节的关注，这些原因包括：各种行为障碍，心智成就的抑制，训练中不能达到公认标准，普遍性烦躁不安，恐惧症，焦虑状态，抑郁阶段，等等。

当然，我不可能给出这些案例所有类型的例证。下面3个案例中对3个孩子的描述分别展示了不同的症状：贪婪，从进食抑制到强迫性进食的转换，对贪婪的抑制。

案例4：首先，我列举一个现在已处于青春早期的女孩。她有一个姐姐。她的问题在于性格方面。很小的时候，她就不能接受她的姐姐交朋友这件事。两姐妹相处得非常好，但她们的关系遭到了妹妹的破坏，而且变得越来越糟糕了，妹妹强制性地赶走了姐姐身边任何一个对她有意义的男孩、女孩或成人。

在姐姐6—8岁的时候，还处在学步期的小妹妹的这种倾向让所有关心她们的人们感到好笑，但是逐渐地出现了一种情况，这种情况对她们之间的关系构成了严重的威胁，然而这种威胁无法在不伤害双方的情况下被克服。

这个贪婪的女孩的贪欲并不只是针对人，这一点丝毫不会让人感到惊讶。她还会过度进食，很明显是为了抵抗焦虑，她有时会变得过于肥胖，不健康。任何对饮食的限制都会让她变得烦躁不安、喜怒无常和尖酸刻薄，这与人们所认识的正常的她形成了鲜明对比。

姐姐与她有着互补的性情，姐姐表现得很克制，是抑郁型的人，这使她与狂躁饥渴的妹妹完全相反。姐姐时常会有一段时间对食物不感兴趣，其间她对提供的任何食物都倾向于浅尝辄止。

案例 5：接下来简述一个从进食抑制到强迫性进食的男孩的案例。汤姆，15 岁，因为品行问题被公立学校威胁要开除他。我们第一次接触的时候，他看上去相当得体，让人心生好感。他的智商有120分，在谈话中也显得很聪明。他有一个弟弟和一个妹妹。

13 岁去公立学校之后，汤姆的品行发生了改变。而在私立学校的时候，他很受欢迎，相当诚实和正直。

去了公立学校之后，他成了一个大麻烦。这是舍监报告的片段："起初，他非常不整洁、不干净，毁坏公物（在椅子上钻洞），上课不专心，不能集中注意力，和很多老师有矛盾，惩罚对他来说不起作用。校长用尽了各种惩罚手段，感觉已经无计可施了。"（这位校长并不会轻易惩罚学生，但这个男孩显然对通常的谅解和惩罚都没有反应。）

长话短说，汤姆离开预备学校之后就开始遭受性格困难之苦。父母说，他的性格从那时开始发生了变化，从特别坦率变成了含糊

38

和虚伪。另外，他们对这一事实也很担心：汤姆在家里用刀疯狂地破坏自己的房间和家具，而他之前一直很爱这个房间。

这里有趣的一点是，在汤姆性格发生变化的时候，他对贪婪的抑制也随之变成了贪得无厌。在性格发生变化期间，他的身体开始长胖。以前他一直都健康进食，自从有了许多闲暇时间之后，他现在则吃得过多，有时会出现强迫性过量进食现象。

他现在的食欲看起来是正常的，但与以前他对食物的态度形成了鲜明对比，那种进食态度从婴儿早期一直持续到预备学校阶段结束。一直以来，他对食物都没什么兴趣，也从来没有人能用食物贿赂他。

要想找到这个喂养问题的源头，我们必须回到他3个月大，还在哺乳期时遇到的喂养困难，那之后的6个月他都有喂养困难的问题，还有继发性便秘。在9个月大时，这个孩子仅4千克多点；从那之后他好多了，但一直不太爱吃东西，也很瘦小。因此，我们可以说，这个男孩的病从3个月大时就开始了。

在他3岁的时候，家里请来一位保姆。保姆描述说，当时家里的每个成员都轮流着用勺子给他喂食，只有这种方式才能让他吃饱。

在儿科学中，婴儿期喂养困难达到了这种程度，预示着孩子未来的大麻烦，这种情况已经很常见了！

尽管这个案例的描述太过简略，但其重要性在于，它展示了进食抑制如何很好地为这个孩子提供了10~12年的服务，帮助这个男孩防御焦虑。利用进食抑制的症状，他设法成了一个多多少少有些可爱的和基本社会化的人，因为他几乎可以不靠食物而做到这些。然而，如果不相信自己和他人的善意，他就不可能拥有完整充实的生活，至少他不可能理性地活下去。

现在，我希望大家去注意生命最早期的阶段，在这个阶段，人类已经能够尝试通过对食物产生怀疑来解决问题了。婴儿期最初的几个月是非常难以理解的，但在 9~10 个月的时候，很明显这个机制（也就是说，运用对食物的怀疑来隐藏对爱的怀疑）已经能够完全被采用了。

在下一个案例的描述中，我尽量把儿童咨询中表现出的细节呈现出来。在描述的最后部分，我呈现了儿童进食障碍的情况。

案例 6：西蒙在 8 岁时被带到我这里。他的哥哥比尔是和他一起来的。比尔是一个胖胖的、健康的小伙子，他的状况与西蒙瘦小的体型形成了鲜明对比。他们的父母都是专业人士，家里只有他们两个孩子。夫妻二人相处得不错，彼此相爱，对这个家庭和他们的地位也很满意。他们很自然地为其中一个儿子的身体发育状况和其他症状感到担心，诸如食欲不振、神经高度紧张、做噩梦，以及在我做病史采集时妈妈逐渐回忆起来的其他重要特征。

西蒙无疑非常聪明，在学校属于中等生。但在学校知道他能够阅读之前，他已经有 6 个月的阅读经历了，而在其他方面，他没有发挥出真正的智力水平。

他的注意力不够集中。学校老师说他的大脑过度活跃，一瞬间可以有一千个想法。他在学习骑自行车的同时，又在看一架飞机。他行动在前，思考在后，如果需要思考的话。

他诚实、大方、深情、敏感。他的父母对下面这件事的意见有分歧：是采取严厉的措施让他变得正常，还是迁就他、多给他一些时间？

他做事情非常缓慢，但如果他想快，就会变得非常快，因为他

40

的天性是敏捷。举个例子，他穿衣服总是很慢，除非是和大家一起穿衣服，而他想要成为最快的那一个。他收拾东西更是异常缓慢。他妈妈没有请清洁工，宁愿自己帮他收拾残局，但她又经常觉得必须坚持让他自己整理玩具。他为了找一本书会翻出20本来，但从没想过要把其他19本放回去。他说："我为什么要这样做？"他似乎真的不知道为什么。

他很欣赏和崇拜他的哥哥，但也会对他产生正常的嫉妒——比如说，如果哥哥比尔生病了，西蒙就会想要在每件事情上得到更多的帮助，直到哥哥好起来。

他玩的游戏乍看起来相当正常，但缺乏想象力。也就是说，他的玩具都是船只、水手和建筑物之类的，他的读物也是有关一般常识、动植物和成功故事的。换句话说，不管是游戏还是阅读，都可以看到他从幻想逃向现实的现象，尽管他"逃向"的是一个相当浪漫的现实。在我看来，他的母亲自己似乎就相当害怕幻想。

恐惧幻想的直接证据并不难找——有人曾听到他在祷告中说，"请求上帝不要让我做噩梦了"。噩梦里出现的主要是动物，而在白天他特别喜欢动物。通过分析得知，这种与动物有关的焦虑经常涉及的是咬人的动物，实际上，动物是作为一种缓解物而进入梦境的，因为最早在梦中对应焦虑的是一张可怕的嘴。动物可以被驯服，而嘴不可以。

这个男孩缺乏恐惧，我以为必须把它当作一种症状，特别是因为这种症状已经把他带入了危险境地。他曾经有过3次严重的事故，每次都是他自己造成的。很小的时候，他把一根棍子戳到了眼睛里；不久之后，他被卷入了缝纫机中；还有一次他摔得很重，需要在头皮缝针。

　　值得注意的事情是，他从1岁起就知道自己想要成为什么。至少，在1岁的时候，他就有了飞行的雄心壮志。在这个年龄，他会毫无恐惧地从桌子上飞下来，使四肢和生命都受到威胁。他总觉得自己可以像鸟一样飞行；在学会游泳之前，他就毫无畏惧地从高处跳下水。他的父母并非有意让他勇敢，实际上他们从他1岁起就把他的勇敢和像鸟一样飞的想法当作一种症状。

　　最近他坐了一次飞机，所以想要飞的冲动转变成了做一名飞行员的梦想，这时他才学会了等待。用这种方式，他的症状已经质变成了一种使命。我认为这是"正常态"的一种最不稳定形式。

　　父母一直对西蒙缺乏某种程度正常和必要恐惧的状态感到很焦虑，他们认识到这种现实感的相对缺乏，会使西蒙的生命陷入危险中。

　　从理论上说，我们知道在这个案例中确有焦虑存在。我们可以化繁为简，说他是担心受到惊吓。但这里面涉及很多复杂的机制，在此我没有足够的空间对他的心理状况作出清晰说明。可以说，他活在自己的内心世界里，那个世界是由魔法控制的；他并非试图通过从桌子上飞下来摔死，这种飞行就像是普通人在梦里的飞行一样。有趣的是，尽管最初他们告诉我西蒙从来都没有表现出恐惧，但母亲后来想起来，在他6周到两个月大的时候，他特别害怕纸张发出的"噼啪"声，以至于在他的房间里不能打开一个包裹。他会尖叫，就是因为不能忍受那种声音。当时母亲就觉得他的恐惧是不正常的，所以他们采取了一切措施来预防这种创伤复发。

　　虽然我在描述婴儿的早期阶段，但是我想提到一点：这个孩子很早就表现出了对人的喜欢和讨厌，而且这一性格随后成了他的显著特征。举例来说，他喜欢自己身边的大部分人，但很讨厌在他4个月大时来到家里的女佣，直到他 16 个月大时她离开为止。这个女佣身上并没有什么特别让人讨厌的地方，他总是在外人看来没有正当理由的情况下，喜欢或者讨厌一个人。他常常从更主观而非客观的角度，把世界分为"喜欢"和"讨厌"两部分。

西蒙本来被认为是像他哥哥一样的快乐男孩，但人们很快发现他的快乐并不真实。他总是坐立不安，注意力难以集中，且多动。与哥哥比尔平和的性格相比，他的神经过敏就更明显了。

他在 2 岁的时候被发现是左撇子。这个是被允许的。

西蒙的话很多。几乎可以说，如果他不在看书，他就一直在说话。最近，他开始咬指甲，在阅读、坐着和吃饭时还会强迫性地发出"哼哼"声。在学校朗读的时候，他也可能发出这种声音，要不然就强迫性把手举起来放在脸上。

他还有一种性格特点最好是用例子来描述。如果你对西蒙生气了，对他说："早点上床睡觉吧。"他会说："太好了，我累了。"然后他好像很高兴地上楼去了。或者你说："今天不许吃巧克力。"他会说："很好，因为我今天早上感觉不舒服。"然后，你又未能向他传达惩罚的意思。

他的另外一个性格特点是：如果你找比尔帮忙，他很可能去做你要求的事情。而西蒙则相反，他会提前看你想要什么，然后问他是否能帮你做点什么，但半分钟之后，他就忘记了整件事，去做起了别的事情。

一年前，他不愿意去上学。这实际上是一种抑制现象。如果被强迫去上学，他就会立刻呕吐。我认为，呕吐最初代表了一种摆脱坏东西的无意识需求，但很快他便开始利用呕吐来增强对妈妈的控制。他可以很容易地让自己生病。妈妈只能威胁他上床，然后静待结果。

42

最终她带他去了学校，然后让他在那里生病，在那之后他就能去上学了。

现在我要说到进食紊乱了。这个男孩最常见的症状就是对食物缺乏正常的胃口。可以说他从来都没有贪吃过。他没有真正喜欢的食物，你不能用任何食物来引起他的兴趣。他会吃巧克力，但有时候会忘记它们。他总是更愿意玩而不是吃东西。他哥哥的食欲对于其年龄是正常的，而且通常来说食欲很旺盛。"在野餐的时候，比尔会吃到再也吃不下为止，但西蒙只会吃一个三明治，除非哄骗他，否则他不会吃第二个。"他的兴趣在别处。

从婴儿期开始，这两个兄弟的表现就是相反的，在妈妈看来，"这很奇怪，因为我们的西蒙一开始就很好，而现在比较平和、基本正常的比尔一开始并不怎么好"。这让我注意到妈妈的主诉：西蒙直到9个月大断奶时都是"完全正常的"。（当然我们知道他并不是完全正常的，比如说，他会因"噼啪"作响的纸张而焦虑。）西蒙的母乳喂养很顺利，生理和心理都得到了健康发展，在断奶之前从来没有惹过麻烦。他在2个月大时，添加了辅食，他与妈妈的乳房接触机会减少，但他并不介意。但是当哺乳完全结束时，他却改变了，而且再也没有恢复。这个故事对每个养育孩子的人来说都不陌生。断奶是儿童早期的几个关键阶段之一。

所以，西蒙的疾病可以被称作一种贪婪抑制，继发于断奶创伤，而后者继发于更早阶段婴儿的精神病性焦虑。

这里还可以增加一些零散的说明：西蒙18个月大时，与妈妈去他姨妈家待了一段时间，那不是一个快乐的家庭，经营不善，不切实际。而他自己的家很幸福，崇尚秩序。他对吃饭需要等待这件事反应很强烈（他第一次经历这个），然后他开始结巴和咬指甲。当他

回家之后，结巴消失了，咬指甲却遗留了下来，但是从来没有像在
这个假期里那么严重。

　　值得一提的是，西蒙在 17 个月之前极其脏乱、潮湿。从他能够
明确地拒绝开始，他就拒绝使用尿罐，大一些之后他就尿在地板上。
他的妈妈没有尝试采取特殊措施来改变他。有一天他自己说："啊，
脏孩子！"从那之后他就再也没有那么脏乱了。

　　直到最近，西蒙还是会在吃东西时弄得乱七八糟。这种症状经
常会让那些清理这种特别场合的人感到吃惊。西蒙最近出门了几个星
期，吃饭就像正常的孩子一样，没有掉下一点面包屑，甚至没有弄
脏他的领带。但是回家之后，他又变得和以前一样脏乱了。当有人
告诉他，他会因为特别脏乱而不能参加宴会时，他说："可是如果参
加宴会，我就不会那样做啊。"但他不明白从妈妈的角度来看，这样
的事情是多么不合逻辑。

　　妈妈说："周日会有客人来吃午餐，你可以坐旁边的桌子。"他
说："在周日我不会弄乱的。"然后，他真的没有弄得一团糟。"但
是他这样很可恶，"妈妈补充说，"当他又变得脏乱时，我感到很开
心，也更加愉快自然了。"

　　他有一个相当愚钝的朋友，他讨厌和鄙视这个朋友。当被问起
为什么喜欢去找这个朋友时，他说："我喝了一杯美味可口的茶。"
这好像是说："他一点都不重要，你可以毫不留情地把他吃掉。"这
解释了主要症状——贪婪抑制（这实际上阻碍了他的身体正常发
育），它是这个男孩与其外在世界和内在世界中的人们的关系的一
部分，而外在世界和内在世界对他来说并不总是清晰明辨的。

在西蒙的案例中，我们可以再次看到对贪欲的抑制有多么重要，在

43

这个案例中，贪欲的抑制是从断奶开始的。因为在最初的时候，对食物的态度就是对其他人、对母亲的态度，所以后来的喂养症状会根据孩子与不同的人的关系而变化。

成人案例

尽管我以上列举的是儿童案例，但同样的关键点也可以在成人案例中得到证实。下面就是一个例子：

案例 7：一个男人和一个女人因为婚姻问题来向我咨询。我在一大堆重要的细节中发现了这个关键点："一个男人讨厌婴儿就像有的人讨厌猫一样，如果有一只猫走进房间，那个人就会感觉非常不好。"这个男人说他自己就像那个讨厌猫的男人一样。他从妻子怀孕起就非常抗拒，直到几年之后，他才开始喜欢自己的孩子，那是一个男孩。他发现自己忍受一个女孩可能会更容易一些。与此相关的是，在他的原生家庭中还有另外一个孩子，即他的弟弟（在他两三岁时出生的）。有很多证据表明，他从来没有满意地接受过弟弟出生这个事件，对他来说，他自己的孩子的出生就是那个事件的重复。儿子出生这件事把他自己的疾病（偏执性抑郁症）带回了幼年学步的阶段。

就他目前对待食物的态度，这个男人表现得像个婴儿一样。他是一个素食主义者，他感觉妻子强迫他吃肉，认为自己没有被妻子理解。他时常被妻子强迫吃他自己不想吃的东西；当然，如果妻子

44

对他吃的东西不关心，并让他随意的话，他就会暴怒。在吃饭的时候，他的行为很古怪。有一次女佣忘记给他放一把椅子，他就站着，整顿饭都站着吃，表达"有尊严的抗议"，而且并不是为了幽默，这件事就发生在他的儿子面前。

从他妈妈对他的早期生活经历所做的描述中，我们确认了一点，他现在他对食物的态度，回归到了他生命早期对喂养的态度。

从婴儿时期起，他就开始了对贪欲的抑制，一直持续到现在，但贪欲抑制的机制经常会失效，并表现出各种症状性的贪婪行为，这对他和妻子来说都很痛苦。比如，他的儿子曾经有严重的麻疹，需要吃牛奶餐，为孩子准备的特殊牛奶会被放置起来。而我的病人，这个孩子的父亲，会悄悄地把储存的特殊牛奶喝掉，然后用普通牛奶替换。当他的儿子还是个婴儿时，他经常偷偷给牛奶兑水，使孩子患上了营养不良症。他总是喜欢偷吃最好的蛋糕、最好的糖果，以及一切与吃喝有关的最好的东西，他会强迫性地享用各种最好的东西。

他所缺失的是正常的贪欲（吃），自体可以接受这种正常的贪欲，而且这种贪欲可以极大地缓解本能的紧张。

医院门诊部

在下面6个案例的描述中，我将作出简要的阐述，只包含那些看起来必要的信息，就像早晨庆典给人留下的印象一样。

首先，我想描述一下，当一个婴儿坐在妈妈的大腿上，他们与我只有一个桌角之隔的时候，婴儿会做些什么。

一个 1 岁的孩子会有如下表现。他看到了压舌板[1]，很快就会把手伸向它，但在实际拿到它之前，他可能会有一两次撤回手臂（表示失去兴趣），与此同时，他会看着我和他妈妈的脸，以评估我们的态度。最后，他还是会拿到它，并把它放进嘴里。他现在很享受对它的占有，同时蹬腿并做出踢的动作，表现出急切的身体活动。他还没有准备好让压舌板从他手里被拿走。很快，他把压舌板掉在了地上；最初，这可能看起来像是个意外，但是当我把它归还给他之后，他又重复了这个失误，最终他又把它扔在地上，很明显是有意让它掉落的。他看着它，压舌板与地面接触的声音经常会成为他新的快乐源泉。如果我给他机会，他会不断把压舌板扔到地上。他现在开始认真考虑在地板上和它一起玩。

大体上我们可以说，与这一"常态行为"的偏离意味着和正常情绪发展的差异，我们还可以把这些偏离与其他临床特征联系起来。当然，这也要考虑年龄的差异。超过 1 岁的孩子倾向于缩短吸纳合并的过程（把压舌板放进嘴里），而对怎样玩耍压舌板越来越感兴趣。

案例 8：一位母亲把一个在我看来是极其健康的孩子带来让我做常规检查，这是在第一次咨询 3 个月之后。这个孩子叫菲利普，现在 11 个月大，今天是他第 4 次来见我。他的困难时期已经过去，现在他的身体和情绪都很健康。

1　在我的诊室里总是有一个金属碗，里面装满了消过毒的压舌板，这些银光闪闪的东西呈直角弯曲状。

45

因为这次没有放压舌板，所以他直接去拿碗，但是他妈妈阻止了他。关键是他会直接去拿某样东西，这说明他对之前的来访是有记忆的。

我为他放了一个压舌板，当他拿起来的时候，他妈妈说："他这次会比上次制造更多的噪声。"她说得对。如果有人对此有怀疑的话，妈妈们总是能够正确地告诉我婴儿会做什么，这表明我们在门诊部看到的景象与真实生活不无关系。当然，他把压舌板放进了嘴里，然后很快又用它来敲桌子和碗。敲碗更多一些。他一直在看着我，我明白自己也必然涉及其中。他在用某种方式表达他对我的态度。其他的妈妈和孩子坐在这位妈妈的后面，大概有几米远，而整个房间的氛围都由这个婴儿的情绪所决定。一位坐在对面的妈妈说："他是乡村铁匠。"他对自己取得的成功非常满意，并给他的游戏增加了炫耀的成分。然后他以非常贴心的方式把压舌板伸向我的嘴，并且对我跟他玩这个游戏——假装吃掉它——非常满意，虽然我并没有实际接触到它。他完全明白我只是表演给他看，我在跟他玩这个游戏。他也把压舌板拿给他的妈妈，然后又以大度的姿态转过身，魔法般地把它伸向对面的观众。然后他又转回到碗这边，重新开始敲击。

过了一会儿，他开始用自己的方式与房间另一边的一个婴儿交谈，他从8个成人和孩子中选择了他。现在每个人都觉得非常欢快，整个房间的氛围很和谐。

现在他妈妈把他放下了，他在地板上玩压舌板。他一边玩压舌板，一边慢慢移向刚才已经用声音和他交流过的小孩。

你会注意到，他不仅对自己的嘴巴感兴趣，也对我和他妈妈的嘴巴感兴趣，我认为他觉得自己喂养过了房间里的所有人。他用压舌板完成了这件事，但如果他没有觉得自己已经吸纳合并了压舌板——以我所描述的方式，那他就不可能完成这件事。

这就是有时所谓的"拥有一个好的内在化乳房"或是"基于体验，有信心与好乳房建立关系"。

这里我想要传达的信息是：当这个婴儿用身体靠近压舌板，把它拿过去，和它玩，然后把它扔掉时，他也在躯体上吸纳合并它，拥有它，摆脱它。

他对压舌板（或者其他东西）所做的事情，在拿来与扔掉之间，是他内在小世界的一个微缩片段，此时的这个小世界与我和他的妈妈有关。由此，我可以猜测出在其他时候以及与其他人和事有关的他的内在世界体验。

我们可以用一把标尺为一系列案例进行分类：在标尺的正常端是游戏，它是一种简单、快乐和戏剧化的内在世界生活的表现；在标尺的异常端也是游戏，但它包含了一种否定性内在世界，在这种案例中，游戏总是强迫性的、兴奋的、焦虑驱动的，而且更多是一种感官的折磨而非幸福快乐。

案例9：另一个男孩，大卫，18个月大，他的行为有显著的特征。

他妈妈把他带来，放在她的腿上，坐在我的诊桌旁，男孩很快就去拿我放在他面前的压舌板。他妈妈知道他会做什么，因为这是他的问题的一个部分。她说："他会把它扔到地上。"他拿到了压舌板，很快就把它扔到了地上。他对任何可得到的东西都会重复这个动作。第一阶段胆怯的接近、第二阶段放入嘴里和玩耍都是空缺的。这是我们都熟悉的一种症状，但在这个案例中它达到了病理程度，因此这位妈妈把孩子带到医院是正确的。她让孩子跟着压舌板蹲下去，他把压舌板捡了起来，又扔掉了，并虚伪地微笑着想要得到肯定，同时把自己扭成一个前臂挤压腹股沟的姿势。当这样做的时候，他满怀期待地看着四周，但房间里的其他父母正在焦虑地分散孩子们的注意力，因为他的姿势对他们来说与手淫有关。这个小男孩发现没有人给予他极度渴望的肯定，所以，现在他躺在地板上，把压舌板扔掉了，把自己扭成一种奇特的姿势，他微笑着，这种微笑意味着他正在绝望地尝试否认痛苦和被拒绝的感觉。注意一下，这个孩子是如何为自己创造一个不正常的环境的。

我必须省略掉关于他的发展细节，除了提及他在婴儿早期就会拉肚子，实际上他在每顿饭之后都会拉肚子。而且，在 1 岁的时候，也就是 6 个月之前，他开始出现两种症状：强迫性地挤压腹股沟和强迫性地扔掉任何能够拿到的东西。

如果说在他的餐后排便和扔东西症状之间有着某种方式的联系，这样的猜测是不是毫无道理的呢？——特别是精神分析的经验已经让我们熟悉了这种躯体和心理之间的联系。

当然，进食之后就排便在每个婴儿身上都会偶尔发生，它作为一种症状仅仅是程度的问题。

这个案例叙述了在躯体事件和心理事件之间存在的联系，内在世界的相对匮乏可能会伴随着口欲幻想的抑制，带来的结果是无法享受任何形式的记忆。

我在此并不想讨论个体对精神性吸纳合并客体或躯体性进食客体产生焦虑的原因，虽然这是个有趣且重要的问题，但我只想说它涉及了对内部的幻想。这种幻想的主要部分从来都不是意识世界的，已经意识到的内容早晚都会被压制；或者幻想被保留了下来，但幻想与功能体验之间的联系却丧失了。

这个男孩有着对内在世界的否认，这就影响了他的外部关系，伴随的还有被焦虑驱动的感官性利用。但是他的感官不是口腔的，而是握着自己的阴茎、挤压腹股沟，他的口腔欲望却处于休眠状态。

下面是一个男孩的案例，他对被给予的东西的态度发生了改变。

　　案例 10：诺曼，2 岁。在此之前，他妈妈带他来见过我 3 次，而她今天来只是因为我让她暑假之后过来复诊。诺曼已经好转了很多，恐惧也消失了，开始愿意接受妈妈给他的几乎任何食物。

　　他经历了一个情感发展的艰难时期，但没有经过我的治疗就痊愈了，我只是接管了这个案例，与他妈妈一起担起重任。

　　1 岁零 7 个月时，他开始变得瘦弱，接下来的几个月中他跌倒过很多次。他的睡眠变差了，开始很早就醒来。最明显的症状之一是，19 个月大时，他从完全信任别人开始变得不愿意接触陌生人——他甚至不愿意接触他的外婆，而在此之前他很容易信任她。

　　以前只要妈妈给他食物，他就会吃饱，但此时他开始对所有新食物产生怀疑，哪怕是妈妈给的。

　　当他处于这个阶段时，不管我使用什么方法，在检查的时候，他都会大哭。压舌板就放在桌子上，他够得着，但他转过身去找妈妈，就再也没有转回来。当我给他一个纸卷轴时，他没有去抓，他妈妈说："我知道他什么都不会要，至少现在的状态下不会要。"

　　这种临床现象保持了 1 个月，但是这次来访，他妈妈说他的各方面都开始恢复正常了。他现在睡眠变好了，也更容易信任别人了。他和我在一起很开心，当我给他一个纸卷轴时，他实际上是从我手中抢走了它，他看起来很高兴；当他从我面前被抱走时，他仍然在继续研究这个纸卷轴。

我们应该注意到，在怀疑阶段，这个男孩对食物和我提供的纸卷轴的态度是如何被干扰的。他妈妈说："我知道他什么都不会要，至少现在的状态下不会要。"但是，当他恢复之后，像其他的孩子一样，他抢走了我给他的东西，并乐在其中地研究它。

案例 11：这是一个有着进食抑制的 2 岁男孩。他从来都不会像一般人那样贪吃。他从来不吃辅食，也不自己吃饭。他还经常醒着躺在床上。他的游戏没有想象力，缺乏丰富性和幻想，大多数时间他会玩爸爸的锤子和钉子，或者在花园里挖土。18 个月大时，他有一段时间吃泥巴，因此他妈妈觉得必须管教他。如果我想描述一个小婴儿，我必须向你展示关于他的口欲的一些东西。他选择与我建立一种相当中立的关系。他对压舌板的态度为我提供了他情感的线索。我的笔记如下：他看到压舌板，并不理会它；似乎用手表演各种动作时"无意中"碰到了它；然后他转过身去；突然他又转向它，猜测和评估我的态度，又迅速把脸转过去，用手拍自己的大腿；他看着那个物体，嘴里发出很响的吮吸声；在很长一段时间内，他都在咬自己衣服的上缘，然后他看到了与我相关的东西，他立刻依偎到妈妈的怀里；他扭动着；现在他迅速把压舌板拿到手里，在桌子上敲击了一会儿，然后把它平放在桌子上（之前它是立着的）。好像被自己的行为吓到了，他把它放下，好像再也不玩了，但是之后他再次急切地去触摸它。

这就是一幅涉及口欲本能和幻想的图画。顺着这些简单的线索，我们有许多工作要做，而且我从安娜·弗洛伊德那里了解到，她做这种观察已经有好几年了。她向我指出过，很有趣，抓握和口腔活动的抑制与实际上的进食抑制没有直接相关性，我对此表示完全同意。它们之间的关系是非直接性的，而且这种关系因为其出乎意料的特征，所以其中一定蕴藏着很多理论意义。

所以一个婴儿可能会在家里和妈妈单独在一起的时候把东西放进嘴里，但是在他看到我的压舌板时却不会这么做；我的存在给这个场景带来了一个连接，即婴儿与父亲之间的关系；而在咨询的时候，这种关系可能正处于艰难的阶段。这个阶段可能会出现呕吐或便秘的症状，或者其他一些严重的机能失调，使这个儿童需要进医院。

下面这个案例叙述了父亲加入竞争关系时的情景：

案例 12：一个 14 个月大的男孩第一次被爸爸喂食，爸爸给他喂了鱼。妈妈对这件事的反应有点神经质，她当时觉得很嫉妒，就对她的丈夫说："不要给他喂鱼，会让他生病的。"当晚那个孩子就呕吐了，在那之后还发展出了一种有意思的恐惧症，并持续了几周。他开始讨厌吃鱼，也不喜欢吃鸡蛋和香蕉。

作为对照，我们看看另一个男孩来找我时发生了什么。

案例 13：劳伦斯是家里第一个也是唯一的孩子，2 岁 9 个月大，看起来很健康。他被母乳喂养了 6 个月，然后在一天之内就把奶断掉了，但是之后用奶瓶也吃得不错。他很容易就开始吃辅食和自己吃饭了，也一直很乖，食欲很好。他没有进食抑制，所以胖胖的，很健康。

劳伦斯坐在妈妈的膝盖上，莫名其妙地就凌驾于我们之上，控制了咨询中的三角关系。他一直在大声说话，而他的停顿也是控制技巧的一部分。他伸手去摸压舌板，把它拿走，变成了他自己的，然后把它放进旁边一个装了很多压舌板的碗里，他把碗推走，说着"ta"。我又拿出一个压舌板放在桌子上，他的兴趣很快又回来了，然后他急切地把所有压舌板都从碗里拿出来，并宣布："我在玩火车。"（他妈妈说，这就像晚上他醒着时发生的事情一样。）现在他把两个压舌板排成一列，做成了他所说的桥，以各种各样的形式来调整它们。火车开动、相遇、并轨、分开、从隧道下穿过、穿过大桥、偶尔相撞。这个幻想与原始场景有关。如果有人尝试去理解扰乱这个孩子的睡眠、让他结巴但又使他的玩耍丰富的焦虑，他就会同意这些细节非常重要。他自己玩得很开心，常常能够一个人在家玩。我摸了摸压舌板，他说："不要摸，求你了。"这意味着他急切地需要对可能发生世界末日般的灾难进行个人控制。他必须掌握主动来维持控制。

他并没有抑制食欲，但他需要处理特别的焦虑——涉及父母之间关系的焦虑，这一点体现在男孩的幻想中。

劳伦斯玩压舌板的游戏揭示了他的幻想性质。这些焦虑与在源头上通过贪婪抑制所处理的焦虑是一样的，后者在其他大量的案例中都出现过。抑制意味着本能体验的不足，内在世界发展的贫瘠，以及随之而来的关于内部客体和关系的正常焦虑的相对缺乏[1]。

1　关于这种类型观察的更多讨论见第4章。

总　结

在所有类型的精神疾病个例的病史中，我们都可以发现食欲障碍的现象，且这些障碍可能与其他症状清晰地交织在一起。

与婴儿直接的临床接触，为我们观察和治疗提供了大量机会，也为应用从儿童和成人分析中学习到的原理提供了机会。

精神疾病的理论必须得到修正，以便承认这样的事实：在很多案例中，异常的病史可以追溯到病人生命的最初几个月，甚至最初几周。　*51*

第 **4** 章

在设置情境中的婴儿观察 [1]
（1941）

1　基于1941年4月23日在英国精神分析协会宣读的一篇论文，《国际精神分析杂志》，1941年第22卷。

　　大概 20 年的时间里，我一直在帕丁顿格林儿童医院的诊室中观察婴儿，在大量的案例中，我详尽无遗地记录下了婴儿在设置情境中的行为，而这些行为在普通诊所的日常工作中十分常见。从这项工作中可以搜集到许多有趣的理论性和实践性问题，我希望逐渐把它们收集起来，并加以呈现。但在本章中，我希望把范围局限于描述一种设置情境，并指出在某种程度上它可以作为一种研究工具。我顺便要引用一个 7 个月大婴儿的案例，她在观察期间患上了哮喘，并从哮喘发作中恢复了过来，这在身心医学中是一件相当有意义的事情。

　　我想要尽可能地描述观察的设置，描述对我来说是甚为熟悉的东西，即我所谓的"设置情境"，是指每个婴儿被带到我的诊室来咨询时的一种情境。

　　在我的诊室里，母亲和她们的孩子在我工作的大房间外的走廊里等待着，一对母子出门就代表着下一对母子可以进来。我之所以选择了一个很大的房间，是因为母亲带着孩子从房间另一端的门口进来走到我面前的时候，我就可以从中观察到很多东西，也可以做很多事情。等到母亲和孩子来到我身边时，我已经通过面部表情与母亲开始接触了，而且很可能也和孩子开始接触了。这还会给我一点回忆以前案例的时间，思考一下面前的是不是一位新病人。

　　如果患者是个婴儿，我就会让母亲坐在我斜对面，我们中间隔着桌子的一角。她坐在椅子上，孩子坐在她的腿上。通常，我会把一个发亮的直角压舌板放在桌子边，然后让母亲把孩子安置好，这样如果孩子想要拿压舌板，他就能够拿得到。一般来说，母亲能够理解我所说的，而且我也可以慢慢向她解释：我们需要在一段时间内尽量少去干扰这个设置的情境，以便发生的事情基本都可以归因到孩子身上。通过母亲可能会遵循我的建议，或者相对来说无法遵循建议，你可以想象出她们在自己家中时是什么样子；她们是否对感染非常焦虑，或者强烈地反对孩子把东西放入嘴中，她们是否行为草率，或者行为冲动，这些特征都会一一表现出来。

　　了解母亲是个什么样的人很有用，但是通常她们都会听从我的建议。因此，这里的情况是：孩子坐在母亲的腿上，对面坐着一个陌生人（碰巧是一个男人），而一个发亮的压舌板放在他们面前的桌子上。如果有其他访客在场，我会另外记录下来，我必须对他们做比对母亲更加细心的准备，因为他们总是想要微笑并积极地加入与婴儿的互动中——向他展示爱，或者至少做出友善的回应。如果另一位访客不能遵循设置情境需要的规定，那么我接着观察就没有意义了，因为设置情境会立即变得过于复杂。

婴儿的行为

　　婴儿不可避免地会被这个闪闪发光的，或许还在摇摆的金属物体（压舌板）所吸引。如果有其他孩子在场，他们肯定知道这个婴儿想要拿那个压舌板。（如果婴儿的犹豫非常明显，通常他们会觉得难以忍受，他们会把压舌板拿起来，然后把它塞进婴儿的嘴里。然而，这样做加速了整个进程。）现在，婴儿在我们面前，被一个迷人的物体所吸引，我将要描述在我看来一个正常的事件序列。我认为任何与这个正常序列有所不同的地方都值得注意。

　　第一阶段：婴儿伸出手去拿压舌板，但这时他意外地发现需要考虑一下眼前的情形。于是，他感到进退两难。要么他的手停留在压舌板上，身体保持不动，用大大的眼睛看着我和他妈妈，观察和等待着；要么，在某些情况下，他完全失去了兴趣，也就收回了手臂，把脸埋进妈妈的上衣里。通常来说，情况都在他自己的掌控之中，所以我不用给他主动的回应。观察婴儿对压舌板的兴趣逐渐自发地恢复是一件很有趣的事情。

　　第二阶段：是"犹豫阶段"（我这样命名它），婴儿会一直坐着不动（但并不是僵硬的）。他逐渐变得勇敢起来，让自己的感觉发展，然后情况很快发生了改变。第一阶段转变为第二阶段的时刻非常明显，因为他对想要压舌板这个事实的接受，通过嘴部的变化反映了出来。他的嘴部肌肉开始松弛，舌头看起来厚实而柔软，出现了大量口水。不久之后，他就把压舌板放进了嘴里，用自己的牙龈咬它，或者看起来像在模仿爸爸抽烟。婴儿行为的变化是一个显著的特征。现在，期待和静止不动被发展出来的自信所取代，婴儿的身体开始自由运动，这与操控压舌板有很大关系。

　　我经常在犹豫阶段试验着把压舌板送进婴儿的嘴里。我发现不管婴儿的犹豫与我的正常标准相符，还是在某种程度或质量上有所不同，我都不可能在这个阶段把压舌板送进婴儿的嘴里，除非使用蛮力。在某些抑制非常严重的情况下，我做的任何把压舌板往前送的努力，都会使婴儿尖叫，产生精神压力或者真实的腹绞痛。

　　现在婴儿似乎感觉压舌板属于他了，或许在他的掌控之中，当然也可以用来表达自我。他用它来敲桌子，或者敲桌子旁边的金属碗，制造尽可能多的噪声；或者他把它伸向我的嘴巴和他妈妈的嘴巴，如果我们假装被喂食，他会很开心。他明显希望我们表演被喂食，如果我们蠢到只把那个东西放进嘴里，破坏了这个游戏，他就会很失望。

　　此时，我想提到一点，我从来没有看到一个婴儿因为压舌板其实既不是食物也不是食物容器而感到失望。

53

第三阶段：在这个阶段，婴儿一开始好像不小心把压舌板掉到地上了。如果把压舌板捡回给他，他会很高兴，重新玩耍它，并再次把它丢到地上，但这次不是不小心了。一旦压舌板被重新递给他，他就会故意再把它扔掉，并非常享受带有攻击性地扔掉压舌板，而且当压舌板掉到地上发出清脆的响声时，他显得特别高兴。

第三阶段[1]结束的标志是，婴儿希望到地上去捡压舌板，开始再次把压舌板放进嘴里，并玩耍它，或者他厌倦了它，于是便去触碰其他够得着的东西。

只有针对5~13个月大的婴儿，这个关于正常行为的描述才是可靠的。在婴儿13个月以后，他们对物体的兴趣变得十分广泛，如果他们忽略了压舌板，而去拿吸墨板，我也不能确定最初的兴趣是否真的被抑制了。换句话说，这个设置情境很快变得复杂起来，接近了在两岁儿童的分析过程中形成的常规分析情境。但是，因为此时婴儿还不会说话，分析材料相对难以理解，相对于常规分析来说这是个缺陷。但是在婴儿13个月大之前，在这个设置情境中，婴儿不会说话没有任何障碍。

13个月大之后，婴儿的焦虑仍然容易在设置情境中表现出来，但是他的主动兴趣对这个情境来说变得太宽泛了。

我发现在这个设置情境之中可以进行治疗性工作，尽管寻找这种治疗可能性不是本文的目的。我将讲述一个我在1931年发表的案例，因为对于那个案例，我相信这种治疗工作可以完成。在这些年间，我证实了自己当时形成的观点。

1　我将在这篇文章的末尾（见本书第99页）讨论这个阶段的重要意义，并把它与弗洛伊德对玩棉卷轴的男孩的观察（1920）联系起来。

这是关于一个女婴的案例，她可能因为进食问题患了感染性肠胃炎，在 6—8 个月大时她接受了医治。这个孩子的情绪发展受到这场疾病的影响，她变得易怒、不满，容易在进食之后发病。所有的游戏都停止了，9 个月大的时候，她不仅与其他人关系非常不好，而且开始出现癫痫发作现象。11 个月大时，她的癫痫发作很频繁。

12 个月大的时候，这个孩子出现了比较严重的癫痫发作现象，紧随着就是困倦。在这个阶段，我开始隔几天见她一次，然后花 20 分钟时间对她进行个人关注，并不是用我所谓的设置情境的方式，而是让她坐在我的腿上。

在一次咨询中，我把这个孩子放在我的腿上观察她。她想偷偷地咬我的手指关节。3 天后，我又把她放在我的腿上，然后等着看她会做些什么。她用力咬了我的手指关节 3 次，差点把皮肤咬破。然后，她开始扔压舌板玩，持续了 15 分钟。在整个过程中，她都哭喊着，好像非常不开心。两天后，她在我的腿上待了 30 分钟。在之前的两天里，她抽搐了 4 次。刚开始，她和往常一样哭喊。然后，她又狠狠地咬了我的手指关节，这次没有表现出罪疚感，接着她又玩起了咬压舌板和扔压舌板的游戏。坐在我腿上的时候，她开始能够享受游戏的乐趣。过了一会儿，她开始玩弄自己的脚指头。

后来，孩子的母亲来告诉我，自从最后一次咨询后，她的孩子变成了"一个完全不同的小孩"。她不仅没有再癫痫发作，而且晚上也睡得很好——整天都很快乐，不再服用镇静剂。11 天后，在没有药物的帮助下，她的进展仍然很好；14 天之内都没有再出现癫痫发作，因此母亲要求出院。

一年后，我随访了这个孩子，发现最后一次咨询之后，她再也没有出现任何症状。我看到了一个完全健康、快乐、聪明和友好的孩子，她喜欢玩耍，没有了常见的焦虑症状。

这个婴儿人格的不稳定性，以及她的情感和无意识过程如此接近婴儿的早期阶段，这使改变在几次会面过程中就有可能发生。然而，这种不稳定性也意味着，一个在1岁时候很正常的婴儿，或者一个在此时被顺利治疗的婴儿，并不是就此高枕无忧了。他在以后的阶段仍然容易患上神经症，如果暴露在不良环境之下，就会很容易发病。但是，孩子的生命第一年过得顺利仍然是一个好的预兆。

偏离正常的变异

我曾说过，任何与我认为在设置情境中的正常行为有所偏离的变异，都是值得注意的。

最重要也是最有趣的变异就在于最初的犹豫，这种犹豫要么被夸大了，要么就完全没有。一个孩子可能看起来对压舌板没有一点兴趣，然后花很长时间才意识到自己的兴趣，或者花很长时间才有勇气展示自己的兴趣。而另一个孩子可能会立刻把压舌板抓起来放进嘴里。无论哪种情况都与正常情形有所不同。如果抑制很显著，那么孩子的内心就会多多少少感到痛苦，而且这种痛苦有可能非常剧烈。

在另一种变异情况中，一个婴儿会抓起压舌板，直接把它扔到地上，观察者拾起来多少次压舌板，他就重复扔多少次。

这些与正常情形不同的种种变异现象和婴儿与食物以及人之间的关系，无疑是具有相关性的。

通过一个案例来说明技术的使用

　　我所描述的设置情境，是一种可以被任何观察者用来观察任何就诊婴儿的设置情境。在讨论这一情境中婴儿正常行为的理论之前，我想用一个哮喘婴儿的案例来做说明。在观察期间，她的哮喘发作了两次。如果不是因为这个婴儿被定期观察，她的行为细节可以和处于相同情境中的其他儿童做对比，她的哮喘可能看起来只是偶然发作。因为采用了这种技术方法，我们可以看出，哮喘与婴儿某种类型的感受有关，以及与在一个熟悉的事件序列中某个清晰界定的阶段有关，而不是与婴儿的感受有不确定的关系。

56

　　玛格丽特是一个 7 个月大的女孩，她被妈妈带来就诊是因为前一天晚上她整夜都在气喘。除此之外，她是一个非常快乐的孩子，睡得好，吃得好。她和父母的关系都很好，跟爸爸更亲近一些。她的爸爸是一位夜班工人，经常与她待在一起。她总是叫"爸爸"，而不是叫"妈妈"。当我问道："当她遇到困难的时候会找谁？"妈妈说："她会去找爸爸，他能够哄她入睡。"家里还有一个比她大 16 个月的姐姐，姐姐很健康，两个孩子喜欢一起玩耍，虽然妹妹的出生确实引起过姐姐的嫉妒。

　　妈妈解释说，她在大女儿7个月的时候怀孕了，当时她就患上了哮喘。直到来咨询的前一个月，她自己的情况仍然一直不好，但从那之后哮喘就再没有发作了。她自己的妈妈也患有哮喘，也是在怀孕时开始发作的。玛格丽特和她妈妈的关系没有问题，她对母乳喂养也很满意。

哮喘的症状并不是毫无征兆的。这位妈妈说，3天以来，玛格丽特的睡眠非常不稳，每次只睡10分钟，然后在哭喊和身体发抖中醒来。1个月以来，她总是把拳头放进嘴里，最近这种行为变得有几分强迫和焦虑。3天以来，她一直有点轻微的咳嗽，但是气喘却是在咨询前一晚才出现的。

记录这个孩子在设置情境中的行为是非常有趣的。下面是我当时记录的细节笔记。"我在桌子上竖起了一个直角压舌板，这个孩子立刻产生了兴趣，看看它，又看看我，然后一直用大眼睛盯着我，伴随着叹息声。这种情况持续了5分钟，这个孩子没办法下决心去拿压舌板。当她终于拿起它之后，她又没办法决定是否把它放进嘴里，虽然她很明显想要这样做。过了一会儿，她发现自己可以这样做，好像慢慢从我们的不作为中得到了认可。当她把压舌板放进嘴里的时候，我注意到了常见的口水流动，接着是几分钟的口腔享受的体验。"应该注意到，这一行为与我所说的正常行为是一致的。

"在第二次咨询中，玛格丽特伸手去拿压舌板，但又犹豫了，和初诊时一模一样，她慢慢才能把压舌板放进嘴里，自信地享用它。与前一次相比，她更渴望把它放进嘴里，并在咀嚼的时候发出了声音。很快，她就故意把它扔掉，被我捡起还给她之后，她兴奋地摆弄着它，并发出了响声。她看着她妈妈和我，她明显很开心，开始乱踢。她摆弄着压舌板，然后扔掉它，我重新捡起来还给她之后，她再次把它放进嘴里，双手大幅度挥舞，然后开始对手边的其他物体感兴趣，包括一只碗。最终，她把碗也扔到了地上，因为她想要到地上去，我们就把她放在地上，与压舌板和碗在一起。她抬起头看着我们，显然对这样的生活非常满意，她一边玩脚指头，一边玩压舌板或那只碗，但是没有把压舌板和碗放在一起玩。最后，她去拿压舌板，看起来好像要把它们放在一起，但她只是把压舌板推向了与碗不同的方向。当我们把压舌板重新递给她之后，她终于拿它去敲碗，制造出了许多噪声。"

（这个案例在第一段描述中就出现了与当前讨论相关的要点，但是我给出了整个案例笔记，因为如果讨论的话题有所延伸，那么每个细节都可能很重要。比如，这个孩子只有逐渐进行才能把两个物体放在一起。这一点很有趣，它代表着她的困境，也代表着她在处理两个人关系方面不断提高的能力。为了让当前的问题更清晰，我将在另外一个情境中讨论这些要点。[1]）

在描述这个婴儿在特定情境下的行为时，我还没有说过她是什么时候开始哮喘的。她坐在妈妈腿上，我和她们中间隔了一张桌子。妈妈的双手扶着她的胸腔，支撑着她的身体。因此，我很容易就看到了这个孩子什么时候开始支气管痉挛。妈妈的手放大了她胸腔的运动，深吸气和持续受阻的呼气显现了出来，呼气的声音能够被听到。妈妈和我一样能够看到孩子的哮喘发作。在两次孩子犹豫要不要拿压舌板的时候，她都出现了哮喘。她把手放到压舌板上，随着她控制自己的身体、手和所在的环境，她开始哮喘，呼气不畅。当她对嘴里的压舌板感到确信、口水开始分泌、由静止变为对活动的享受、由观望变为自信时，她的哮喘就停止了。

两周后，除了在咨询中发作的两次，这个孩子的哮喘不再发作了。[2]最近（就是在我描述之后21个月），她也没有发作过哮喘，尽管她确实很容易哮喘发作。[3]

58

1　在本书第96页我会回到这一点。

2　但是她妈妈的哮喘又重新发作了。

3　然而这位妈妈再次强调，她的哮喘一直在发作，因为她觉得她必须发病，除非她的孩子发病了。

　　通过这种观察方式，我可以根据这个案例的哮喘发作及其与婴儿各种感受的关系做出一些明确的推论。我的主要推论是：在这个案例中，支气管痉挛和焦虑之间有密切的联系，足以证明两者之间存在关系的这一假设。可以看到，由于这个婴儿在已知条件下被观察，所以对她来说，哮喘与正常的犹豫时刻有关，而犹豫意味着心理冲突。一种冲动被唤起了。这种冲动被暂时抑制了，而哮喘发作与两次抑制冲动的时间相一致。这种观察结果，特别是如果被类似的观察所确认，将会为讨论哮喘发作的情绪性因素方面奠定良好的基础，如果与哮喘病人的精神分析中进行的观察结合起来的话会更好。

关于理论的讨论

　　最初的犹豫明显是焦虑的一种征象，尽管它看起来是正常的。

　　正如弗洛伊德（1926）所说，"焦虑与某件事情有关"。因此，我们有两件事情要讨论：一是在焦虑状态下身体和心理的状况；二是引起焦虑的那件事。

　　如果我们问自己：为什么婴儿在最初冲动性动作之后会犹豫？我认为，我们必须承认，这是一种超我的表现。就这个现象的源头而言，我认为，一般来说，婴儿正常的犹豫不能被解释为受到了父母态度的影响。但是，这并不意味着我忽略了这种可能性，他这样做是因为知道母亲不会同意，甚至父母会因为他拿任何东西或把东西放进嘴里而生气。父母的态度在一些案例中确实会对婴儿产生很大的影响。

59

　　我已经学会了在相当短的时间内识别出那些对孩子咬和拿东西极为抵触的母亲，但是大体上我可以说，来到我诊室的母亲基本上不会阻止这些行为，因为她们认为这是婴儿正常的爱好。在这些母亲中，甚至有一些带着孩子来我的诊室，是因为她们注意到孩子停止了抓东西放进嘴里的行为，她们意识到这是一种症状。而且，婴儿处在这个稚嫩的时期，也就是说在 14 个月大之前，由于他们的性格还很不稳定，这让一些倾向于禁止婴儿抓东西放进嘴里这一嗜好的母亲变得抓狂。我对这些母亲说："如果孩子想这样做，在这里他可以这样做，但不要鼓励他去做。"到目前为止，我发现，如果孩子没有被焦虑所驱使，那么他们都能够调整自己，适应这个被改良过的环境。

　　但是，母亲的态度是否决定了孩子的行为呢？我认为，孩子的这种犹豫意味着，孩子期待通过自己的放纵制造出一位愤怒的，或许是充满仇恨的母亲。如果一个婴儿为了感受威胁，甚至要通过一位真实而明显愤怒的母亲来感受威胁，他必须在自己的脑海中有一个愤怒的母亲的概念。正如弗洛伊德（1926）所说："从另一个方面来看，外部（客观性）危险必须设法被内在化，这样外部危险才会真正对自我有意义。"

　　当孩子在咨询中抓起压舌板时，如果母亲真的生气了，而且孩子有实际的理由去期待她生气，我们就被引入了婴儿的忧虑性幻想，就像在普通的案例中，尽管事实上母亲在很大程度上可以容忍，甚至期待孩子的这些行为，但孩子仍然会犹豫不决。那个与焦虑有关的"某件事"就在婴儿的头脑中，是一种潜在的邪恶或苛责的想法，而在这个新奇的情境中，婴儿头脑中的任何事情都有可能被投射出来。如果婴儿没有被抑制的体验，这种犹豫就代表着心理冲突，或者在他的头脑中存在着一种幻想，与此相对应的是其他孩子关于严苛母亲的真实记忆。因此，不管是哪种情况，他都要先抑制住自己的兴趣和欲望，以至于在他对环境的测验中获得了满意的结果之后，他才能再一次发现自己的欲望。而我为孩子的这个测验提供了设置。

因此可以推测，与焦虑有关的"某件事"对婴儿来说非常重要。为了更好地理解这个"某件事"，必须动用分析 2~4 岁儿童时获得的知识。我提到这个年龄是因为梅兰妮·克莱因的发现，而且我认为分析过两岁儿童的人都会发现：在这些分析经历中，有一些东西甚至不能从 3 岁半和 4 岁儿童的分析中找到，当然更无法从性欲潜伏期儿童的分析中找到。两岁儿童的性格特征之一就是，原始的口欲期幻想和其中的焦虑、防御清晰可辨，伴随着继发的和极为复杂的心理过程。

婴儿也有幻想这一观念并不是每个人都能接受的，但我们所有分析过两岁儿童的分析师大概都会发现：婴儿也会有幻想，甚至像我刚才列举的哮喘儿童案例中 7 个月大的婴儿也有幻想，这个假设是很有必要的。这些幻想还没有形成语言表达，但是它们内容丰富、感情充沛，而且可以说，它们奠定了所有后期幻想生活的基础。

婴儿的这些幻想不仅与外部环境有关，也与命运、人际关系和被他在幻想中带到面前的少数几个人有关——最初伴随着他的食物摄取，随后作为一个独立的过程——这样就建立起了内在现实。一个孩子会感觉到内在事物的好和坏，就像外部事物有好和坏一样。这个好和坏性质的感受取决于吸纳过程中目标的相对可接受性。反过来，这又取决于毁灭冲动与爱的冲动的力量对比，以及儿童个体对摧毁倾向所致焦虑的容忍能力。此外，与两者都有关联的是，儿童的防御天性必须被考虑进来，包括他的修复能力的发展程度。这些东西可以被总结为：儿童保持他所爱的人在自己内心鲜活存在的能力，以及维持对他自己的爱的信任的能力，对他感受到内部和外部的东西是好是坏有着重要的影响；哪怕只有几个月大的婴儿，这个观点在某种程度上也是适用的。而且，正如梅兰妮·克莱因所展示的那样：在内在现实和外在现实之间，有一个持续的交换和测试过程；内在现实总是通过与外部客体相关联的本能体验，以及通过外部客体的贡献（在这种贡献可以被知觉的范围内），被不断地建立和丰富；因为他有一个鲜活的内在世界，所以外在世界持续不断地被知觉，而个体与外在世界的关系也不断地被丰富。

从婴儿分析中得到的洞察和信念，可以反过来应用到对生命的第一年的理解中，就像弗洛伊德用他在成人身上发现的东西来理解儿童一样，不仅适用于理解某个特定的儿童病患，也适用于理解普遍的儿童。

直接观察婴儿是很有启发性的，我们很有必要这样做。但是，在许多方面，分析两岁儿童所告诉我们的东西要远远超过对婴儿的直接观察。这并不会令人惊讶，正如我们所知，精神分析作为研究性工具的独特性在于，它能够发现心理的无意识部分，并把它与意识部分连接起来，让我们对所分析的个体产生全面的理解。哪怕对于婴儿和幼童，这也是适用的，只要我们知道要找什么和怎样去找，直接观察婴儿就能告诉我们很多。很明显，正确的程序是得到所有我们能从观察和分析中得到的，然后让它们相互促进。

61

现在我希望谈一谈焦虑的生理性表现。如果你承认的话，很少有人指出焦虑的生理性表现不能以简单的术语来描述，因为它在不同的个案中和不同的时间段有着不同的表现，难道不正是这个原因阻碍了描述性心理学的发展吗？在教学中，所说的焦虑的生理性表现可能是脸色苍白、出汗、呕吐、腹泻和心动过速。然而，有趣的是，在我的诊室中，我发现焦虑实际上还有其他的生理性表现，不管我们检查的是哪个躯体器官还是哪部分躯体功能。一个在心脏诊室做体检的焦虑儿童，可能会出现心砰砰跳或时而近乎静止或心率极快或缓慢跳动等情况。当我们观察到这些症状时，为了理解正在发生的事情，我想我们必须去了解孩子的感受和幻想，因此也必须去了解混合在其中的兴奋和愤怒的程度，以及为了抵抗它们所产生的防御。

腹泻，正如众所周知的，并不总是生理问题。对儿童和成人的分析经验表明，腹泻经常伴随着对确切事物的无意识恐惧，这些事物如果继续留在内部，就会伤害个体。个体可能知道自己害怕冲动，尽管这是事实，但只是故事的一个部分，因为他无意识中害怕某些特定的坏东西，这也是事实，这些坏东西对他来说就在不远的某处。"某处"意味着不在他的体外，就在他的体内——通常来说，既在他的体外，又在他的体内。当然，在一些案例中，这些幻想在某种程度上可能是有意识的，它们使疑病症患者对自身痛苦和感受的描述更加可信。

如果我们考察一下我所谓的设置情境中婴儿的犹豫现象，可以说潜藏在犹豫和腹泻之下的心理过程极为相似，尽管它们的效果截然相反。我拿腹泻作例子，也可以拿其他生理过程作例子，只要它们会因无意识幻想而被夸大或抑制，进而影响特定的功能或器官。同样，对于设置情境中婴儿的犹豫现象，我们可以说，即使婴儿的行为是恐惧的表现，也有空间以无意识的幻想来描绘同样的犹豫。我们看到的是这一事实：婴儿伸手和拿东西的冲动受到抑制，甚至到了暂时否认冲动的地步。通过直接观察婴儿，我们并不能更深一步挖掘和描述婴儿的想法，但正如我所说过的，这并不意味着婴儿头脑中没有与无意识的幻想相对应的东西，因为我们已经通过精神分析证明了，当年龄较大的儿童和成人在类似情境中犹豫时，这些东西就存在于他们的头脑中。

62

在我列举运用控制技术的特别案例中，有对支气管的控制。把支气管当作一个器官来控制（例如，可以替换为膀胱的控制），那么就会有以下三种控制情况：支气管的控制，呼气的控制，以及如果不控制，气息就会被排尽。我们来讨论一下这三种控制的相对重要性是非常有趣的。

把气呼出去可能会被婴儿感觉是一种危险，如果他将呼气与危险的想法联系起来的话——例如，伸出去拿的想法。对婴儿来说，他如此亲密地接触了母亲的身体和乳房的内容物，实际上他确实拿取了这些东西，所以对他来说，"伸进乳房里拿取东西"这一概念一点都不陌生，而"进入母亲身体内部"的恐惧可能很容易就在婴儿的心理中与不能呼吸联系了起来[1]。

我们可以看到，一种危险性气息的概念，或者一种危险性呼吸的概念，将我们再次引向了婴儿的幻想。

我认为，在两种不同的场合，婴儿发作和结束哮喘的行为明显地与一种冲动的控制有关，这种情况不可能纯属巧合，而且，如果我考察观察中的每个细节，结果都会如此。

先把哮喘婴儿的案例放到一边，回到婴儿拿压舌板时的正常犹豫行为中，我们可以看到危险存在于他的头脑中，对此只能以这样的假设来解释：他有一些幻想，或者有与这些幻想相对应的某种东西。

现在，压舌板代表着什么呢？这个问题的答案很复杂，因为压舌板代表着不同的东西。

压舌板可以代表乳房，这是确定的。我们也可以轻易地说，压舌板代表一个阴茎，但这与说它代表乳房根本不是一回事，因为婴儿对乳房或者奶瓶是非常熟悉的，但确实很少有任何基于成人阴茎体验的实际知识。在绝大多数的案例中，阴茎一定是婴儿对男人可能会拥有的东西的一种幻想。换句话说，我们把它命名为阴茎，只能说婴儿可能会幻想还

---

[1] 当我们看到一些特别美的事物时，我们有时会说："美得令人窒息。"它和其他类似的说法包含了调整呼吸的生理机能的概念，它们必须在任何关于哮喘的理论中被解释，以示敬意。

有一种像乳房的东西，而且它不同于乳房，因为它与父亲的联结多于母亲。我们认为婴儿会利用他或她自己生殖器的感觉，还会利用在幻想的构建中自我探索的结果。

然而，我认为实际真相是，婴儿后来知道是阴茎的那个东西，最初被婴儿感受为母亲的一种品质，诸如鲜活性、准时喂食和可靠性等，或者被婴儿感受为母亲乳房中的一个东西，它和乳房一样突出或丰满，或者被婴儿感受为母亲身体中一种相当于能竖立起来的东西，或者被婴儿感受为其他各种各样关于母亲的东西，而本质上不是母亲本身。当一个婴儿寻找乳房，并喝奶的时候，似乎在幻想中他会把手放进去，或者把手伸进去，或者撕裂母亲并进入母亲的身体里，根据冲动的力量和它凶残的程度，从母亲的乳房里拿走任何储藏在那里的好东西。在无意识中，这种达成了冲动的客体被同化为那个后来才知道是阴茎的那个东西。

除了代表乳房和阴茎，压舌板也代表着人。婴儿观察清楚地揭示，4—5 月大的婴儿已经能把人当作一个整体来看待了，通过眼睛，感觉他人的情绪、同意或不同意的态度，或者区分出一个人与另外一个人[1]。

我想指出，通过参考母亲表示反对的真实体验，在对婴儿犹豫期的解释中，一个假设是，这个婴儿是正常的，或者已经发展到能把人当作一个整体来看待了。这绝不总是正确的，然而那些对压舌板似乎既表现出兴趣又表现出恐惧的婴儿，无法形成一个完整的人的概念。

日常观察表明，比我们所讨论的年龄组（5—13 个月）更小的婴儿，通常不仅能够认识人，而且可以针对不同的人有不同的行为表现。

---

1 正如弗洛伊德所说，卷线轴对18个月大的男婴来说代表着母亲（见本书后文第100页）。

在设置情境中观察婴儿，为我提供了关于婴儿情绪发展状态的重要线索。婴儿可能只是把压舌板看成一个他可以拿取或丢掉的物体，并没有把它与人联系在一起。这说明婴儿还没有发展出或已经失去了在部分客体背后构建起整个人的能力，或者婴儿可能显示出了他看到压舌板后面的我或妈妈，表现出好像它是我（或妈妈）的一部分一样。在这种情况下，如果他拿起了压舌板，就像他抓住了妈妈的乳房一样，或者，最终他可能看到了妈妈和我，并认为压舌板与妈妈和我之间的关系有联系。在这种情况下，婴儿通过拿取或丢掉压舌板，他对代表父亲与母亲的两个人之间的关系产生了影响。

这就出现了中间阶段。例如，一些婴儿明显更愿意认为压舌板和碗有关，所以他们反复地把它从碗里拿出来，再把它放进去，表现出了明显的兴趣和开心，或许还有兴奋。对婴儿来说，他们似乎同时对这两个物体产生了兴趣，比起把压舌板从我这里拿走、喂给妈妈吃或拿来敲桌子，把压舌板与碗联系起来的兴趣显得更自然。

只有通过实际的观察，才能公平对待许多婴儿在简单情境中所产生的丰富多样性，而这个情境是很容易建立的。

64

一个婴儿发现自己会同时与两个人（他妈妈和我）相处，如果他有能力这样做的话。这需要一种比识别一个完整的人更加高级的情绪发展程度，而且确实很多神经症患者从来没能成功地同时处理与两个人的关系。曾有人指出，成年的神经症患者通常能够与父母中的一位和睦相处，但很难同时与两位父母很好地相处。婴儿情绪发展中的这一步，使他能够同时处理好与两位重要他人的关系，这对他来说是非常重要的，从根本上来说对他的父母也是如此，而且直到他做到了这一点，他才能够在接下来的家庭和社会团体中获得满意的位置。根据我的观察，这重要的一步最早发生在生命的第一年中。

在 1 岁之前，由于贪婪被婴儿的爱唤醒，婴儿可能会产生这样的感受：他正在剥夺其他人的好东西，甚至是非常重要的东西。这种感受与他的恐惧相呼应，它可以轻易地被这样的体验所确证——当他被剥夺了乳房或奶瓶，以及妈妈的爱和关注的时候，另外一个人却正在享受着妈妈更多的陪伴。实际上这个人可能是父亲，或者是一个新生的婴儿。在他们最早的联想中，嫉妒和嫉羡本质上是与口欲相关的，这会增强他们的贪婪，同时也刺激了生殖器的欲望和幻想，从而促进了性欲、爱和恨的扩展。所有这些感受都伴随着婴儿与父母建立关系迈出的第一步，也就是他的俄狄浦斯情结最初阶段的那一步，表现得非常直接，而且是反转的。爱与恨之间的冲突，以及接踵而至的罪疚感和对所爱之物丧失的恐惧，这些最初只能在与母亲之间的关系中被体验的情感，随后会被带到婴儿与父母双方的关系中，还会很快出现在与兄弟姐妹的关系中。婴儿的毁灭性冲动和幻想（由挫折和不愉快的体验所致）所引起的恐惧和罪疚感会导致：如果他太渴望母亲的乳房，他就会从父亲和其他孩子手中将它剥夺，而如果他想要父亲身体中与母亲乳房相对应的那个部分，他又会从母亲和其他儿童手中剥夺它。这就是孩子与父母之间建立愉快关系的众多困难之一。通常，孩子通过使用不同的方法来控制贪婪，或通过修复和重建来抵消贪婪的结果，我无法处理孩子的贪婪与这些不同的控制方法之间相互作用所产生的复杂问题，但我们很容易就可以看到，当孩子与父母两个人建立关系，而不是与父母中的一个人建立关系时，这些问题就开始变得复杂了。

可能有人还记得，在我关于哮喘婴儿的案例笔记中 [1]，我提到过以下

1　本书第87页。

两者之间的关系，即在游戏结束时，那个孩子逐渐增强了把压舌板和碗联系在一起的能力，与他能马上处理与两个人发生关系有关的愿望和恐惧的混合情绪之间的关系。

现在这种情况下，婴儿在其中感到犹豫——能否在不激起至少父母中的一位的愤怒或不满的前提下满足自己的贪婪，而这种情绪在我所观察的设置情境中得到了展示，所有人都能看得清楚和明白。对一个正常的婴儿来说，摆在他面前的主要问题之一就是要同时处理与两个人的关系。在这个设置情境中，有些时候，我似乎见证了婴儿在这个方向上取得的第一次成功。另有一些时候，我从婴儿的行为中看出，他尝试在家庭里同时与两个人建立关系时遇到的成功和失败。有时，我见证了在这方面困难阶段的开始，同时也是一种自然恢复[1]。

似乎是父母两人满足了婴儿充满冲突感受的欲望，容纳了他对他们的情感表达。我在场的时候，他并不能总是依据我对他的兴趣来进行思考，或者他只能逐渐地这样做。

1　我曾经连续两周全程照看一个9个月大的女婴。除了耳朵痛，她还有一个继发性心理疾病，其症状为不仅缺乏食欲，而且在家里完全停止了抓取和吸吮物体的行为。在设置情境中，这个婴儿看到压舌板后的唯一反应就是感到剧烈的痛苦。她把它推开，好像被它吓到了一样。在接下来的几天里，在设置情境中的她似乎都感到非常痛苦，好像表明她正在经历剧烈的绞痛，而不是正常的犹豫。在这样痛苦的情况下，让她长时间地继续下去又让人于心不忍。耳朵痛很快就被治愈了，但是直到两周之后，这个婴儿对物体的兴趣才重新恢复正常。她和我在一起的时候，恢复的最后一个阶段戏剧性地到来了。她能够抓住压舌板了，并偷偷尝试把它放进嘴里。突然她勇敢起来，把它完全塞进嘴里，口水流了出来。她的继发性心理疾病痊愈了，后来我收到报告——她回家之后会抓取东西，并把它们放进嘴里，就像她发病之前一样。

敢于想要和敢于拿取压舌板，并把它变成自己的，而不用在事实上改变当前环境的稳定性，这样的体验起到了实物教学课的作用，这对婴儿具有治疗性价值。在我们所考虑的年龄段和整个童年时期，这样的学习体验带来的并不只是短暂的安心：愉悦体验和孩子周围稳定而友好环境的逐渐累积效应，将会帮助他对外在世界的人建立起信任感和普遍的安全感。孩子对好的事物和他内部关系的信赖同样可以得到加强。在解决核心问题的过程中，这样小的进步发生在婴幼儿的日常生活中。每次问题得到解决，孩子的普遍稳定性就会增加一分，情绪发展的根基也会加固一分。所以，如果我宣称，在婴儿观察的过程中，我也给他们的健康道路带来了一些变化，这就不会令人惊讶了。

完整体验

我认为，在设置情境中的婴儿观察这项工作之所以能起到治疗性作用，是因为它允许个体经历一种体验的完整过程。由此，我们可以得出如何为婴儿创造一个好环境的一些结论，其中之一为：当母亲凭直觉去管理孩子的时候，她会很自然地允许婴儿完整地体验各种经历，一直持续到婴儿的年龄大到可以理解她的观点为止。这类母亲非常不愿意去打断婴儿吃奶、进食、睡眠或排便的完整体验。在我的观察中，我特意赋予了婴儿全程完成一种体验的权利，这种体验对他来说是一次特别有价值的实物教学课。

在精神分析中恰好有一些与此类似的东西。分析师让病人来设置治疗的节奏，而分析师所做的第二项善举就是让病人决定何时来去，因为分析师确定了每次治疗的开始时间和治疗的持续时间，并且要病人坚持他定下来的时间。精神分析与这项针对婴儿的工作的不同之处在于，分析师总是在病人提供的大量材料中去探索和寻找方向，并尝试去发现此刻他必须提供给病人的东西的形态和形式，他把这项工作称为解释。有时候，分析师也许会发现，通过大量的细节看到背后的东西与经他引导的分析能够被吸收多少同样重要，就像从我描述的相对简单的设置情境中婴儿可以吸收多少一样。每一条解释都是一个闪闪发光的客体，刺激着病人的贪婪。

对第三阶段的注释

我人为地将这种婴儿观察分为三个阶段。我的大部分讨论都集中在第一阶段，以及其中代表冲突的犹豫阶段。第二阶段同样展示了很多有趣的东西。此时婴儿觉得自己拥有了压舌板，他可以根据自己的意愿把它掰弯，或者用它来作为自己性格的一种扩展[1]。在本文中我不准备展开这个主题。在第三阶段，婴儿尝试摆脱压舌板，我想对这种行为的意义稍加评论。

在第三阶段，孩子变得足够勇敢，把压舌板扔掉，享受着摆脱它的感觉。我想表明，在我看来，它是如何与弗洛伊德（1920）所描述的游戏相关联的，在那个游戏中，一个男孩掌控着他对母亲离开的感受。很多年来，我在这样的情境中观察婴儿，却没有看到，或没有认识到，第三阶段的重要性。对我来说，发现这个阶段的重要性其实具有实际的价

1　参见第18章。。

值，因为处在第二阶段的婴儿，在离开我的诊室的时候，会因为失去压舌板而感到沮丧，然而一旦进入第三阶段，婴儿就可以丢下压舌板离开诊室，而不会因此哭泣了。

虽然我一直都知道弗洛伊德对卷线轴游戏的描述，也是因为受到它的启发而对婴儿游戏进行了细致的观察，但是直到最近几年，我才看到我的第三阶段和弗洛伊德的观察之间的密切联系。

现在，在我看来，我的婴儿观察可以被看作弗洛伊德这个特别观察的延伸。我认为卷线轴代表着儿童的母亲，扔掉卷线轴意味着摆脱了母亲，因为他拥有卷线轴代表着他拥有母亲。熟悉了合并、保留和排除这一序列过程之后，我现在认为扔掉卷线轴也是游戏的一部分，其他部分已经被默认了，或者说在更早的阶段已经发展出来了。换句话说，当母亲离开时，对孩子来说，这不仅是失去了外部真实的那个母亲，也是对儿童与其内部母亲之间关系的一个考验。内部母亲在很大程度上反映了他自己的感受，有可能是慈爱的，也有可能是令人恐惧的，还有可能是在这两种态度之间快速转换的感受。当他发现可以掌控自己与内部母亲的关系时，包括他对母亲的攻击性驱逐（弗洛伊德清楚地阐明过这一点），他便能够允许他的外部母亲消失，而且在很大程度上也不太害怕母亲的返回。

近年来，我尤其开始理解（运用了梅兰妮·克莱因的成果），作为人类巨大价值的内部拥有物的母亲或父母双亲的丧失带来的恐惧，甚至在婴儿头脑中也会产生巨大的影响。当母亲离开孩子时，他会感受到自己不仅丧失了一个事实上的人，也丧失了母亲在他头脑中的对应物，因为外部母亲和内部母亲，在婴儿的头脑中仍旧紧密地结合在一起，它们或多或少是相互依存的。内部母亲是产生爱、保护和生命的重要源泉，它的丧失极大地增强了实际母亲丧失的威胁。此外，扔掉压舌板的婴儿（我认为同样适用于玩卷线轴的男孩），不仅摆脱掉了能激发他的攻击性并被他驱逐出去的那个外部母亲和内部母亲，而且他可以再邀请她回来。

在我看来，他还把自己恐惧丧失的内部母亲外在化了，以此向自己证明：
这个现在通过地板上的玩具被展示出来的内部母亲，其实并没有从他的
内在世界消失，也没有被合并的行动摧毁，母亲仍旧很友爱，愿意和他
玩耍。通过这一切，孩子修正了他与自己内部的和外部的人物与事物之
间的关系。

因此，在设置情境中第三阶段最深刻的意义之一是，孩子获得对他
内部母亲的命运和对母亲的态度的保证，伴随着内部母亲的焦虑抑郁情
绪得到了缓解，他又重新获得了幸福。当然，这些结论永远也不可能只
通过婴儿观察得来，但是一直都没有从正统的精神分析中获得相关知识，
弗洛伊德也没有针对卷线轴游戏作出意义深远的解释。在对幼儿的游戏分
析中，我们可以看到，那些威胁到了他在外在现实和内在世界中所爱的
人的摧毁性倾向导致了孩子的恐惧、罪疚和悲伤。直到孩子在游戏中通
过自己的活动感受到他已经修复和复活了他害怕失去的人，这些不良情
绪才会消失。

68

总　结

在本章中，我尝试描述一种可以对婴儿进行客观性观察的方法，这
种方法建立在对接受分析的病人进行客观性观察的基础之上，同时这种
方法与病人的日常生活情境有着密切的联系。我描述了一个设置情境，
并给出了我认为发生在这个设置情境中正常（我的意思是健康的）的事件
序列。在这个事件序列中，焦虑可能会在许多时点上变得非常明显或有
意义，其中一个时点被我称为犹豫阶段，我特意给出了一个7个月大女婴

的案例，她在此阶段有过两次哮喘发作。我已经展示了犹豫行为意味着焦虑，并表明婴儿头脑中存在超我，同时我提出，除非假设婴儿有幻想，否则他们的行为就无法被解释。

　　我们也很容易设计出其他的设置情境，以此来发现更多婴儿期的兴趣，例证更多婴儿的焦虑。我所描述的设置情境，在我看来是有特殊价值的，因为任何一位医师都可以使用它，所以我的观察结果可以被验证或调整和改进。另外，它还提供了一种临床实践的方法，通过这种方法能够使一些心理学原理在临床上得以证实，而不会对病人造成伤害。

69

第 5 章

儿科门诊的咨询[1]
（1942）

1　1942年6月3日，在英国精神分析协会上宣读的论文，发表于《国际精神分析
　　杂志》，1942年第23卷。

下面是我递交给英国精神分析协会的一份案例报告，其中的案例来自伦敦精神分析研究所儿科门诊一年以来的累积。因此，我叙述的内容并非直接的分析，尽管我认为分析师们会对此感兴趣。

设立儿科门诊的原因之一是为那些被带到研究所接受咨询的儿童提供一个专业门诊。显而易见，儿科门诊的咨询工作必然会遇到许多困难和失望，正如我在这一年度工作的报告中所清楚呈现的那样。而这些案例只是数以千计案例中的一部分，它们无不让我这个来自儿童医院的医生感到棘手。

为了能向英国精神分析协会提交这份报告，在这一年当中，我在每个案例上都投入了大量的精力和时间。

需要理解的是，这份报告中所述的案例，都是这一年中在儿科门诊接待的真实案例，其中并不包括来自其他渠道的供学生分析用的案例。

有些案例实际上从来没有接受过面对面的咨询。举个例子，一位医生打电话来谈及他3岁半的小女儿，说她最近出现了严重的口吃症状。她是家中唯一的孩子。当父母不在身边时，这个孩子曾接受一位姑妈的照料，她对姑妈表现出了强烈的依恋。刚刚与姑妈分离时，孩子并没有表现出悲伤情绪，直到她的邻居小女孩玩伴也从她生活中离开才表现出来。随后，她变得抑郁，开始口吃。在对孩子父亲的询问中，我了解到，在这些特殊事件发生以前，孩子的情绪发展一直是正常的，她的家庭氛围相当稳定和充满爱意。她的父亲问我是否有必要让她接受分析。由于这个孩子住得太远，为了避免途中的劳顿让她身体吃不消，我答复他：在我看来，一个3岁半的孩子表现出强烈的情绪症状是正常的。而且，他的孩子在其他方面的发展都令人满意。所以，最好的方式是不要在意表面的症状，暂时不要寻求精神分析的帮助。一周后，这位医生父亲再次打来电话，告诉我孩子的症状已经消失了。

70

　　我们或许能达成共识，在并不适合运用精神分析技术的案例中，不应该高估分析可能具有的价值。那些前来咨询的家长，对自己孩子的症状或病情怀有罪疚感，而医生的行为方式将决定他们接下来要怎么做：是冷静地带着孩子回去，并承担起力所能及的责任，还是焦虑地把孩子康复的责任转移给医生或诊所。很明显，由父母来承担力所能及的责任是更好的选择，特别是在精神分析无法起到缓解孩子实际病情的情况下。

　　案例1：艾伦，10岁，住在伦敦。她是家中第一个也是唯一的孩子。我无法在不足1小时的咨询时间里了解她完整的成长史，因此我不得不对她进行了4次咨询，每次咨询的时间是1小时。下面是一些细节：

　　我了解到，这个女孩在1岁时身体、情绪和智力情况都属正常。然而，就在那时，女孩的母亲带着她离开了丈夫。此后，孩子的父亲只能偶尔与她见面。女孩6岁3个月时，父亲在没有告知他人的情况下突然出现了，在上学路上开车把她带回了伦敦。女孩被带走时没有说一句抱怨的话，而且对回到伦敦的生活感到满意。此后，父亲开始着手与女孩的母亲离婚。女孩9岁时，父亲再婚，这次他选择了一位非常棒的伴侣。女孩从1岁以来，第一次拥有了良好的家庭氛围。

　　女孩父亲抱怨的问题是，艾伦总表现得非常虚假。她表面上很友好、优秀、聪明。但据他父亲所说，唯一的问题是，"你很难与她建立真诚的关系"。此外，她有着与其年龄不符的孩子气，一天之中情绪大起大落，根本让人难以预料。她在学校的表现也很不稳定，学习忽好忽坏。这次咨询的契机是一起校园偷窃事件。她的表现与普通孩子在校园偷窃中的表现非常不同。不同寻常的原因大概是她对偷窃行为毫无羞耻感。为她安排心理咨询简直像要她的命一样。无论是什么形式的咨询，无论是谁安排的咨询，都不得不因为她沮丧和易怒的情绪而终止。她的父母说，一旦卸下了心理防备，她通常就会陷入悲伤而不能自拔。她生母的情绪也是极不稳定的。

与父亲一起生活，特别是与优秀的、她颇为依赖的继母一起生活，这个女孩表面上显得很开心。然而，不难发现，在她内心深处，*71*仍然为失去生母感到悲伤，即使她的生母绝非一个称职的母亲。

我们无法为这名女孩安排分析。其中一个原因是，有能力处理这个案例的分析师都没有临床空档。我担心这种情况还会持续下去。另外，我也考虑到让艾伦继续学业的价值。虽然她在学校有偷窃巧克力的经历，但她与学校的老师们仍然保持着相当好的关系，且她在学校的表现也不错。尽管她是一名问题儿童，但她在学校里仍然是受欢迎的。在一封写给学校的信中，我建议校方放弃通过"治疗"让她变得正常。如果她不再犯什么大错，就应该被认为是好事。

关于分析这类儿童的可能性会引发一个特定的问题。我知道也听说过，有些具有高度不信任感的儿童确实接受过分析，但对于那些在早期拒绝接受治疗的儿童来说，没有办法解除他们所面临的高度危险。

我不得不让自己做好准备，在这个孩子发展出新危机时再次为她治疗。

案例 2：显示出了同样的猜疑特征。诺拉，13 岁，居住在伦敦。因为诺拉拒绝上学，所以被她非常聪明的姐姐带来接受咨询。诺拉是家中几个孩子中最小的一个。

我邀请诺拉来我这里接受几次咨询。她来过，并画了一些画。然而，在两次会面后，她写了封信给我，说她不想再来了。她在信中语气极其礼貌友好。对于这个案例，我抑制住了解释的冲动，因为我知道，如果我成功识破她缺乏信任的原因，我就应当继续对她进行分析。而客观现实已经让我无法继续为她分析了。

了解了这个孩子的痛苦后，我把她转介到帕丁顿格林儿童医院，请那里的精神病学社工给她帮助。这位社工受到了这个孩子的欢迎，在多次常规拜访中，她跟孩子建立了比我更好的关系。这位社工已经成为她所珍视的朋友。然而，最终这个孩子也遇到了难以逾越的障碍，就像当初跟我会面时很快遇到的那样。毫无疑问，为了对孩子进行分析，分析师得每天与她会面，在她的家中、散步的路上，甚至是参观博物馆时进行初步的分析。医院自然不会提供这样的服务。不过，如果回顾私人执业实践中遇到的意外事件，许多像我们一样的分析师都能利用这种经验。

这个孩子从与这位社工的会面中获益良多，但她仍然没有回到学校继续学业。现在她已经到了毕业的年龄。她决定离开家去度假，看起来可能要开始工作了。[1]

在与诺拉探讨名画作品及研究她自己颇具艺术性的画作的过程中，我发现她内在隐藏着丰富的感情和幻想。然而，这个幻想世界是她内心的一个秘密。即使面对那位善于与她建立自然的友情的精神病学社工，她仍然感到危险，不敢让对方知道这个秘密世界的存在。

以我的经验来看，这些青春期孩子的咨询最初以失败而告终，当他们一个人的时候，如在18岁或20岁的时候，他们会重新回来寻求帮助或

---

1 后记：诺拉现在已经工作了，而且做得很好，看起来她已经成功度过了艰难的青春期危机。

希望接受分析。此外，那些尝试解决青春期早期尖锐问题的孩子，能够从家庭之外的支持系统中获得有价值的帮助，特别是在他们的家庭系统处于失衡的情况下。

　　案例 3：麦西，3 岁。这是一个迫切需要干预的案例。麦西的症状与她的母亲进入了第二胎怀孕晚期有关。她表现出极度的焦躁不安、严重令人不安的强迫性摇摆动作和神经症性焦虑。新生儿晚产，我与麦西的会面延续到新婴儿出生。按理说，新婴儿出生后应该为麦西继续安排分析，但没人能承担每日接送她的繁重任务。顺便说一句，这个孩子因没人能带她外出，甚至没人能抽出时间带她出门散步，而遭受了严重的痛苦。

　　为了给麦西提供帮助，我只好到她家里看她。我得以单独与孩子会面，但我没有使用玩具。我发现，最初她疯狂的程度简直让人难以接近。不过，后来她可以听进去并注意我的解释，并开始重视我的到访。

　　她的游戏很明显与掌控出生幻想有关，后来，又明显涉及关于父母关系的各种幻想。在两个星期里，我与她会面 5 次，我掌握了大量可供解释的材料，但是我完全放弃了言语性解释技术，从一开始就只利用移情开展工作。

　　很难评估治疗的效果。自然，我还没有看到孩子的人格出现所期望的持久变化，但我很满意地看到了孩子的幻想世界从混乱变得有序。随之而来的是，疯狂的行为逐渐被游戏替代。一次令人满意的分析带来的变化正应如此。很明显，麦西的幻想表达了她对母亲怀孕这件事许多方面的焦虑。而这件事也是引发她幻想的原因。她的幻想看似永无止境。对母亲可能受到伤害的焦虑是首要的。许多材料都显示她心中有一个好男人和一个坏男人，坏男人将她的母亲推入怀孕的险境，而好男人（她的父亲是一名医生）则帮助母亲脱离险境。

麦西吸纳和合并分析师的幻想非常强烈，这与她一直以来对我的真实需求有关。

当母亲腹中的胎儿真正出生后，这个孩子的焦虑得到了自然缓解，而且她很快就与新生的小妹妹建立了正常的情感联结。她仍然需要接受分析，如果有人能带她来医院，我仍会把她作为一个紧急，但不是非常严重的案例。

案例4：托米，12岁，住在伦敦。在我看来，这个男孩的情况不太好。他由另一家诊所写信转介而来。他能否接受精神分析治疗呢？答案是否定的。因为如果要对他进行治疗，就需要有一个甚至几个人专程把他从伦敦的郊区送到我们这里来。而且，他的症状已经属于精神病中的精神分裂症类型了，只有经验丰富的儿童分析师才能为他进行合适的研究分析。然而，符合条件的分析师都没有空档来接待这个不付费的案例。

我花了大约1小时会见了托米和他的母亲。这位母亲疑心很重，这次收效甚微的会面更加深了她对各种诊所和医院的厌恶。

我一再提及这类细节，因为逞强去做我们力所不能及的案例是徒劳无益的。任何人请我们考虑接待一个住在偏远地区的案例，我们都爱莫能助，除非有特别方便的交通工具，或者孩子能自己前来接受治疗。当然，还有一个问题就是经常没有诊位。而且，即使在有诊位的情况下，一名实习分析师也难以胜任像托米这种高难度的案例。因此，我们必须以更广阔的视野看待分析师肩负的责任，这样才能避免无效的咨询工作。

案例 5：同样没有效果。马克斯，9 岁，住在伦敦城外，是来自德国的难民。

马克斯的父母都对精神分析有所了解，所以当他们看到孩子陷入痛苦之中，很自然地决定让他接受分析。当然，这个男孩需要接受分析，但我先要为他找一个旅馆或学校让他住下来。他的父母没有事先预料到这个无法解决的难题，因此我怕他们会感到很失望。如果在遥远的未来，我们拥有了一大批为儿童服务的分析师，我们必须在诊所附近为这些不同年龄段的儿童建立一个小小的住处，让他们能在诊所接受分析期间过上起码的家庭生活，并接受必要的教育。

这个男孩的生理状况经常有变化，他对每次变化的反应都很消极。据说他无法集中注意力，喜怒无常，对食物和他的同龄人都怀有疑心，而且不招人喜欢。还有一个问题是，他的犹太人的身份至今被隐瞒着。父母强烈希望他获得帮助，我希望他们能如愿以偿。我花费了 1 个多小时了解他的经历，并让他母亲意识到我帮不了她。

74

案例6：没有那么不尽如人意。特莎，13岁，住在郊区。

特莎的父亲打电话过来要求对女儿进行精神分析治疗，因为特莎在学校的表现没有达到他的期望。在短暂的会谈中，我的判断是这个女孩没有精神疾病。当然，她的心理确实存在一些问题，其中部分原因就来自父亲的不合理期待。父亲期望她成为一名医生，以此肩负起兴旺家族的重任，但她对此毫无热情。我将这个案例转介给一位同事。这位同事深入了解了更多细节，结合女孩很擅长的学习方式，为她的学业提供了一些建议。那时没有分析师有诊位为她提供分析，而且，不管怎样女孩都不可能一边上学，一边每天奔波到诊所接受分析。[1]

案例7：情况则完全不同。奎妮，3岁，住在伦敦。

我的一些对精神分析有所了解的朋友，把她介绍到我这儿。奎妮是朋友家女佣的女儿，前来咨询的原因是她出现了偷窃行为。孩子的母亲亲自带她到我的私人心理咨询室接受咨询，在半年时间里坚持每周两至三次的会面。这对孩子的母亲来说已经相当不容易了。当她再次怀孕后，她就没有再带孩子来过。很明显，在这个案例中，我不能指望孩子每天来访，也无法要求继续为孩子进行长程治疗。虽然意识到客观条件的局限，但我不希望在咨询毫无效果的情况下让这个女孩离开。我继续对这个案例按照精神分析的思路进行分析。

事实上，由于我从孩子提供的资料中看到了一系列相关事件及其背后的规律，通过对这些资料进行解释，我得出了具体的结论。这个过程与真正的精神分析类似，很多重要的分析工作得以完成。我通过孩子在玩玩具、绘画、切割游戏中的表现来解释她的心理问题，在这个过程中，我觉察到她身上存在着阴茎嫉羡情结，对母亲的身体、父亲的阴茎及未出生的婴儿进行暴力性攻击的幻想。她还向我提及了与哥哥之间具有性色彩的游戏。后来，这个女孩的偷窃行为停止了。像经常发生的那样，她的母亲不久也忘记了女儿曾经有过偷窃行为。

我想说真正的分析已经开始了，在周末和假期我针对孩子的反应做了充足的工作。因此，在不能继续安排会面的情况下，她已经

---

1 回想起来，我想这位父亲本想和英国国家工业心理家研究院取得联系，但不知道它的正确名称。

能够适应治疗的结束。我做的虽然不是标准精神分析，但这些工作只能由一位专业的分析师在长程的、从容的分析中进行。在这个过程中，重要的信息会自动吸引分析师的注意力，并逐渐被理解。

　　案例8：这是一个可分析的案例。诺里斯，6岁，住在郊区。

　　在这个案例中，孩子的父母都是医生。孩子的母亲来见我，谈起在管教孩子中出现的问题。当然，这次谈话花费了至少1小时的时间。我了解到，孩子父亲的性格羞涩内向，他希望儿子能富有男子气概，以弥补他对自身性格的遗憾。事实上，他娶的这位妻子非常强势。他们唯一的儿子也是个内向的孩子，与他的父亲像极了。很明显，如果这对父母能真正接纳儿子的内向性气质，他们对孩子的管教会顺利得多。实际上，诺里斯被动受虐的心理结构已经接近了病态。我应该为这个孩子安排分析治疗。对这个案例而言，分析可能会起到作用。尽管我希望把这个案例介绍给另一位分析师，但我意识到，我不应该让这对父母觉得精神分析是他们的救命稻草。他们必须调整自己的状态，不要依赖精神分析。只有当我觉得恰当的时候，才会为他们提供分析。我的意思是，必须避免给一个人留下这样的印象："没错，精神分析将治愈他，也就是说，可以让他变成你期待的样子，而你自己则不需要付出任何努力。"我还没有见到这个男孩。

　　这里是我自己的内心活动。在心理咨询中，我一度把精神分析作为一种治疗选择。似乎只有尽量对来访者运用精神分析技术，我才能感到自己有所作为。然而，现在我的想法改变了。只有当现实情况确实满足进行精神分析的条件，才能采用精神分析作为治疗手段，否则会对咨询产生负面作用。此外，如果来访者主动建议我们对他进行精神分析，或者精神分析能带来其他益处，那就更好了。

下面这个案例无疑更让人满意，尽管它的成功有赖于我的及时干预。有朝一日，如果我们的诊位充足，能让每个来访者得到及时咨询，届时对此类案例的处理方式不知会有什么不同。即时、鲜活的信息散发着它们自身独特的吸引力，一位没有机会处理急诊案例的分析师会错过这些颇具价值的经历。

76　　　案例9：弗朗西斯，11岁。这个男孩由他的母亲直接带来诊所。这位母亲声称他们迫切需要帮助。弗朗西斯有暴力行为，而且在很多方面有病理性表现，他自己也为此深感痛苦，经常表示需要获得帮助。

在最初的咨询中，我与这位母亲交谈了两个小时，获得了重要的信息。我发现在这个案例中，有两个人存在异常：不仅是男孩，还有他的母亲。这个案例中有许多有意思的细节，但若在此全盘托出，就超越了我此时的目的。

我认为，男孩的躁狂症与母亲的抑郁症之间有一种特别有趣的联系方式：由于无法容忍母亲的抑郁情绪，男孩就变得躁狂起来。为了帮助这位母亲，我不得不立即开始对男孩进行治疗。在最初的几周里，男孩的行为表现像一个焦躁不安的大人。他选择躺在躺椅上，而不是画画或游戏。这几周的治疗结果是，男孩转变了他对父亲的态度。通过对他与姐妹玩游戏时所表现出的材料进行了直接的俄狄浦斯情结解释，他重新恢复了对父亲的信任。在他的幻想中，带有性欲的父亲是邪恶的，是他对母亲的身体实施了伤害，所以他幻想让国家秘密警察替天行道，用武力将父亲带走。而他强烈地认同了这些秘密警察。很快，他把我看作了一位好父亲，我能够帮助他，并且对他的母亲不具有性的威胁。自从我出现在他们的生活中，他几次邀请我去看望他的母亲，特别是当他母亲看起来没那么抑郁时。值得注意的是，他并没有认为我与他的母亲"相爱"了。而在他接受分析之前，他会一直以为自己喜欢的所有男人都会与母亲产生爱情关系。

后来弗朗西斯的母亲把他送到寄宿学校，她的抑郁症也得以康复，听到这里不要感到失望。在当时的情况下，对这个家庭来说，这是一个真正的进步，意味着一个正常的父亲形象重新回归家庭。这次分析的过程进行得很扎实。弗朗西斯只要有假期就会来见我，在这种情况下他尽一切可能地利用治疗。

案例10：内莉，17岁。

内莉有一个比她小两岁的弟弟。她的父亲是一名医生。她曾经是父亲的掌上明珠，父亲的朋友们都很爱护她。然而，父亲在她4岁那年去世了。母亲带着她和弟弟搬到了镇上，过上了跟从前完全不一样的生活。镇上的成年人以女性居多，在那里，弟弟变成了人们注意力的焦点。也许，对内莉而言，父亲去世带来的环境剧变是难以承受的，因为她的智商和情商发展状况不再像从前那样令人满意。16岁那年，她出现了一种症状：身体不停晃动。有些医生将之诊断为舞蹈症。然而，她的私人医生，也是她父亲生前的朋友，认为这不是真正的舞蹈症，因为在内莉身上存在着显著的、长期的心理问题。通过仔细的询问，我却不得不说，我认为她确实得了舞蹈症。这个诊断使我给校方的建议变得简化。因为，对学校的老师来说，学生患了舞蹈症导致书写水平很差，比情绪障碍导致书写水平很差更容易被接受。然而，内莉来做咨询的主要问题却不能归因于舞蹈症，她

77

在交朋友这件事上存在着困难。老师在给她的评语中写道：她对人际关系表现出回避的态度，而不是敞开心扉。她的表现既不是青春期少年正常的拘谨，也不能归结为普通的"内向"性格。我见过这个女孩几次，她对新医生还是蛮感兴趣的。然而，她丝毫不愿意对自己目前的状态做出改变，情愿保持现状。而我除了指出这个女孩仍然处于舞蹈症的康复期，没有再对这个案例作出其他贡献。

我们无法为这个案例安排分析。如果有分析师愿意接手这个案例，我会建议他或她仅以研究为目的。无论如何，这个案例不适合交给学生来做。[1]

案例11：南希，20岁，生活在伦敦，住在附近的一个县城的集体宿舍。我之所以列举这个案例，是因为虽然这个女孩20岁了，在临床上却表现得像青春期少年一样。

南希来访时从她所在的师范学院带来了一份档案，我花了半小时来阅读这份档案。我不得不多次与她的母亲进行长时会谈，阅读大量的信件，在6个月的时间里，我大概见过女孩10次。南希的父亲在她6岁时去世了。南希的母亲把自己的精力全部投入到对两个孩子的照顾上。南希还有一个17岁的弟弟，聪明健康。

南希打扮得很漂亮，可以用甜美和干净这两个词来形容。但她处于青春期延迟的状态。虽然她的家庭氛围很好，但她内在的困难阻碍了人格的进一步发展，也就阻碍了她维护自己的权利。她做过

---

1 这个女孩来信说，她已经通过了入学考试，将成为一名按摩师。她觉得与我的会面对其进步起到了作用。

最好的一件事情，从精神病学的角度来讲，就是用脚踢了同宿舍的女孩——她在师范学院的同学。这一"症状"被校方当作一起重大事件来处理，为此他们决定不再推荐南希从事教师工作，除非我愿意承担责任。我愿意这样做。她被认为具有危险冲动性——"可能会袭击儿童"！

　　南希走到了人生的十字路口，走哪条路就在一瞬间：一条路是因为冲动的攻击性从学校退学，永远不再上学，走上某种自我毁灭的道路；另一条路是勇敢地面对自己曾犯下的错误，相信那只是自己依然纯洁的人格的一部分，并能把这个瑕疵整合进自己谨慎小心和曲折的人生经历中，能够像看待别人的人生经历那般看待自己。我认为，我帮助她走上了第二条道路。不过，为了做到这个，我必须与她见面，而且还得多次去见她的母亲，阻止她的母亲为了维护女儿的声誉而写很多诽谤信给学校。我只有独自去做这些事。我还为她另找了住处，她不再住在师范学院的宿舍了。因为这所师范学院（这可真是一个"高级"的学院）的领导们已经坚信这个女孩具有危险性。实际上，她有能力成为一个出色的幼儿教师，只要她能忍受她的离开对母亲的伤害。[1]

　　作为一个明显可以进行分析的案例，我却只能把她列入等待清单中。我已经让她了解到精神分析的存在，我认为有一天她会在伦敦从事教师工作，随后会寻求精神分析的帮助。不幸的是，她主动提出申请时，可能就没有免费的精神分析了。

---

[1]　后来，南希顺利完成了大学学业，而且找到了一份好工作。她的心理防御转变为对灵性的探索。她的家族有强烈的探索灵性的倾向。

下面这个孩子虽然不能来接受精神分析，但他还是能够得到我的帮助。

案例12：基思，3岁半，住在郊区。

基思是由我的一个亲戚带来的。这个亲戚是一名医生，也是我的朋友。他懂一些心理学知识，他说这个男孩明显被母亲所忽视。（他的母亲是一个非犹太裔女孩，嫁入了一个排外的犹太家族。）当我深入了解这个案例之后，我发觉这个案例涉及两种不同的养育方式之间的冲突。事实表明，孩子的母亲急需获得支持。当她能够向我提供常规的细节，讲述事情发展的经过时，她立即获得了一些帮助。这个过程花费了至少1小时。

这个男孩在前6个月的哺乳期很好喂养，也很好训练。自从添加了固体食物，难题就出现了。他在智力上的表现总是超前的。作为一个婴儿，他属于被动类型，满足于躺着并微笑。他几乎不哭。而他8个月大的弟弟，表现得很正常。基思的问题有：不睡觉，甚至药物也起不到效果；愤怒尖叫，从两岁起总是执拗抗拒；从添加固体食物起就持续厌食；不敢跟其他孩子交朋友，觉得所有孩子都会欺负自己；无法接受别人回答他"不"；他因为嫉妒不能单独跟弟弟待在一起，这种情况从弟弟出生后8个月时开始。

因为无法为他安排分析，我一周见他一次。只要他被带来见我，我就会按照分析的方式对待他。他提供了很多可供分析的资料，都与他心目中父母对他的管教有关。这些工作的成果是他与母亲的关系改善了。他能够对母亲表达自己的感情了，第一次对母亲说出"我爱你，我想亲你"。另外，自两岁以来，他的睡眠方式第一次改善了，恢复了两岁以前的正常。他对父亲将要参军这个事实也勇于接受了。当他母亲因为某些困难不能再带他来见我时，我对她终止咨询的想法表示支持。因为如果我不支持她，会让她丈夫的家族觉得母亲不能满足孩子所需要的照顾。这会让她再次丧失自信。

如果我说除分析外做不了任何事，那么就会错失一个治疗的好机会。如果我把工作局限于为这位母亲提供一些建议，我也不会发现这个孩子有能力告诉母亲"我爱你"——这是对他进行治疗的结果。有一个不利的外部因素是孩子父亲的同性恋倾向，虽然不是病态的，但也相当强烈。这是基思难以忍受的，直到他在游戏中表达出对父亲的愤怒。他通过一个玩具人偶夸张地表现了这一点：他假装把玩具人偶从自己的肛门中拉出来，他称这个人偶为"爸爸"，用尽心思让我明白他想表达什么。他在游戏中表达出对同性恋父亲的情绪以后，在现实生活中，他和真实的父母亲的关系得以改善。

我也曾给予下面这个女孩一些帮助。

案例 13：格蒂，17 岁，住在伦敦。

这个女孩是由一所高中的女校长介绍来的。据说，她到目前为止完全达不到大学入学的标准，她既没有美貌，也没有朋友——事实上，她非常孤僻。她能清楚地回答问题，但有语言障碍。她一度在另一家诊所接受治疗，但没有效果。这些信息都是通过与校方通电话了解到的。

我花了整整 1 小时与格蒂的母亲交谈，了解格蒂的成长史。她的母亲成功带大了比格蒂大 4 岁的哥哥。在怀着格蒂的时候，这位母亲已经有焦虑情绪了。当格蒂出生后，她难以控制地为格蒂担忧。当她希望给格蒂断奶的时候，一位全科医生（在这个案例中可能是不明智地）劝说她继续哺乳，于是她坚持了 9 个月的母乳喂养。

格蒂早期的智力表现正常，所以不能认为是脑组织缺陷导致了她的发展迟缓。在了解她的成长史的过程中，母亲回忆起格蒂5岁时曾把哥哥的头打出血，她认为这是格蒂成长过程中的一个转折点。大概就是从这时候起，格蒂在智力上的发育速度落后于正常水平。而整个家庭的智力水平是很好的。

80

格蒂告诉我她有"医生恐惧症"，事实上她见过很多医生。

我们把她需要治疗的项目列了一个清单：丘疹、容易感染、大量出汗、考试成绩差、写作和演讲困难、交友困难、不知道自己该做什么事情，以及她母亲的疑病性担忧。

看起来，她现在最需要的就是有一位医生当着她母亲的面坚定地告诉她，最好不要再去见医生了。我充当了这个角色。1个月后，格蒂又来见我，告诉我她已经找到了一份工作，而且交到了朋友，开始感觉更加自信了。

如果当初我把格蒂这个案例放到分析的等候名单中，而在其他方面无所作为的话，那么我就不是一个好医生。我希望我的做法在此能得到理解。我相信没有什么治疗方法能与精神分析相提并论。但在这个案例中，由于无法为来访者及时安排分析诊位，我选择了替代方案，用精神分析以外的方法来帮助她，帮她从那些无效的治疗中解脱出来。

下面这个案例是一位医生介绍给我的，后来从我这里转介到了一家儿童指导门诊。

案例14：一个10岁的男孩，住在城郊的一个县城。这个男孩急需帮助，而且他自己也意识到了这一点。然而，只有在诊所附近为他找到一个住的地方，才能对他进行精神分析。我希望未来有一天能有这样一个住处，精神分析在近期取得的进展使我们可以对"疯狂的"孩子进行研究。

在这个案例中，我花费了 1 小时去了解男孩详细的成长史，又花了 1 小时跟他进行深入交谈，因为我需要对他的智力水平、情绪发展状况、病情和预后得出初步的结论。这个男孩有强烈的精神病性焦虑倾向，在他的恳求下，我们见了十几次面。

这个男孩的问题从他那艰难的出生过程就开始了。他晚产了 1 个月，所以他属于超大婴儿。出生时，他的皮肤是蓝色的，身体严重受损。大家认为他已经死亡了，但令医生吃惊的是，在被丢弃以后，他又显示出了生命迹象。医生说："你们的孩子活下来了，但是以后会给你们带来很多麻烦。"——这个预言真准。5 岁的时候，他被一所著名的儿童医院诊断为有智力缺陷。实际上，他在智力上的发育并不滞后，但他在人际关系方面确实有缺陷。他所在的学校虽然把他当作怪人看待，但还是相当喜欢他。

他很容易在没有外部原因的情况下就陷入极度的惊恐发作。他时常无法控制自己的脾气，会产生各种疯狂的想法。举个例子，有一次他来见我，手里"拿着一辆坦克"。我并不是说他拿着一辆玩具坦克，或者他脑子里有一个关于坦克的想法，我的意思是说他感觉手里真有一辆坦克。他不停地想把坦克扔掉，把双手挤在两腿之间，在夹紧的双腿间把手抽出来。他画了一幅画来描述他的感觉。此外，有很长一段时间，只要到洗手间上厕所，他就会感到有一块砖从墙上跑出来四处漂移。

有关这个案例更详细的资料不宜在此做过多介绍。不过，比起只在咨询中见面，额外做一些努力似乎对他很有帮助。在我持续与他见面期间（最初每周一次，后来延长到一个月一次），他没有在

81

学校惹麻烦，而且严重惊恐发作的次数也少了。这不是我对他进行任何特殊干预的结果。

他擅长木工和缝纫，对农活也很有热情。他从书本上学到了详细的关于飞机的知识。这些迹象表明，他可能会成为一个兴趣独特、焦躁不安、才华横溢的成年人。

*　　　*　　　*

正如本章开头所述，我的目的是报告一系列咨询案例。这一系列案例唯一值得特别关注的地方是：它们涵盖了一段时期内儿科门诊接待的所有案例。据此推测，如果我们尝试扩建科室，成立一个独立的儿童咨询门诊的话，应该会接收到更多的此类案例。

可能已经得到证明，某些非分析性材料会让分析师感兴趣。我个人认为，对于一个分析师来说，那些非分析性材料就是真正有趣的材料。举个例子，当一位母亲逐渐拼凑起孩子成长过程中近乎完整的情绪发展历史时，还有谁会比精神分析师更有可能从中获得正确的认识，并给予这位母亲所需的帮助呢？

另外，许多来自父母和孩子内心的奇思妙想，也会使精神分析师想起在分析工作中耐心获取的相关材料。我将进一步说明，我从治疗性咨询和对非分析性材料的研究中获得了大量有价值的东西。

一个实际问题浮出水面。最初我在研究所接待咨询案例，是为学生或者有志于从成人分析师转向儿童分析师的人士提供适当的案例。我从未期待这个目标能实现，这份案例报告证实了我的担忧是有道理的。我们应该逐渐实现这个愿景。不过，在我看来，一所医院的儿科是为学生提供适当案例的合适场所。

　　我们有两种可供参考的观点。一种观点是，应该鼓励研究所广泛接触大量案例，按照一定比例保留一部分适用于培训的案例，剩余的案例就只好在等候名单中继续等待，直到父母无法再坚持等下去，丧失了希望，最后不了了之。另一种观点是，让某个人来接待和处理大量不同类型的精神病学的案例，这种方式会让他承担较大的社会压力，偶尔如果有符合培训主题的案例，可以转而进行分析。

　　对于儿童案例，可能第二种观点的方法实际上是唯一可行的。因为在大部分案例中，带孩子来咨询的成人都是健康的，如果只是把孩子列入等候名单而无所作为，大人就会把孩子带到别处寻求建议。即使等候咨询的时间只有两周，通常也足以让父母或监护人感到气馁。把一堆需要治疗的孩子列入等候名单，然后让他们离开，这会带来长久的负面反应，而且会严重影响我们与外界社会的关系。

　　此外，在我看来，虽然在研究所里有人致力于儿童咨询仍然是必要的，正如现在一样，但是基于教学的目的，从其他门诊部获取良好的分析案例也是必要的。那些 3 岁左右症状较轻的孩子特别适合于开展儿童精神分析教学工作。

　　当我尝试为学生提供儿童病患时，也许提出一些必要的条件并不过分。我必须找到适合的性别和年龄、诊断类型以及病情程度的孩子。他的母亲需要诚实看待孩子的病情，但不会对健康过度担忧、过分关心孩子的病情，家离门诊还不能太远；外部环境允许母亲每天在孩子身上投入 2 ～ 3 小时；父母对医生的信任必须达到一定程度，使他们在孩子的症状改善缓慢、看似希望渺茫的时候仍然能坚持下去；而且，这个家庭的经济条件还必须允许母亲每天支付火车和公共汽车的费用。

　　只有很少一部分案例能够满足上述条件。目前，我们不能期待直接来到门诊的案例符合培训目的所需的任何条件，而且我怀疑是否应当将

82

满足培训需要作为我们的目标。

我的报告可能带有一种让人感觉挫败的调子。我承认这一点。我很清楚其他方法收效甚微，或者其效果无法与精神分析相提并论，所以我总是希望为病人安排接受精神分析。同时我也深刻地意识到，分析的可适用性和可及性两者很难兼得。这样的情况经常出现：病人不能被带到门诊，或者外部情况太复杂以至于无法为他们安排分析；经常有一些案例在等待分析诊位，却不适合交给学生来处理。我还必须提醒，实际上遇到一个新的、请求接受分析的儿童的机会是非常少的。我可能在 3 个月里都没有遇到一个儿童分析的案例。

83

我的这种挫败感一定会引起你们的同情吧。很明显，解决这些问题的唯一办法就是让更多的分析师接受训练，让他们学习儿童精神分析方法。我们都怀着这样的愿望，同时我们也知道：改变是困难的，急于求成很难带来好的结果。

后记（1957）

时至今日，我们的精神分析研究所仍然没有独立的儿科门诊，因此也不提供等候分析的机会。当学生分析师需要案例时，只能到其他儿科门诊寻找合适的儿童。

令人欣慰的是，在过去的 20 年中出现了两个改变：当一位儿童精神分析师有临床空档时，现在可以从许多门诊联系到病人；此外，现在参

84   加儿童精神分析培训的分析师从最初的 2 ~ 6 人增加到了 30 人。

第 6 章

儿童视觉精神神经症[1]
（1944）

我们很容易说，一个孩子看重视力，或者害怕失明，然而，与此同时，我们却没有认真对待其中涉及的巨大希望和恐惧。

专门为儿童提供服务的儿童眼科医生的存在表明：人们普遍认为儿童需要一种特殊的治疗方法。如果临床医生无法与儿童患者当面接触，那么，关于眼睛的解剖学、生理学和病理学知识都派不上用场。一位眼科医生与儿童患者建立关系的能力主要取决于他对孩子各种感受的理解，以及他相信孩子内心的希望、怀疑和恐惧。孩子能很快意识到医生是否相信自己，如果孩子感受到了信任，他通常会愿意接受检查，并且充满希望地配合治疗。一位相信孩子内心感受的医生，第一角色应该是一位好的心理学家。

依据这样的理念，一直以来，大量成功的心理治疗都是通过对个案的日常管理来完成的。另外，医生有时也会给儿童患者造成伤害。举一个典型的例子，来自我的一位朋友的经历。她的童年被一位眼科医生对她的评价毁掉了。她很小的时候就被带去看眼科医生，医生当着她的面对她妈妈说："她患有视网膜色素变性症，长大后可能会失明。"当然，这个预测是错误的。但关键问题是，这个医生没有意识到当着一个小女孩的面说这些话会造成多大的心理影响。这个女孩从童年时代起一直在等待自己失明那一天的到来，她强迫自己阅读一切可以读到的东西，而且总是不停地检查视力。现在她已经 50 岁了，她开始相信自己可能逃脱失明的厄运了，尽管医生曾有那样的预言。孩子们很自然地感到自己是眼睛和其他身体器官的守护者，如果他们不能保护眼睛的健康，他们就会失去对自己的信心。

85

本章可能全是关于普通个案的日常的良好管理，但我必须继续描述那些影响到眼睛的心理疾病问题。我希望引导大家把注意力主要放在日常普通的个案上。

　　我需要描述三组心理学症状。第一组是那些人格结构还算健全的孩子表现出来的症状。第二组是另一个极端，是那些人格结构有缺陷的孩子表现出来的症状，人格缺陷可能是原发性的，也可能是发展过程失败带来的后果。第三组是在这两组情况之间的症状：围绕着抑郁的症状群。这三种情况有颇多重合的地方，我无法清晰地定义三者的区别。

精神神经症

　　即使是一个早期情绪发展正常、人格结构健全的孩子，也容易出现各种症状，甚至是一些严重的症状，其中有些症状就可能与眼睛相关。其中一个例子就是用手揉眼睛。众所周知，揉眼睛可能是风疹或其他感染导致的眼睑炎，但它总是伴随着某些情绪因素。在一些特殊案例中，心理因素甚至是引发这种症状的决定性因素。对于向医生们描述症状背后的心理因素，我是有些顾虑的。医生们似乎认为处理并治愈每一种症状是他们的唯一责任。然而，从心理学的视角看，这种治疗思路其实是一个陷阱，也是一种错觉。每一种症状对病人来说都具有价值，在很多情况下，让病人保留特定的症状反而对他们更好。因此，医生必须做到不要在看到症状的同时企图马上消灭它们。在任何一个案例中，医生必须能够描述这些症状背后的心理因素，但不要立即给出如何治愈它们的答案。为了给患者提供有效的治疗，医生通常需要做大量的工作，或者为患者分担一些沉重的负担。除非意识到症状背后的心理冲突，并给予解决，否则直接针对表面症状开展工作是不合逻辑的。举个例子，一个孩子可能感到孤单或抑郁，他可能通过"嗜睡"这个症状来防御这种难以忍受的情绪，而正是嗜睡导致的眼部瘙痒引发了揉眼睛的症状。也有可能是有人过度刺激了孩子，孩子为了应对各种感官的兴奋状态而做出反应，其中就可能包括眼睑灼热感。

我最好提及一下眼镜对孩子自然美貌的影响。不仅有许多孩子介意戴眼镜，还有很多孩子将戴眼镜作为对自己追求卓越美貌的惩罚。对戴眼镜的孩子来说，眼镜很快获得了一种特别的意义。如同假牙、石膏夹板、衣服一样，眼镜成为孩子人格的一部分。关于人们以一种恋物的态度对待眼镜，我们可以说很多内容，但这种情况很明显更多发生在成年人身上。对眼睛和眼镜的重要性的曲解，有时可以在孩子对眼镜和视力检查的态度中发现。

现在我们来谈谈眼睛本身。当一个孩子以正常方式使用眼睛时，眼睛的复杂功能是可以轻松运作的。然而，如果眼睛（无意识地）取代了身体其他器官的功能又会怎样呢？如果眼睛代替了某个含有勃起组织并在兴奋时会发生变化的器官会怎样呢？在这种情况下，眼睛不再仅仅作为视觉器官，也成为身体兴奋状态的一部分。这时眼睛的症状就会出现。最主要的变化是眼睛的供血量与需求量比例失衡，造成眼部肌肉组织疲劳。原本属于身体其他部分的恐惧感便表现在眼睛上，而眼镜则被孩子们用来遮挡因兴奋而让他们感觉太引人注目的眼睛。歇斯底里性失明与对"看见"的罪恶感有关，特别是当眼睛承担了视觉以外的功能，且还作为一种有控制作用的器官时。我几乎不得不提醒的是，你不能期待一位儿童患者意识到发生了什么，即便向他解释背后的心理原因也是徒劳无益的。同样毫无益处的是，期待孩子只用意志力就能克服歇斯底里性的症状。采用心理学方法处理这样的案例，需要对以下原因进行调查：为何正常兴奋的器官被眼睛取代，它本身为何不能兴奋？调节功能的瘫痪可能很容易加剧对视觉记忆的抑制，特别是当孩子仍然企图控制原始性恐

86

惧情境时。我发现少数眼部症状，比如屈光不正同时伴有无明确原因的眨眼或视觉疲劳，绝大部分都与看到了被禁忌的事物之后所出现的无意识罪疚感有关。

抑　郁

　　现在我要谈谈抑郁，以及抑郁是如何导致眼睛出现问题的。抑郁可以被认为是一种情绪状态，对孩子和大人来说都是这样。在临床上，抑郁经常表现为一般性焦躁不安，或者以强迫性行动和过度活跃状态来否认抑郁。除此之外，处于抑郁状态的孩子同成人一样，可能会出现故意或意外的自我伤害行为，同时伴随对身体或身体某些部分的疑病性担忧。抑郁不是一种罕见的病症，在孩子与成年人身上一样常见，抑郁不一定是不正常的情形，疑病性担忧和正常的担忧常常混合在一起。抑郁也有正面作用：一个人应该有能力担忧自己的身体，在身体运作正常时享受健康，在身体出现病症时期望身体好转。在悲伤时，多流眼泪在生理学上是有价值的。因此，在悲伤中强忍泪水会导致结膜感染和易怒。

87　　就像是在其他科室那样，疑病症可以出现在眼科，而眼科医生应该了解这种疑病症背后究竟发生了什么，这是非常重要的一点。首先，医生必须能够区分清楚，疑病症是母亲的还是孩子的。很多孩子戴上眼镜，或者频繁地检查视力，原因是其母亲患有疑病症。一个母亲有疑病症与对孩子视力有正常的担忧，这两者之间没有清楚的界限。因此，医生应该允许母亲的忧虑，并在适当的时候告诉她："你可以让我来承担一部分责任，过一段时间来见我一次，就目前而言，孩子的眼睛是正常的。"
如果医生对有疑病症的母亲这样说："我认为孩子的眼睛没问题，但我们
必须做一次瓦塞尔曼氏反应测试、一次血液检查和一次结核菌素皮肤试
验，而且我认为孩子应当去看心理治疗师。"那么，这位母亲丝毫不会感
觉安心，反而会觉得她一生的任务就是担忧孩子的健康。如果是孩子自
身有疑病症，就需要更慎重地进行应对。一个最简单的原则是，要让孩
子知道真相。在大多数案例中，医生可以同时告诉孩子和母亲诊断结果，
以及他将如何治疗、对未来的情况如何估计。让孩子真正感到放心的方
法是陈述事实，而不是用一些安慰性的语言和语气，后者会让孩子觉得
自己面临着危险。无论眼睛是健康的还是需要戴眼镜，大部分来看眼科
医生的孩子能够安心地接受现实。同时，也有一部分孩子无法感到安心，
他们觉得一些事情被隐瞒了。这部分孩子需要相当专业的管理，这一主
题虽然非常重要，但在这里不宜赘述了。

　　婴儿或儿童因抑郁而出现的自伤行为经常被忽视，但这是真实存在
的。孩子感到自己做错了什么，或者认为自己是邪恶的。他很难把身体
本身与身体的症状区分开来。因此，他要么生病、腹泻，要么允许自己
出现意外，摔倒或者把热茶壶推倒烫伤自己，要么当有沙子进入眼睛时
不停地揉眼睛，直到眼睛受伤感染为止。

　　有时候，眼睛的症状与个体防御抑郁情绪的努力有关，在某种程度
上，把眼球的内聚比作吮吸拇指是最为恰当的描述。拇指代表着乳房或
奶瓶，焦虑或孤单的婴儿需要用嘴含着或紧贴着乳房或奶瓶。类似地，
孩子通过把眼睛的位置调节到婴儿时期的状态，使自己可以看清母亲的
乳房和脸，以获得安全感。这时，母亲的乳房和脸距离婴儿的嘴巴有几
英寸，既不太近，也不太远。

　　这种事态可以被描述为主观性视觉和客观性知觉的一种妥协。虽然

88　孩子不会总是出现斜视的症状，但是眼睛在持续的强迫性紧张下，经常会产生强烈的阅读冲动，这时眼睛就会受到严重影响。我的一位病人在11岁左右发展成近视，她描述了自己赖以入睡的"技巧"：当她准备好入睡时，她会拿起一本很熟悉的书阅读，把书放在离眼睛很近的位置，这样就不用戴上厚厚的近视镜了。然后，她重复阅读熟悉的段落，直到自己不知不觉地睡着。自然，以这种方式入睡，她从来没关过灯。当她醒来的时候也必须读着书醒来，就像读着书入睡那样，而此时她看到的书、书页、主题和文字都是幻觉。当她真正醒来的时候，她吃惊地发现书已经从手中掉落了。我认为这个案例中的女孩，在浅睡眠的时候，眼睛很可能也维持在内聚和近距的调节状态。

　　我对眼睛在睡眠状态中的休息情况非常感兴趣。我认为，许多人在睡眠中眼睛仍然在从事大量工作，当他们醒着的时候，通过看着一个物体使眼睛得到休息。我所描述的这类孩子把他们的眼睛当作奴隶一样使用，无论怎么说，这都是很糟糕的一件事。任何尝试让他们停止近距离阅读的举动都很容易失败，而且会让他们感到无望和迷惑。这种情况可能从孩子生命的极早期就开始了，然而，它也可能在青春期或任何时候发作。对眼科医生来说，这种情况是他们工作中遇到最多的一种。

精神病

　　斜视这个主题需要进行心理学方面的研究。我有很好的证据表明，斜视可能是由纯粹的心理原因引发的，而且我认为大多数眼科医生会同意这个观点。然而，我无法确切地描述出它实际发生的机制。我提到过内斜视与眼睛的近距调节有关，目的是恢复婴儿时期与母亲乳房之间的亲密关系，有时也是一种类似吮吸拇指的安慰。还有一种斜视，通常是外斜视，其问题似乎出在两只眼不能同心协力，而这与人格的分裂有关。就好像个体把自我的分裂通过双眼的无法协同表现了出来。为了说明这一点，我要举一个例子。案例的主人公是一位高智商的女性，她是一所规模颇大学校的校长。她患有外斜视，左眼和右眼独立工作。左眼代表她与父亲之间的良好关系，她的父亲只讲英语。而右眼代表她与母亲之间的关系，母亲只讲法语。这位女士的父母的共同点非常少，因此她与二人分别发展出了相当不同的关系。她是左撇子，而且对学校里左撇子的孩子很感兴趣。她的左手代表了在事业上的人格，以及她与父亲的关系。她的宗教情感则全部与母亲有关，当她要签署或写作任何与宗教事务相关的东西时，她只用右手。这些说明了当人格存在明显分裂时会发生什么情况。但是还有一种更严重的未整合现象也很常见，在这种情况下，我认为一只眼睛代表人格最强的部分，另一只眼睛毫无希望地茫然四顾，代表人格的其他部分。没有清晰的生理性原因的外斜视是很难被治愈的，除非分裂的人格得到了重新整合。这个整合可能会在另一个强大人格的影响下自然发生，这时孩子可能会达到一种人格整合状态，在这种状态下，斜视可能会消失，至少是暂时性的消失。当考虑斜视的生理性因素的方方面面时，我们不应当忽视上述的人格问题。我当然不是忽视或批判引起斜视的生理因素，而是提醒人们重视心理因素。

斜视的第三种心理学类型可能出现得很早，似乎伴随着急性内向性阶段，这种内斜视是对内心现象或内在心理现实高度关注的戏剧化表现。在这种情况下，还有一种做法是通过镜子来看东西，多发生在一些具有内向性性格的儿童身上。

作为象征的眼睛

我们应该记住，从心理学家的视角来看，眼睛不单纯是一个视觉器官。就身体的现象而言，我们通过嘴巴进食，通过排泄器官排出废物。人格的发展也遵循类似的秩序，经由身体所有的器官进行接收和输出，眼睛、皮肤、耳朵、鼻子等器官都参与了这个过程。眼睛总是接收大量的信息，同时眼睛也是一个输出器官。每个人都曾看见一位朋友"进了公共汽车"，在某种意义上，我们看到的所有事物都来自我们对外在客体的投射。我在上文描述过一个女孩，当她睡醒时有正在读书的幻觉。有些人看报纸是为了获取信息，但也有许多人期望报纸呈现他们思考和感受过的事情，而事实上，他们并没有充分注意到所呈现的真实信息，他们所获得的信息只是对他们自己想象内容的一种轻微改造。

探索在普通的视觉意象和视幻觉活动中，有多少眼睛的内附肌和组织参与了运作，这可能是一个有待研究的课题。也许这方面的研究成果已经存在，但我还没有了解到。

90

第 7 章

对母亲有组织性
防御抑郁的修复[1]
（1948）

1　1948年1月7日在英国精神分析协会上宣读，1954年8月修订。

抑郁位置，不但在实际的分析工作中被普遍认为是一个有价值的概念，而且在尝试描述正常的情绪发展过程时也是如此。在我们做的分析中，我们可以触及到与病人的攻击性和摧毁性冲动和想法有关的罪疚感，我们还可以看到，当病人逐渐变得能够解释、容忍和抱持罪疚感时，他们就会出现进行修复的冲动。虽然创造性也有其他的根源，但是修复为创造性冲动与病人的生活之间提供了重要的联结。与个人罪疚感有关的修复能力的达成是健康人类发展过程中最重要的一步，而我们现在想知道，在有意识地运用这个简单的真理之前，我们是如何进行分析工作的。

然而，在临床上，我们会遇到一种虚假修复的现象，这种修复与病人自己的罪疚感没有特别的关系，而这一点正是我希望说明的。这种虚假修复通过病人与母亲的认同而呈现出来，其决定性因素不是病人自己的罪疚感，而是母亲对抑郁和无意识罪疚感的一种有组织性防御。

通过对这个题目扩展的方式，我可能已经说得足够多了：当然我并不觉得这个想法是别出心裁的，或者是需要费力发展的。虽然如此，我应该尝试简要地说明我的意思。

在医院的门诊工作的 25 年中，我手中掌握了大量的临床材料。这些年以来，案例的基本类型并没有太大变化。有一类儿童我从一开始印象就很深刻。这类儿童非常讨人喜欢，而且经常才智出众。如果是一个女孩，她的穿着一定因美观整洁而迷人。她表现出来的活力能立即给一个人的情绪带来影响，让人感觉到轻松。如果知道她还会跳舞，或者发现她会画画或会写诗，你都不必惊讶。她在候诊的时候可能会写一两首诗。如果她给我画一幅画，我知道这幅画一定色彩鲜艳、细节有趣、人物活泼，看起来生动形象，而且很容易带着一种强烈的幽默元素。

有一个这样的孩子被母亲带来见我，原因是她在家里易怒、易激惹、非常情绪化，有时目中无人，或者表现得很抑郁。可能有许多医生不太

91

相信这样的孩子会给人带来烦恼。她的母亲告诉我，这个孩子抱怨说自己有各种疼痛，曾有医生将之诊断为风湿病，但实际上是疑病症。

在我职业生涯的早期，有一个小男孩自己来医院找我，他对我说："医生，妈妈说我的胃很疼。"这句话把我的注意力有效地吸引到母亲可能扮演的角色上。事实上，孩子们经常并不知道哪里疼，母亲觉得他哪里疼他就哪里疼。如果在此之前我们能先询问一下孩子，就会发现，孩子是迷茫的，可能只想简单地说有一种疼痛在"里面"。这意味着孩子有了一种感受，感觉到有些事情出了问题，或者就要出问题了。

或许，正是由于有在儿科门诊的经历，我获得了关于这个问题特别清晰的观点，因为儿科门诊实际上是一个处理母亲们疑病症的门诊。一个有明显疑病症的抑郁妇女与一个真正关心孩子健康的母亲，她们之间并没有明确的分界线。医生们总是为了尽早地发现疾病而询问孩子的症状，一位母亲必须能够对健康问题表现出过分的担心（疑病），那么她才能注意到孩子的症状。如果一位医生对精神病学一无所知，或者对反－抑郁性防御（the contra-depressire defenses）一无所知，而且也不了解孩子是如何变抑郁的，于是当一位母亲对孩子的症状表现出担心的时候，这位医生就倾向于责备母亲的多虑，同时也看不到所存在的真正精神病学的问题。然而，如果一个精神分析师刚刚接触了关于儿童期抑郁症的新知识，他可能很容易就忽视了母亲的疾病要比孩子更严重这个事实。在 10 年乃至 20 年的时间里，我连续观察了许多这样的案例，我总是能看到：孩子的抑郁表现可能是母亲抑郁状态的反映。孩子利用母亲的抑郁症作为逃避自己抑郁的手段，这就提供了对母亲抑郁状态的一种虚假补偿和虚假修复，而且这种虚假补偿和虚假修复与孩子自己的罪疚感没有关系，因此也就妨碍了个体补偿和修复能力的发展。在任何一批很有前途的学生中，总有一定比例的人不能到达顶峰，其原因在于这些学生在儿时所进行的修复针对的是母亲的抑郁，而没有针对他们个人的抑郁。当一个人看上去似乎有特殊才能，甚或成功的迹象时，他还是会遗留一些与其儿童期对母亲的依赖相关的不稳定性。有可能会发展出一种同性恋的表面问题，也可能不会发展出来。阿诺德·哈斯凯尔（Arnold Haskell）在一本关于芭蕾舞的书中写道："我们应当记住，每一个芭蕾舞者都有一位母亲。"我所描述的这些孩子当然都有他们的母亲和父亲。当然，问题并不总是与母亲有关。许多青少年男孩和女孩，看起来都有能力取得工作上的成功，然而当他们在工作上的成功被他们对父母之一或对父母的需求窃取的时候，就会出现意料之外的精神崩溃。在青少年尝试建立个人身份的过程中，唯一的途径就是经历失败，这个途径特别适合于那些被期望完全遵循其父亲脚步的男孩的情况，而这些男孩也被要求永远不能挑战父亲掌握的控制权。

我们将看到，这些在极端情况下的孩子有一个永远无法完成的任务。他们的这个任务最初是为了处理母亲的情绪。如果他们成功地完成了这个急迫的任务，也不过是成功地为他们自己创造了一个可以开始自己生活的氛围。我们可以很容易地理解，这种情境可能会被个体加以利用，以便作为一种逃避承担个人责任的手段，而承担个人责任的能力是个体发展中必不可少的一部分。如果孩子有机会通过分析来探索个人罪疚之所在，那么母亲（或父亲）的情绪也在那里等待着被处理。当这种迹象在移情中出现的那个时刻，要么分析师必须能识别出这些迹象，要么分析师必须失败，因为孩子成功了。我所描述的是一种相当明显的现象。

通常可以观察到，孩子的母亲（或父亲）有一种专横的人格。作为分析师，我认为我们应该这样表达：孩子生活在父母人格的包围圈中，而这个包围圈具有病理性特征。在我所描述的那个可爱女孩的典型案例中，她母亲的内心世界是死气沉沉和黑暗的，因此这个母亲非常需要得到帮助，她需要在自己孩子的活泼和多姿多彩的表现中找到一种回应。

在大量的案例中，这种问题其实并不是那么极端，因此孩子的修复性活动可能在某种程度上是个人化的，尽管存在着一种来自母亲的持续威胁，即母亲可能会偷窃孩子的成功，因此也就剥夺了孩子潜在罪疚能力的发展机会。在这样的案例中，如果能在孩子的心理治疗早期阶段积极地置换掉父母的角色，也不难取得显著的临床效果。在进展顺利的案例中，治疗师有可能要站在孩子的立场上去对抗父母对孩子的影响，与此同时还要尽可能地取得并维持父母的信任。

我曾被一所师范学院邀请去见一名学生，她面临着被学院开除的风险。原因是她突然踢了另一个同学的脚踝。我发现这个女孩在其全部生活中一直承受着母亲的抑郁情绪，在其学生生涯的最后阶段，这个问题终于爆发了——她一直过的究竟是自己的生活，还是母亲的生活？当我实际上已经进入了这对母女的关系之中时，我设法让这个母亲相信我。这个女孩最终又被学院接受了，并且顺利地完成了学业，在远离她自己家的地方开始了一系列的工作。她在工作中做得非常好，现在已经是一名高级教师了。这是一个边缘性案例。如果没有我的及时干预，她可能会放弃曾经从寡居母亲沉重的、有组织的情绪压迫下获得的一种独立存在的全部希望。她有可能会崩溃，或者不得不面对失败，又或者不得不阶段性地获得一种虚假成功。

这种类型的工作堪称一位分析师在职业生涯中最卓越的成功。由此也可以给刚刚踏入这一行业的精神分析师们提供一些经验和教训，初学者们可能轻易误以为在治疗初期的成功源于对案例的解释，而真正重要的事情是，分析师置换掉了那个应该是好的却抑郁的母亲（或父亲）。尽管在治疗初期取得了成功，但常规性困难依然在前方等着你，其中就包括病人发现了他自己的罪疚感。起初，最重要的事情是，分析师没有处于抑郁状态，而病人得以发现他们自己，因为分析师不需要病人表现得优秀、整洁或顺从，甚至不需要给病人任何教导。病人可以按照他们自己的节奏行进。病人可以失败，只要他愿意，病人被给予了充足的时间和一种局部的安全保证。对病人发现自己的爱伴随着无法避免的攻击和罪疚的复杂情感来说，这些管理的外部细节是一种前提条件，而这些外部细节也使病人的修复和补偿行为获得了独特的意义。在极端的个案中，前来接受分析的病人几乎无法开始应对他们自己的罪疚感这一任务，或者还不能触及他们自己的那些属于原初爱的攻击性，而尽管外部世界已经认为他们很好了。

那些与团体工作的分析师们，非常关心病人与团体情绪之间的关系。在一些案例中，病人在某种程度上可以控制团体情绪，而当病人还是一个婴儿时，他对母亲的情绪却是无法掌控的，分析师比较病人可以控制的团体情绪与他无法掌控的母亲情绪之间的差异是非常有用的。病人在婴儿时期只能被动地接受母亲的情绪，而且会陷入母亲的反-抑郁性防御之中。在另一些案例中，由于病人非常强烈地需要防御或逃离他们自己的个性，因此这个病人无法被团体情绪所影响。

这个团体可能就是一个家庭。我认为，当个体在足够的个人安全性基础上已经达到抑郁位置时，家庭情绪很明显对家庭生活具有极大的价值，因此家庭情绪也能占据一席之地，成为个体生命中的一个共同因素。这与任何一种文化的分享都是一致的。如果个体不能参与团体的修复性活动，那么这就是一种明显的病理性现象，或者是家庭或团体的一种贫瘠现象。另外，如果个体只能参与一种相当特殊的团体活动，那么个体也过着一种非常贫瘠的生活。在前一种情况下，如果个体无法进行分享，那么他必须在分享之前建立起他自己的个人方式。在后一种情况下，个体进入团体是必然的，起初他似乎是一个有益的合作者，但是最终他的合作破裂了；他仍然在某种程度上被阻困在母亲内心世界中小孩子的位置上，随之便丧失了个人的责任。

在我看来，这些思想在精神分析协会中得到了实际的应用，我特别想提到格洛弗（Glover，1945，1949）发表的观点。他认为，有些分析师（梅兰妮·克莱因和她的学生们）所描述的某些幻想，好像是他们病人的幻想，但实际上那些有可能是分析师自己的幻想。每一位分析师都知道要把自己的幻想与病人的幻想区分开这一任务，而且人们也常认为，只有精神分析师最为精通此道。对我来说，我很难相信那些经常出现在我的分析性和非分析性工作中的想法是主观性的。尽管如此，但我还是知道，除非这些想法是主观性的，否则它们无法被客观地观察到（参见Whitehead："临床研究者提炼出系统知识的那些材料和问题，是对其概念化思考能力和观察能力的一种持续性挑战"）。然而，究竟是什么促使格洛弗发出这样的评论是最重要的，即我们所报告的幻想是主观性的，而不是在病人那里真正发现的。首先，我们必须提出一个问题：对抑郁位置的分析是否一直被滥用，以至于这些观点因其呈现方式而不能被接受？（参见Brierley，1951）例如，每一位分析师重新发现的每一个细节是否都得到了应有的承认？无论如何，我们都必须在以下两者之间始终做出明确的区分：观点本身的价值与由呈现观点的方式所激发的感受。

尽管如此，我们仍然需要认真考虑这个问题，以及本章提出的想法。

如果我声称要描述我的病人的幻想，那么我需要知道，病人有时确实会制造出一些他们觉得我喜欢听的那一类事情，这个要求对我来说是合情合理的。分析师的无意识期待越多，这种现象就越明显。最近，我的一个病人非常确信我喜欢听到与肛门期有关的材料，于是他就投"我"

所好，制造了许多相关的材料。有时候，这种现象会发生在大家有所意识之前，也会发生在病人触及他自己的真相和感受之前。同样，病人会制造，也会隐藏那些与内心世界有关的幻想，因为他们觉得需要缓解（或加重）我被他们想象出来的抑郁情绪。在移情中，病人的父亲或母亲的抑郁情绪就被重现了。我必须能识别出这一点。当我声称要真正客观地看待病人关于他们自己的内在想法，以及关于他们内心世界中好客体和坏客体或各种力量之间的争斗时，我必须有能力在哪些东西是病人为我而制造的与哪些东西是真正属于病人个人的之间做出区分。我相信，荣格学派的分析师倾向于接受"荣格式的"梦，而弗洛伊德学派的分析师却很难接受这些复杂而神秘的形式。

95

　　在这个科学的团体里，我们有一个共同的理论基础，同时我们也提供一个团体或设置，以对罪疚的一种共同基础进行修复活动。每个个体都会受到团体（社会）情绪的影响，同时每个个体也会对团体中修复和补偿的急切欲望作出贡献，这种急切欲望与团体的抑郁性焦虑有关。但是，这种在团体中的修复和补偿总是要等待更重要的事情发生，即每个个体都应该触及个人的罪疚和个人的抑郁性焦虑。我们社会中的每个个体都必须以自己的节奏实现自己的成长，发展出自己的责任感，而这种责任感必须真正基于对他自己爱的冲动及其后果的个人担忧。

总　结

　　个体修复的急切欲望有可能更多地与母亲或父亲的罪疚感或抑郁性

情绪相关，而较少与个体本人的罪疚感有关。个体在建立个人罪疚能力而不是替父母背负罪疚感这个任务上的成功或失败，会直接影响个体对团体作出的贡献，而建立个人罪疚能力是个体进行修复活动和建设性努力的根源。

第 **8** 章

与不安全感相关的焦虑[1]
（1952）

1　1952年11月5日在英国精神分析协会宣读。

本章主要阐述我对里克罗夫特（Rycroft）医生所提出的一个论点的评论和看法。在他的论文"对一例眩晕症病人的观察"（Rycroft，1953）中有两段表述，我想对此进行一些评论。这两段表述如下：

其中一段是："在我的前一篇论文中，我比较详细地讨论过（病人）幻觉出客体的能力的理论意义，同时又认为这些客体幻觉是一种幻象。在此，我想提及的是，这篇论文非常清晰地展现出了两种情况：一种是'深度退行'，病人退行到现实检验能力稳定建立之前的一个阶段；另一种是'不完全退行'，因为病人仍有一部分自我功能还保持着现实检验的能力和积极参与分析的能力。"

另一段是："眩晕是一个人的平衡觉受到威胁时而出现的一种感觉。对一个成人来说，尽管并不总是如此，但眩晕感通常与个体维持直立姿势的威胁有关，由此可能存在一种倾向，即成年人容易把眩晕仅仅当作一种比较成熟的焦虑，就像害怕跌倒或恐高一样，却忘记了婴儿在他们能够稳定地站立之前很长一段时间内都在体验着平衡的威胁，他们的一些早期活动，比如抓握和紧贴，都表现出试图维持那种被母亲所支持的安全感。随着婴儿学会了爬行，之后又学会了走路，这种母亲的支持性功能日渐被地面所取代，这一定是我们常常无意识地把大地当作母亲的主要原因之一，这也可以解释为什么平衡性神经症紊乱总能被追溯到早年依赖母亲的冲突。"

在我看来，关于"母亲提供安全感的支持性功能"这一想法还有不少发展空间，而且我也希望里克罗夫特医生可以就这一主题撰写另一篇论文，因为从他推荐我们参考爱丽丝·巴林特（Alice Balint）、赫尔曼（Hermann）和谢尔德（Schilder）等人的论述来看，他显然对这一主题已经给予了关注。

值得注意的是，婴儿与母亲之间其实存在着一种至关重要的关系，

97

但是，它既不是一种本能体验的派生物，也不是一种产生于本能体验的客体关系的派生物。这种重要的关系先于本能体验而存在，也与本能体验同时运作，然后又与本能体验交织在一起。

我们所说的事情近似于那个众所周知的观察结果，即婴儿最早的焦虑与没有被安全地抱持有关。

分析师们——即使是那些把婴儿从出生时就当作人类的分析师们——也经常会说，似乎婴儿的生命开始于口部本能的体验，以及从本能体验中浮现出来的客体关系。然而，我们都知道，婴儿有一种感受到糟糕的能力，这些糟糕的感受确实是婴儿照护领域中某些事情失败的结果。弗洛伊德女士强调婴儿照护的技巧非常重要。至少这也是我的观点，而且它让我认识到，当婴儿照护技巧的失败引发焦虑的时候，我们迫切需要不断深入地讨论这种焦虑的意义到底是什么，例如，母亲给予的持续性生存支持的失败。

我们知道，这个主题会马上把我们带回到婴儿出生的时刻，换句话说，带回到胎儿准备好要出生的时刻——大约是在子宫内生命的第 36 周左右。

我想提出这样一个问题：关于这个焦虑，我们还能不能再说些什么，还是说它仅仅是一种身体现象，而再无其他特征？里克罗夫特的案例最初看起来像是支持生理学的观点，即这种早期焦虑不过是耳部半规管和生理学方面的问题。然而，这还是留下了相当自由的空间让我们认为在这个领域可能还有更多的事情有待去发现。生理性眩晕这个事实是毋庸置疑的，但是，在某些特定的情况下（就像在晕船的情况下），生理性眩晕也是可以被我们加以开发和利用的。那么，这些特定的情况实际上都是什么呢？

我不是只想简单地提出这个问题，而是想部分地回答这个问题。

在我看来，在婴儿早期存在着某些类型的焦虑是可以被足够好的母性照护避免的，而研究这些焦虑可以使我们获益良多。我认为，这些被足够好的母性照护所阻止的焦虑状态，假如出现在一个成人身上，那么所有这些状态很自然地就会被一个词汇概括——疯狂。

一个简单的例子就是未整合状态。在足够好的母性照护的情况下，这个未整合状态就是一种自然状态，没有人会在意这种状态。足够好的照护会产生一种态势，在这种态势中，整合开始变成一个事实，一个人便开始出现在那里。到目前为止这是真实的，之后如果母性照护失败，那么就会导致瓦解，而不是返回到未整合状态。瓦解之所以会被感知为一种威胁，是因为（显然）有某个人在那里感受到了这种威胁。瓦解同样也是一种防御。

儿童照护技巧的失败会导致三种主要类型的焦虑，它们分别是：①未整合状态，转变成为一种瓦解的感受；②缺乏从精神到躯体的关联，转变成为一种去个性（人格）化的感受；③感受到一种意识的重心从内核转移到了外壳，从个体层面转移到了照护和技巧层面的感受。

为了把最后这一点说得更明白，我必须仔细调查人类生命早期阶段的状况。

让我们从双体关系说起（Rickman，1951），然后由此追溯到更早期的客体关系，更早期的客体关系仍然具有一种双体关系的性质，但是那个客体只是一种部分客体。

在双体关系之前是什么呢？我们有时很轻率地就假设，在双体关系之前有一种单体关系，但这是一种错误的假设，如果我们仔细想想，这显然是不对的。事实上，单体关系的能力是在双体关系能力形成之后才能出现的，它是通过客体内射实现的（暗含的意思是存在一个外在世界，而与这个外在世界却是一种否定的关系）。

98

那么，在最初客体关系形成之前又是什么呢？对我个人来说，我曾经因这个问题在内心斗争了很长时间。这个斗争开始于当初我发现自己在这个协会上讲话的时候（大约10年前），我当时颇为兴奋和热情地说："从来就没有单独存在的婴儿这回事。"我听到自己清楚说出这句话的时候，也吓了一跳，也试图证明自己的观点，于是我指出，如果你让我看一个婴儿，你必然也同时让我看到了某个照护婴儿的照护者，或者至少能看到一辆婴儿车，而有某个人的眼睛和耳朵是关注着车子的。一个外人看到的是一对"养育伴侣"。

今时今日，换用一种更低调的方式，我想说在所有客体关系出现之前，势态是这样的：客体关系形成之前的单元体并不是一个个体，这时的单元体是一个环境—个体组合体。生命存在的重心不是开始于个体，而是开始于这种整体组合之中的。凭借足够好的儿童照护、技巧、抱持，以及综合管理，生命的外壳会慢慢形成，并逐渐接管照护所发挥的功能，然后生命的内核（在我们看来，这个内核一直都像是一个人类婴儿）就能够开始成为一个个体了。这一切的开始很可能是非常糟糕的，一方面是因为伴随着我提到过的那些焦虑，另一方面是因为在首次整合及首次本能（满足）时刻之后，紧跟着的一种偏执状态。而正如这些焦虑和偏执状态的糟糕感觉那样，它们也给婴儿带来一种指向客体关系的全新意义。足够好的婴儿照护技巧可以中和婴儿内部与来自外部的种种烦扰和迫害，也防止婴儿产生瓦解的感受，以及精神和躯体之间连接丧失的感受。

换句话说，得不到足够好婴儿照护技巧的照护，对一个新新人类来说，无论如何都太不幸了。得到了足够好照护技巧的照护，在环境—个体组合体中，生命的重心就能担负起安置在核心位置的重任，而且是安置在内核中而不是外壳上的。如此一来，现在这个人类生命就能从核心位置开始发展出一个实体，并且使精神可以安住在婴儿的身体里，同时

也可以开始去创造一个外在世界，因为这个人类生命已经获得了一个区
分内在与外在的边界膜，以及一个内在世界。按照这个理论，一开始是
没有外在世界的，但是我们作为观察者，好像看到了一个婴儿处在一个   99
环境中。这个观察是多么靠不住啊，而且这种眼见的不可靠事实，也表
现在我们常常以为我们看到的只是一个婴儿，当我们经过分析后终于认
识到，我们应该是把一种环境性发展状态错误地看成了一种人类生命状
态，其实隐藏在这个环境性发展之中的才是一个潜在的个体。

　　照着这种思考方式继续我还想对一种临床情况发表一些评论，那就
是广为人知的歇斯底里症。这个神经症术语的含义几乎覆盖了我所说过的
相同领域。

　　如果婴儿照护技巧失败了，婴儿就会感到焦虑，这是很正常的。然
而，这个非常早期的婴儿会因此陷入一种未整合状态，或是丧失与身体
的连接，又或是转而成为一个没有内容的空洞，还无法觉察到痛苦。

　　然而，伴随着成长的固有特性恰恰就是痛苦和焦虑，这些痛苦和焦
虑都与婴儿照护失败所导致的各种现象有关。在健康情况下，养育环境
（其功能主要由母亲或其他照护者发挥）反而会造成一种渐进性的失败，
前提是最开始的环境几乎是完美适应婴儿的。

　　有一种情况是，我们所恐惧的其实是疯狂，也可以说，由于缺乏焦
虑而导致退行到未整合状态以至于无法感到自己还活着的恐惧。我们所恐
惧的是我们将不再感到焦虑，换句话说，我们所恐惧的是将会发生退行，
退行到可能再也无法返回的地步。

　　上述情况带来的一个结果，就是病人反复地检验自己感受焦虑的能
力，而每当感受到焦虑时，恐惧才能暂时得以缓解，而且焦虑越严重，
恐惧就越能缓解（Balint，1955）。

　　对歇斯底里症（通俗术语）的分析其实就是对疯狂的分析，这种疯

狂为人所恐惧，但如果分析师不能为病人提供一种全新的婴儿照护范例，换句话说，在分析情境中，如果分析师不能提供比病人婴儿时期更好的照护环境，那么分析是无法触及疯狂的。然而，请注意，分析一定也必须要深入接触这种疯狂，尽管病人仍维持着神经症的诊断，而不是精神病的诊断。

也许，里克罗夫特医生的病人既能回忆起自己生理性眩晕的早年婴儿期体验，也能充分地利用这些回忆追溯到自己对那些与婴儿照护技巧失败相关焦虑的防御，而这些焦虑会让病人（虽然他目前没有发疯）感受到一种疯狂的威胁。不知道里克罗夫特医生对此评论是否同意呢？

第 9 章

儿科学中对症状的容受[1]：
一个个案病史
（1953）

1　向英国皇家医学会儿科学部作的主题报告，1953年2月27日。《英国皇家医学会学报》，1953年8月第46卷第8期。

我的主题正如标题中所预示的那样，可能会引向两条明显不同的路线。之所以我只提到其中一条路线，可能是因为我一直期望遵循这条路线。我指出这样一个事实，即人体有一种倾向于健康和倾向于自愈疾病的自然过程，但这个自然过程却被当今的化学药物治疗进展的潮流所淹没，因此这个过程变得非常不明显了。对现在的内科医生来说，仅仅依靠良好的护理来查明一个患有肺炎的孩子的病情确实是很困难的，而在30 年前，良好的护理就是唯一的治疗方法。今天，我们所有人都同意这一点，甚至连一个疖肿都不允许它自然愈合。我认为在最好的医学院校中，教学要有这样的提醒，即孩子在使用青霉素之前自己是可以经受得住疾病的，甚至今天我们也认为，恰恰是孩子本身和活体组织最终让他们恢复了健康，而不是抗生素让他们恢复了健康。

这个主题虽然很重要，但是我不会沿着这个主题的路线来阐述，因为这个主题已经在很多方面得到了发展，由记得过去的经验和教训的内科医生来教授给医学生，在他们看来，具有教学意义的是在过去的落后时代，这些观点也获得了他们的支持。我的主题是遵循另一条路线，并最终证明其也是一样有意义的，因为它关乎着人类朝向健康的自然倾向，而作为医生的我们可以利用这种倾向。心理学领域存在着一种朝向健康或发展成熟的自然倾向的原则，这一原则具有特别重要的意义。可以说，很多躯体性疾病是环境的侵入或环境的缺陷所导致的，而并不是纯粹的发展性障碍。相反地，精神障碍通常是情绪性发展延迟或扭曲，或某种阻滞达成情绪成熟的其他形式所导致的，这些障碍可能发生在儿童成长过程中的某个年龄段。因此，从组织和功能的生理性过程与病理性过程之间的联系进行比较来看，精神医学认为正常与异常之间的联系更加紧密。事实上，当生理状况仅仅表现出紊乱时，疾病通常都是心因性的。

当我在思索儿科学与儿童精神病学之间的关系时，我突然想到，这种关系不但涉及这两个领域之间的差异，还涉及每位医生采用这种或那种方法来治疗患者时的情绪态度之间的差异。儿科医师认为症状是对其治疗性武器库的一种挑战。人们希望治疗方法永远是真实和有效的。如果一名儿童出现了疼痛，那就要尽快作出诊断，排除病因，越快越好。与此相反，儿童精神科医师从症状中看到了一个极其复杂的组织，因为这个组织有其存在的价值才得以产生和维持。儿童之所以需要这些症状来进行表达，是因为他在情绪发展中出现了一些困难。

（为了更清晰地论证我的观点，可以这样假设，有躯体性疾病的儿童在精神上可以是健康的，而有精神疾病的儿童会拥有一个健康的身体。尽管这个假设通常是不正确的，但在这里可以用来让我们更简单地说明问题。）

因此，精神科医师并不是症状的治疗者，他们会把症状看成 SOS 求救信号。这些症状证明了进行与环境和文化有关的儿童情绪发展史的全面调查是合理的。而他们的治疗所针对的目标是降低儿童发出 SOS 信号的需求。

正如我已经指出的那样，我的这个对比性陈述存在某种程度的人为性。其实那些最好的躯体疾病医生也会寻找疾病的成因，尽可能地利用身体自然性自愈的倾向作为他们的主要治疗手段来使疾病康复。但是，即使是那些能够适当地容忍生理性症状和那些面对躯体疾病时首先寻求发病原因的躯体疾病医生，在心理病因的综合征出现之前，他们都有对症状极其敏感的倾向。一旦他们面临歇斯底里性转换症状，或无明显意义的恐惧症，或异常强烈的噪声敏感性，或一种强迫性仪式行为、退行性行为、心境障碍、反社会倾向，或坐立不安（意指儿童人格核心中的一种绝望的混乱状态）等问题时，他们就会显露出一种要急切治愈它们的态度。

我确信，躯体疾病儿科医师之所以表现出对症状的无法容忍，只是因为他们不太了解被称为动力心理学此类科学的常识（我称之为精神分析），然而，只有应用这种科学才可以理解和容忍这些症状。由于这门已经有 50 多年历史的科学至少与生理学一样广博，并且包括了在它的设置中人类人格是如何发展的整个研究。对于已经达到儿科住院医师水平的研究生，他们在工作中感到疲倦不堪，却对另一种学科感到困惑，而且还避开了获得心理治疗技能资格的新型培训，这种情况一点也不令人惊讶。

102

这种双重培训的问题必须留待日后由它自行解决，同时我们必须期待和欢迎生理学与心理学这两种学科路线的模式，并且一定要设法吸取各自的长处以利于儿科学的发展。

遗憾的是，我现在必须缩小我的主题，因为它可能在深度和广度上几乎接近了无限。我选择讨论儿童遗尿症的问题，尽管我承认这很难做到让我自己和所有儿科学读者都感兴趣。

由儿科医师开设的遗尿症门诊，通常公开宣称的治疗目标是治愈遗尿这个症状。母亲和孩子都为此感激不尽。除了他们会将遗尿症病因学的整个主题搁置一旁，把遗尿症作为一种有某种意义的症状的整个主题搁置一旁之外，这种遗尿症可以使儿童持续地维持一种婴儿关系，这种门诊在儿科经济学中具有的价值是无可厚非的。在大多数情况下，针对症状的治疗方法不会造成伤害，而当一种治疗方法可能有伤害性时，儿童通常会通过无意识过程进行处理，或者抵抗治疗，或者采用一种替代性 SOS 信号，其导致的结果就是使儿童被转入另一种类型的门诊。

当这些儿科门诊对遗尿症的儿童没有办法的时候，儿童精神科医师就会遇到具有遗尿症症状的儿童，他们通常很轻易地就能看出这种症状完全是一种附属现象；实际上，尽管人类在设法向成熟发展的过程中会出现一些障碍，但这些儿童还是遇到了人类发展中的巨大问题。

我手头有数百个案例，我想介绍其中一个，通过对这个案例的描述，希望能说明遗尿症是如何出现在精神疾病过程中的。

我选择了一个男孩的案例，他无法接受精神分析，然而，他的遗尿症的治愈（假如我可以称之为一种治愈）在某种程度上取决于进行了三次心理治疗性会谈。

在这三次治疗性会谈中，男孩都是在画画，除了在最关键的时刻，我基本上都在做记录，因为在关键时刻我感觉很紧张，生怕记录会对孩子造成伤害。

这个案例并无不同寻常之处，它更适合展示，因为对这个孩子的治疗主要是由其父母开展的，他们有能力将在战争中被破坏的家庭修复完好。我希望你们能看到关于这一部分的描述，了解他的父母是如何工作的；你们在自己的经验中也遇到过这种病症及其康复的过程，这些儿童患者会在一段时间内患上生理疾病，以此获得延迟人格成长的机会。这个男孩是幸运的，他能够不通过生理疾病来获得自己所需要的。

举例：遗尿症案例

菲利普，9 岁，家境很好，是三个孩子中的一个。父亲在战争期间曾离开家很长一段时间，当战争结束时，父亲从军队退伍了，定居后翻建了自家的房屋，并成了一个小农场主。两个男孩都在一所很有名的预备学校上学。学校校长（1947 年 10 月）写信给他们的父母说，他建议他们把菲利普领回家，因为尽管他从未认为这个男孩有任何不正常的地方，但他发现他是偷窃成风的罪魁祸首。他说："如果菲利普走了，我就能很容易处理这种风气。"他很睿智地看出这个男孩生病了，但他无法采用简单的矫正性治疗来让他有所好转。收到这封信以后，父母非常震惊，在咨询了全科医生以后，由一名精神科医师推荐，把这个儿童转介给了我。

经过对一些细节的思考，我就知道这个被转介过来的患有精神疾病的孩子面临着怎样的危险，幸好这次转介发生在出现破坏性伤害之前。几乎是出于偶然，我在一开始就处在了一个很好的位置为他提供帮助，因为此时男孩的违法态度刚刚开始形成，还没有变得系统化；医生对症状的不能容忍还没有发展到产生惊恐性治疗的程度。

我首先安排见了男孩的母亲，在长时间的访谈中我了解到详细的病史。病史相当准确，尽管在一个重要细节中的确切事实并未显现出来，这个事实直到我与男孩会谈之后才知道。

我能够意识到，父母具有组成和维持一个美好家庭的能力，但是战争破坏导致的严重干扰，对菲利普的影响要比哥哥大。小妹妹明显发展很正常，她可以从已经修缮的家园中获得充分的益处。父母倾向于灵性主义，但他们明确向我表示，他们不会试图将自己的思考方式强加给孩子们。母亲并不太喜欢心理学，声称对心理学一无所知，这个信息对我处理这个案例很有价值，因为我能依赖她的真实感受，以及她对人性的天生或直觉性的理解，而不是依赖她零星的阅读和思考。

哥哥接受母乳喂养达 5 个月，他从一开始人格就发育正常。菲利普非常崇拜他的哥哥。

菲利普从出生就遇到了困难，在母亲的记忆中，那是一次长时间的挣扎。

104

羊水在出生前 10 天破裂，在母亲看来，他真正出生之前，在氯仿麻醉下，分娩开始和结束了两次。菲利普接受了6周的母乳喂养，并没有出现最初的体重减轻，且很容易就过渡到了奶瓶喂养。作为一个婴儿，他称得上是漂亮的，直到他2岁的时候，战争的爆发干扰了他的生活。从那时起，他就在家里待着，失去了享受托儿所的时光，他开始变成一个非常安静的孩子，或许是太好管理了。在托儿所时，他不得不与顽劣奇怪的儿童待在一起。从这时起，他变得鼻涕很多，鼻子不能通气。流鼻涕倾向一直持续，在6岁时，他接受了扁桃体切除术，但并没有使病情改善。母亲有易患哮喘的倾向，她认为男孩偶尔也会出现轻度哮喘。尽管有保姆的帮助，母亲仍大多数时间都在照顾菲利普，她很早就注意到这两个男孩的差异。菲利普不仅在卡他性鼻炎方面表现得更不健康，而且他的协调性也要差一些。

当菲利普2～4岁时，在回到最初的家园之后，他和哥哥便离开了母亲。但是，在他2岁时，家园被毁，直到父亲退伍后才得以修复，这也是在他接受心理咨询之前不久发生的事情。孩子们的东西必定是散乱的，不能随手而得，任何一件东西都极易丢失。与哥哥相比，菲利普不爱表达自己的想法。但是，他对母亲和妹妹的感情很深。然而，在他6岁之前，真正的困难并未显现出来。对于如厕训练，他进展得比较顺利，也从不尿床。

母亲提醒我说，6岁正是菲利普行扁桃体切除术的时间，他把护士的手表拿回家了。在随后的3年中，他偷了另一块手表，还偷了钱，并经常把这些钱花掉。他还偷其他物品，偷来之后又把它们损坏。他并不为自己存钱，而是热衷于收集书籍。他很聪明，也善于阅读，并且真正阅读了他所买的书籍，买书对他来说非常重要。这些书大多是关于蛾类、青草和狗的小书，是种属分类的书籍。我曾注意到，他花了15先令买了一本有关船的小书，并认为它不是很贵。伴随着这些症状，父母注意到男孩的性格有所改变，但又说不清有什么改变。当后来发生了学校中的事件之后，父母感到很困扰：在假期回家的路上，他暂住在一个家庭里，他偷了房主的一本汽车登记簿。他并没有试图把它藏起来，父母把他的偷窃行为归结为他对各种文件的狂热喜爱。现在回头来看，他们发现从那时起他就开始变得不修边幅。此外，除了新的书籍，他变得对其他的东西越来越不感兴趣，同时还很夸张地要把他喜爱的东西送给他喜欢的妹妹。这是他6～8岁发生的事情，直到今年他被父母带来见我。

　　当他的妹妹出生时（他6岁），母亲说他一开始表现得有些不安，并公开表示对妹妹的嫉妒，但很快他就变得特别喜欢妹妹，他与母亲的关系也变得好了起来，但也不如妹妹出生之前那样和谐。此时，父亲开始第一次觉得孩子们很有趣，部分原因是他有了一个女儿，最可能的原因是他待在家的时间越来越多了。母亲偶然提到并告诉我，她和丈夫都很渴望第二个孩子是女孩。当菲利普出生时，他们花了一些时间来适应又生了一个男孩的现实。女儿的出生终于给这个家庭带来了情绪上的舒解，并毫无疑问地将菲利普从以前的状态中释放了出来，因为在妹妹出生之前他隐约地感觉到自己被父母寄予的期待在某种程度上并不是他真实的样子。我特别注意到，扁桃体切除术显然给菲利普的性格带来了改变，这是他在妹妹出生后不久接受的一个手术，后来我发现妹妹的出生其实是更为严重的干扰因素。那时候（他8岁），他开始变得害羞，觉得自己会被周围的人嘲笑。母亲也举例说，他的脸上被叮了一个肿块。与其冒着被嘲笑的风险，他宁愿感觉过度疲劳，并待在床上。为了防御被嘲笑的危险，他发展出了模仿的艺术，通过这种方式，他可以随心所欲地逗人发笑。他还创编了大量逗乐的故事，他用这种方式进一步避免了别人的嘲笑。在告诉我这些的时候，母亲感到很绝望，她意识到当她在谈到应对这个男孩时，她感到很迷茫，而对他的哥哥和妹妹就没有这样理解上的困难。她有能力与一个正常儿童保持密切的联系，而没有能力与一个有问题的儿童保持联系，对我来说，意识到这一点很重要，因为我需要她的合作。后来我告诉这位母亲，男孩此时对母亲的需求并不是一个精神病人的需求，其实是一个正常婴儿的需求。这个问题也可以这样来理解，男孩需要被允许返回到成为一个与母亲有联结的婴儿的阶段，以便使用他新修建的家园。因此，我们要避免用精神病理学的知识来指导母亲，这样就会违背她的意愿。

菲利普的鼻塞症状一直在影响他的睡眠。他会从睡眠中醒来，需要母亲的帮助，很有可能他在利用这种躯体问题，目的是让母亲在晚上陪着他，但这完全是无意识的。如果没有鼻塞症状，他也会通过做噩梦，或者表现出某种恐惧症，迫使母亲来到他的床边。他有被害恐惧症，在

106　　接受扁桃体切除术后，他表现出了对医生的恐惧。

当我问到他变得兴奋、患病或只是跳来跳去时，到底发生了什么？母亲说："当你期望他兴奋时，他就会变得安静和胆怯，并反复询问，'噢，我应该做什么呢？要做什么呢？'"母亲已经注意到，对他来说，重要的是他应该在每天有一部分独处的时间。他能利用这种分心术，例如，当他被送到瑞士时，他马上就学会了滑雪，但这更多的是通过意志的努力，而不是通过自然的技能。

母亲报告说，他有阵发性尿频、尿急的现象，她认为这与鼻塞有关。在学校里，他被认为是健康的，鼻塞问题似乎并不明显。我带着母亲与男孩找了一名耳鼻喉科医师，他给出了有价值的专业性意见，并开具了几种症状缓解剂，这样让男孩获得了帮助。

在学校里，菲利普被认为是聪明的，但同时也是懒惰的。校长给了他一个差评，但在给我的信中，他说，在发生偷窃行为之前，他从不认为这个男孩有任何不正常。他不认可懒惰，期望男孩最终能做好。从这个细节上看，我认为这就能看出一所确实很好的学校是怎样忽视学生的

精神疾病问题的。

菲利普很喜爱乡村。他有一只灰狗，这成了很重要的部分，在他的治愈中起着至关重要的作用。当他在学校遇到麻烦时，他写了一封信，但信中并没有显示出他处于困境之中。

个案病史总结

男孩的母亲提供给我的个案病史显示，这个男孩一开始生活得不错，但从 2 岁开始，他的情绪发展就出现了紊乱。在抵御环境不确定性的过程中，他变得退缩，表现出相当程度的动作不协调现象。在 6 岁时，他开始出现了渐进性人格退化，在 9 岁时，他表现出了主要的症状，因此被带到了我这里。

处理

尽管我还没有见到这个男孩，但我能够开始安排对他的处理方案了。很明确的是，这个孩子不可能接受精神分析，因为每天来伦敦，甚或每周来伦敦一次，对男孩来说都是一种干扰，会干扰他使用已经修建好了的家园，而终归是这个修建好了的家园将会承担起治疗的主要责任。

我告诉母亲，这个男孩需要她的帮助，因为很明显他在 2 岁时失去了某种东西，他不得不返回到丧失发生的那个年龄阶段去寻找它。她马上就理解了，并说："噢，好啊，如果他一定要变成一个婴儿，那就让他回家吧，只要你能帮助我理解正在发生的事情，我就能处理好。"她证实了自己并没有夸海口，最终她成功地带着男孩穿过了精神疾病的泥潭，同时家庭为这个男孩提供了他所需要的精神病院，这才是真正意义上的精神病院式的照顾。

_107_

用精神分析技术的术语来描述，这个男孩儿退行了。他在情绪发展过程中以某种我当前描述的方式退回去了一段时间，然后再向前发展。正是这种退行的深度决定了尿床现象的出现，而该现象在这个案例与我陈述的最重要的主题之间建立起了联系。

接下来，我的工作是会见一下这个男孩。我需要这次会谈，以便能知道我在接下来几个月内处理问题时的定位（大多数通过电话提供咨询），也是因为男孩已经准备好了，他可以在这一个半小时的访谈中领悟，尽管这不是精神分析，但在这次会见中还是运用了我在精神分析中获得的知识开展工作。

与菲利普的首次会见

这次会见并未出现开始的困难。他是一个有吸引力的聪明男孩，稍微有些退缩，对于我的到来，他并未显示出太多客观性观察的表现。他显然更专注自己的事情，并表现出了轻微的茫然和困惑。他的妹妹是与他一起来的，看起来他与妹妹相处得很自然，在他与我一起进入游戏治疗室时，他很容易地就把妹妹留给了妈妈。我采用了一种适合此类案例的技术，这是一种我参与其中的投射测验。图1—图8是画画的举例。这是一种游戏，我随意画出一些曲线（涂鸦），并告诉男孩可以把我画的曲线变成什么东西，然后他在我的曲线上涂鸦，同时我也加入一些东西把画变成某种东西。

（1）我的涂鸦（图1）。他把它变成了圆形，并马上称之为英格兰地图，在康沃尔地区加上了必要的线条。

我从图中马上看出他处于一种非常富有想象力的状态，我得出了非常个性化的结果，因为这种涂鸦可以被变成任何东西。

（2）他的涂鸦和我随后亲自把它变成的东西。然后，我给了他机会再次展示自己的想象力。他马上说它是一条伸向空中的绳索，同时他指出由细线条跨过绳索粗线条形成的天空。

（3）他再次涂鸦（图2）。我马上把它变成了一张脸，他称之为一条鱼。这再次表明他正在专注于他个人的或内在的现实，并不太关注客观性存在。

（4）我的涂鸦（图3）。他马上就从涂鸦中看到了一头海狮妈妈和一头海狮宝宝，这让人很惊讶。随后的事件证实了，从这幅画中可以看出男孩拥有强烈的母性认同，同时母-婴关系对他来说极其重要。此外，这幅画具有的美好意义并不在于涂鸦本身，而在于他对涂鸦的使用。

108

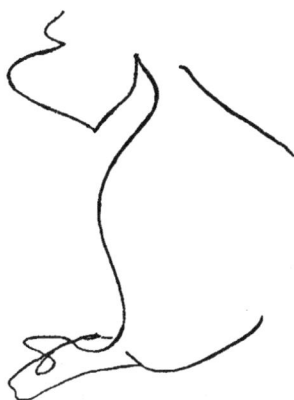 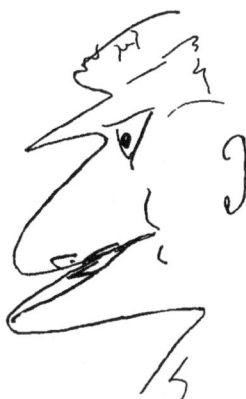

图1　我的涂鸦，他的补画，　　　　图2　他的涂鸦，我的补画，

　　他的评论：英格兰　　　　　　　　他的评论：一条鱼

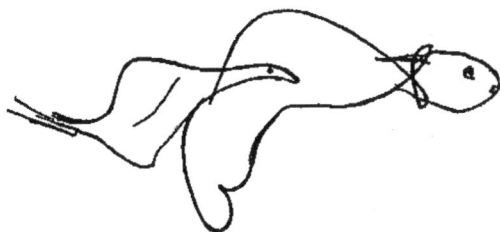

图3　我的涂鸦，他的补画，他的评论：一头海狮妈妈带着海狮宝宝

（5）他的涂鸦。在我有可能画什么东西之前，他把我的涂鸦变成了一个人系着绳索在攀岩，这与他在瑞士的经历有关。

（6）他再次涂鸦。他解释为一个有波浪和水的小漩涡。对他来说，这是非常明确的，尽管对我来说不太清楚。

（7）他再次涂鸦。他在水中加入了一只靴子。靴子是对他来说又一个绝对个人化的东西。我已经认识到，他几乎处于一种可被称为梦游的状态，这向我展示了稍后我将了解到的精神病性特征。

（8）我的涂鸦（图4）。他马上把它变成了他称之为衣服上有眼泪的庞奇先生。

他当前处于一种很活跃的创造性感觉中，他说："在他衣服上有眼泪，那是因为他正在与一条鳄鱼一起做一些事情，一些可怕的事情，或许你很厌烦它，如果你厌烦鳄鱼，那么你正处于被吃掉的危险之中。"

（9）他现在正在谈论梦的材料，因此我开始研究他的梦。我说在他的想法中可能发生了某些他害怕的事情，于是他画出了图5，他称之为巫

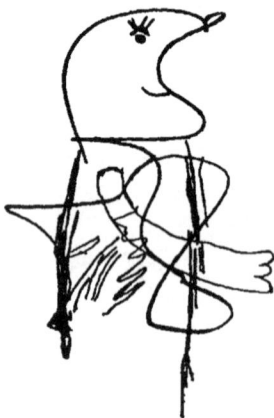

图4   我的涂鸦，他的补画，他的评论：
　　　衣服上有眼泪的庞奇先生

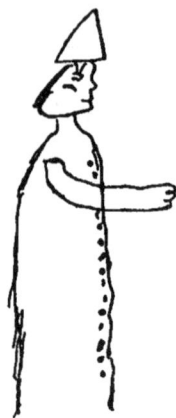

图5   第9幅画，巫师

师。关于这幅图有一段很长的故事。巫师半夜在学校里出现了。很明显，他在晚上对巫师做过大量的观察。这个巫师拥有绝对的力量和魔法，他可能让你下地狱，把你变成其他东西。对于理解强迫性偷窃行为，这个巫师原来是一条重要的线索。

他现在愿意向我讲述他的梦：他打算与妈妈进入一辆小汽车内。汽车正在往山下行驶。在山坡底部有一条沟，汽车跑得很快，以至于它停不下来。在这关键的时刻，魔法出现了，是好的魔法，使汽车跨过了沟渠，没有掉进去。

我将梦的含义以及他报告梦的方式用言语表达出来。我说，他感受到了极大的恐惧，在梦中他不得不采用好的魔法，因为这意味着他不得不相信魔法，而且如果有好的魔法，那么也有坏的魔法。他无法处理现实，必须使用魔法来处理，这是很糟糕的事情。

他向我报告了另外一个梦。他在肚子里击打校长，他说："但是，校长很友好；他是一个你能与之交谈的人。"我问他是否曾经感到悲伤，而他现在正在很自然地与我进行深层次的沟通，这时他说当然知道悲伤意味着什么。他给悲伤起了个名字。他称它为"郁闷的时光"。他说，最糟糕的悲伤曾经发生在很久之前，然后他告诉我关于他第一次与妈妈分离的情景。我开始并不确信发生这个经历时他的年龄是多大。他告诉我："妈妈离开了，我和哥哥不得不靠自己生活。我们与我的姑姑和叔叔待在一起。发生过的最坏事情是，我看到妈妈穿着蓝裙子做饭，我向她跑去，但当我靠近她时，她突然变了，变成了穿着不同颜色裙子的姑姑。"

他告诉我，他经常产生有关妈妈的幻觉，他经常使用魔法，但总是遭受幻想破灭的打击。我跟他谈到，其实他发现那些他认为真实的事情并非真的可怕。然后他画出了一个海市蜃楼，通过给出海市蜃楼一个科学的解释，我们从幻觉的主题谈到了度假的事情。他的叔叔告诉了他所有的一切："实际上，那儿没有树，你却看到了可爱的蓝色的树。"

他还说，他更喜欢美丽的东西。"现在我的哥哥，他认为除了轮船和航行，什么也没有，而那是非常不一样的。我热爱美丽的东西和动物，而且我也喜欢画画。"我向他指出，海市蜃楼的美丽与他对妈妈的感受是有联系的，这是我从海市蜃楼和妈妈的裙子都是蓝色的这一现象中推断出来的一个事实。

从这个地方开始，我的记录变得不清晰起来，因为情况变得很紧张，男孩变得更为严肃并陷入了沉思。他非常自然地告诉我他的抑郁问题，或者他称之为"郁闷的时光"。我现在才知道，最糟糕的郁闷时光出现在他快6岁时，我现在能看到妹妹出生的重要意义。由于他妈妈的离开，他已经意识到妈妈是去护理室生孩子了。然后，他和哥哥与姑姑和军人叔叔待在一起，尽管哥哥能够轻松地应对妈妈的离开，但菲利普只能设法保持与妈妈那种丝线般不间断的体验。他不仅出现了幻觉，而且需要被确切告知要做些什么，他的叔叔意识到了这一点，职业军人的叔叔已经有意采取了一种上级军官的态度，并通过支配男孩的生活来对抗失去妈妈导致的空虚。有一件其他的事情帮助菲利普继续维持生存，那就是他的哥哥，哥哥对他来说是一个巨大的帮助，哥哥时常会对他说："这种情况会结束的，它会结束的。"

现在男孩第一次拥有了来谈论关于他那时的真实困难的机会，这个机会是他不曾有过的，而这个真实困难就是他要甘心忍受妈妈生育和抚养一个新婴儿，实际上这使得他非常嫉妒妹妹。这张海狮妈妈和海狮宝宝的图画显示出他已经将母-婴关系理想化到了什么样的程度。婴儿最终是女孩儿的事实对他来说是一种安慰。

他说："我一直在想我的问题什么时候才能结束，否则我就会感到生病了。"一旦他在学校感到想家的时候，这是另一种郁闷或抑郁的表现，他就会去找校长。他说："校长已经尽力了，但还是帮不了我。"然后，他将校长与我进行了比较，他非常坦率地说到，校长只能对我说说"振作起来"，而他说我能给他一些理解，这些理解是他非常需要的东西。

我们现在能回头谈论巫师的那张涂鸦画，巫师原来是穿着一件外套的他的军人叔叔，他支配着男孩的生活，因此将男孩从抑郁的空虚中拯救出来。他现在告诉我，巫师有一种特别像他叔叔的声音。在学校里，那种声音持续地支配着他。那种声音命令他去偷东西，他就被迫去偷了。如果他犹豫不决，那个声音就会说："不要做一个懦夫，记住你的名字，在我们的家庭里是没有懦夫的。"然后，他告诉了我有关他已经被开除的重要事情。有一个男孩曾对他说："是的，你所做的事情并不是什么大不了的事，任何人都可能偷过纸币和类似的东西。这与你从女舍监的橱柜中偷拿危险药品是不一样的事情。"从那以后，巫师的声音就命令他，必须到女舍监的橱柜中把危险药品偷出来，最终他成功地偷出了危险药品。当他被发现拥有危险药品时，他就被开除了，但是对他来说，并不认为偷东西是羞耻的，因为他是在服从声音的命令，这样他就不是一个懦夫。此外，我需要补充的是，在男孩的偷窃行为中，他是朝着寻找曾经丧失了的妈妈这个方向的，但这是另一个主题，不能在此过多地叙述。

我一直设法对访谈进行忠实的描述，但是我无法传递出发生在我俩之间的那些事情所伴随着的非常真实的感受。

我感觉有些筋疲力尽了，准备停止我们的会见，但是他坐下来，画出了最后一幅画（图6）。

（11）在默默地画完这幅画之后，男孩说这是他的父亲在一艘船上。船的上方有一只鹰，鹰正抓着一只小兔子。

在这样的设置中，很明显的是，菲利普画画不仅是为了把访谈"封闭"住，还是为了报告进展。我开始将他的画和事情用言语表达出来。　*112*

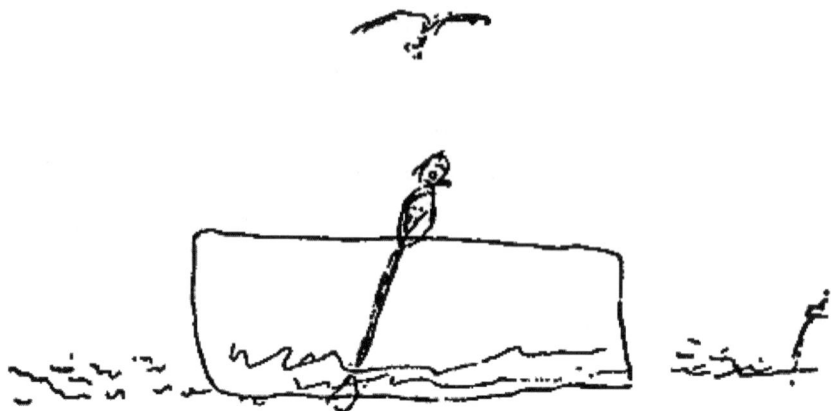

图6　第11幅画"在船上的父亲；船的上方有一只鹰，鹰正抓着一只小兔子"。

我说，偷小兔子的鹰代表了在他感到最痛苦的时候，他自己所拥有的希望或梦想，即从妈妈那里把小妹妹偷走。他首先嫉妒妈妈，因为她与爸爸能制造出新的婴儿，他也嫉妒新的婴儿，因为他急切地需要自己也变成一个婴儿，这样就会再有一次机会在依赖状态下使用妈妈了。

（当然，我使用了适合他理解能力的言语。）他主动提出了主题，说："这里有一个爸爸，完全是漠不关心的。"大家应该还记得，他的爸爸曾经到过海外作战。他所经历的爸爸离开家去为祖国而战这一事实，现在对他来说具有重要意义，他能够在学校里炫耀此事。但是对于他童年期的需要来说，爸爸恰恰忽视了儿子对实际在场的爸爸的迫切需要，儿子需要一个友好的、有力量的、通情达理的和负责任的爸爸。要不是有叔叔和哥哥陪伴着他，当他与妈妈的关系被分离的事实和他对妹妹的嫉妒被打断时，他肯定会陷入痛苦而一蹶不振。现在，男孩准备走了。

第二次会见

我在一周内再次见到了这个男孩，我觉得不需要给他一个详细的解释。但是，我展示了他的一张绘画（图 7），他对我说，在第一次会见之后，巫师和他的声音已经消失了。在这幅画中，我拿着枪站在巫师的房子里，而巫师正在向外面撤退。房子上烟囱里面冒着的烟雾显示巫师的妻子正在厨房里做饭。我进去了，从她身上拿走了魔法。我想起了他有过发现妈妈正在做饭的需求——替代物是巫婆和大锅，以及婴儿早期的女人的魔咒，他回忆这些事情是非常可怕的，因为这些事情都发生在婴儿的绝对依赖期。这已经具有一些幻想的味道了，是在比较低水平上的幻想运作，事实上，首次会见的紧张气氛正在消散。我不再是儿童个人和魔法世界的圈子内的人，我变成了能够听他诉说、与他交谈和获悉他幻想故事的人。

113

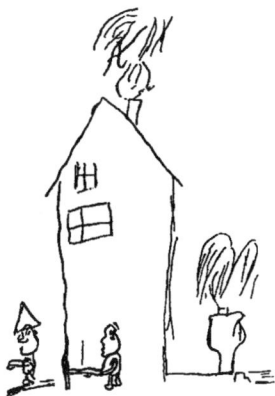

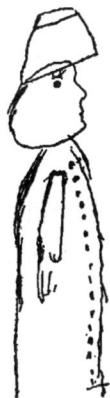

图 7　巫师的房子　　　图 8　巫师的"奇异"图画

另外两幅画：

一幅画显示了一个巫师降落到学校的走廊里。之后，他再次告诉我，当他去检验他所看见的事情时，出现了妈妈变成姑姑的幻觉。另外，这里出现了很重要的一种表达方式，以这种方式表达了巫师的蜡烛属于生殖器勃起、口交及头发正在燃烧的想法。我必须有能力接受这种表达，连同魔法，以及有可能出现的任何情况，否则我将会突然侵扰我自己，与主动引入我自己的想法几乎差不多的方式来进行任何假装正经的或盲目的炫耀。但是，这并不是一种传统的分析，我必须避免给出与被压抑的无意识相关的理解。

　　第二个系列的最后一幅画（图8）再次出现了巫师。这次，巫师正在被嘲笑。这是一幅"滑稽"的图画。这幅画让我们想起来，这是他期望被嘲笑的儿童疾病的一部分，被嘲笑的对象现在已经到了房子（他自己）*114* 的外面，而代替巫师的是他对我高度的主观性想法。我只是一个适合的和能理解的人，以及一个可以用言语来表达游戏材料的人。在言语表达中，我与意识到的自体进行交谈，并承认了他的全部人格根源，即他的实体的中央点，没有这个根源就不会有他。

　　图1至图8是从14幅涂鸦画中选出来的。

第三次会见

　　这次会见开始于一幅涂鸦画，在这幅画中，他的敌人向他的灰狗扔了一把刀。敌人是叔叔的儿子，叔叔是他在抑郁期间生活中的一个重要人物，叔叔的声音和军大衣为巫师提供了一些细节，他利用巫师来抵消他的"郁闷时光"。他恨这个堂弟，因为菲利普对这个爱堂弟的父亲有着强烈的爱。

　　第三次会见变成一段平常的游戏时间，我只是坐着，看着菲利普用我的一整套火车轨道在实现一个复杂的计划。每次他靠近我都只是玩火车，而我也没有做心理治疗。我确实没有必要做些什么，除非我能够让治疗发展成一种精神分析性治疗，这要求固定的日常会见时间，持续一年、两年或三年的时间。菲利普的案例中从来没有涉及过精神分析性治疗设置。

在家中治疗的疾病

现在我回到男孩所患的疾病上，在其患病期间他的父母为他提供了庇护所。在此我可以简单地描述一下这个庇护所。这个男孩需要我的个人帮助，但是在许多案例中，心理治疗性会谈是可以被省略掉的，而整个治疗过程是通过家庭来实施的。这样做失去的只是儿童没能获得领悟，但对儿童来说，这决不总是一种严重的丧失。

菲利普在家里被接纳了，并被当成了一个特殊的人物，一个需要被容许病得更重的患病儿童。通过这种方式，我的意思是说一直存在着一种被控制的疾病，而这种疾病将会被容许充分发展。他将会获得每个婴儿在生命开始时的权利，在这段时间里，环境对他的需求做出积极的适应是很自然的事情。

这种情况看起来大致如下：菲利普变得越来越退缩和依赖他人。周围的人说他住在天堂里了。他的妈妈描述他早上连起床都不怎么会了，只能从床上挪到床下，这只是因为有人给他穿衣服。用一种外行的说法，就是这个男孩处于梦游状态。在一些场合下，妈妈试着鼓励他起床，但是他很快变得泪流满面、悲痛欲绝，妈妈就放弃了所有的鼓励。吃饭时，他在自己周围摆满了各种餐具，并独自进食，也不管家里其他人在场。他似乎变得很不文明，吃面包时狼吞虎咽，吃果酱时会洒出来。他机械地吃各种东西，似乎不思饮食，似乎又饮食无度。在进食期间，他处于一种全神贯注的状态。

115

他不断走下坡路，变得越来越不能与自己的身体待在一起，或者对自己的外貌也越来越不感兴趣，但是他通过持续数小时观察他的灰狗，来保持与身体接触的享受。

他的步态变得不协调，到达了退行的谷底，表现为蹦蹦跳跳，手臂像风车的帆一样摇摆，或者表现出东倒西歪，似乎被居住在他自体内部的某些原始力量驱使着，一定不会是行走。当以这种方式不断前进时，他发出了一些声音，他哥哥称之为"大象的声音"。对于他的许多怪异表现和离奇的行为模式，人们无法作出评论。他从一头奶牛身上获得了乳汁，而且他也象征性地从家庭的朴素和简陋中取出了精华。

当父母举办一个鸡尾酒舞会时，有时他会从这种状态中出来，持续一两个小时，然后他很快又恢复到原样。

有一次，他去参加当地的"舞会"时，他对女孩儿的奇怪态度显露了出来。他也会跳舞，但只与一个非常奇怪、肥胖的女孩儿一起跳，这个女孩是当地出了名的"大帆船"，意思是有智力缺陷的人。这期间他痴迷于广播惊悚小说，他的生活围绕着这个，并且他一直在观察他的灰狗。

然后，他的退行到达了谷底。他总是感到疲乏。他起床变得越来越难。他第一次出现了在婴儿期的尿床现象。最后，我发现了一些症状，也促使我选择这个案例来讲述。他的妈妈每天晚上在凌晨3—4点叫醒他，但他通常已经尿床了。他对妈妈说："我很清晰地梦到我尿到了便盆里。"当时，他喝水上了瘾，喝得很多。对此，他说："那很有趣，水非常可口，太好喝了。"

这些现象大约持续了3个月。

一天早上，他想要起床。这标志着他逐渐康复的开始，不再往回看了。症状逐渐消失，到夏天时（1948年）他已经准备好了返回学校。但是，这被延迟了，直到秋季学期时他才返校，此时已经是疾病急性期开始后的一年了。

在第一次心理治疗性会谈之后，他一直没有复发，无论是怪异行为或幻听，还是偷窃行为。

回到原来的学校后，他很快就适应了，偷窃的名声并没有让他无法应对。很快，校长写了一封信，询问发生的所有事情，告诉我男孩已经非常健康和正常。他似乎已经忘记了他在一年前想过要开除这个男孩。

　　在 12 岁半时，菲利普进入了一所知名的公立学校，这所学校要求很严格。在 14 岁时，他的身高达到了 5 英尺 5 英寸，体格健壮，有男子汉气概，热爱户外运动，擅长平常的游戏。他在学业上要比同龄人超前一年。

116

总　结

　　从儿科医师的角度看，他们并不特别关心心理学内容，他们一定会忽视症状的意义，而且一定会尽力治愈症状。但是，我确实要求这些儿科医师要相信心理学家的观点，就像心理学家要信任儿科医师在婴儿生理学、脱水生化学、血液分类及脑肿瘤早期诊断方面的专业知识一样。两个学科应该彼此借鉴不同的健康观点，从而成为一个不一样的儿科医师。

　　如果儿科医师接受有关遗尿症的咨询，当他知道孩子最大程度的退行这一观点时，他会怎么样？通常妈妈并不知道当时发生了什么，孩子也不知道。在菲利普的个案中，疾病是一个特别满意的设置，让他充分发展并达到自然的结局。不去处理尿床背后的退行性需要，而试图治愈菲利普的遗尿症，无论如何都是徒劳无益的。

117

第 10 章

一个家庭管理的案例[1]
（1955）

在儿童精神病学中，不是所有案例都与社会工作者有直接的关系。我之所以提供凯瑟琳（Kathleen）这个案例，是因为尽管她是由我亲自接诊的，但并不是主要通过心理治疗来进行处理的。这个案例的全部工作都由其妈妈和整个家庭来承担，而且在女孩家里所做的为期一年的工作，其结果在相当大程度上是成功的。她的整个治疗必须从我这里获得管理方案，这意味着我必须每周会见妈妈和女孩10～20分钟，一直持续了数月之久。

在首次会见时，就这个女孩的病情的精神病理学方面，我能够得出相当明确的结论，以及对父母帮助女孩渡过难关的能力方面，我形成了初步的意见。

女孩被转介给我，按照我的计划，我先让她住进了周边的旅馆。那些最初接触个案的人们并没有想到，在特定的条件下，自发性自愈可能会在一段时间内发生。重要的是，在首次会见时的详细病史采集中，我能够对症状学的过程形成了一个发展图，并据此很清楚地了解了疾病已经达到过的高峰状态，而且在咨询期间疾病可能已经朝着一种改善的倾向发展了。这个症状学发展图中存在一个急性神经症性焦虑的高峰，随后是不断增加的痛苦，最终疾病发生了质的改变，以至于女孩处在了一种精神病性存活的方式中。紧接着神经症急性期之后，姐姐告诉了她一个故事，在这期间她已经开始感到不安了，原因是她要在最喜欢的婶婶的婚礼上当伴娘。急性精神病性紊乱的发生时间大致与婚礼的时间相吻合。

我很好奇地发现她的病情已经开始有所改善了，并极其详细地观察了这种情况，我发现这个家庭已经变成了一所精神病医院，家庭把自己变成了一种偏执性组织，而这是一个非常适合这个偏执的、退缩的孩子的家庭。一开始，这个女孩只有让妈妈守在自己身边，她才能应付得了 *118*

生活，但是，在接受咨询的时候，妈妈已经能够离开这个孩子数英尺，在这个范围内，孩子也不会出现急性痛苦的困扰了。我发现，妈妈虽然没有接受过多少教育，实际上也不是很聪明，但她把家庭管理得非常出色，她很有兴趣知道她和家庭为什么会变成这样一种奇怪和异常的状态。事实上，直到孩子准备好了回家并逐渐恢复正常为止，她一直把家庭维持在一种精神病院的氛围。随着孩子偏执性防御组织的消失，家庭也逐渐恢复了。我与当地的卫生服务机构有合作关系，我要求他们任何人都不要去访问她们家，整整一年时间全部由我负责，以此来简化妈妈的工作。

因此，恰恰是管理而不是直接的心理治疗，将这个孩子带回到了正常或接近正常的状态。在与孩子每周一次的会见中，我们完成了一些直接的工作，然而，我当时根本没有空余时间来为她进行治疗，每周一次的会见是必不可少的最低需求。在这些简短的接触中所做的工作，其实并不是治疗的主要部分，也不是治疗的必要部分，事实上，它是一种有用的补充。

凯瑟琳是在6岁时由乡村儿童指导诊所的精神科医师转介给我，转介信上这样写道："她最近变得很抗拒，自言自语，盯着天空发呆，拒绝与妈妈合作，但又拒绝与妈妈分开。"

我根据当地精神病学社会工作者提供的报告，在见过她妈妈以后，我记录了以下的个案病史：

妈妈：表面上很镇定。现在处于极度焦虑当中，对如何处理这个小病人不知所措。

爸爸：情绪饱满和健康。

兄弟姐妹：帕特，11岁，一个聪明、健谈的孩子。患者，6岁。西尔维娅，20个月，一个很可爱的孩子。

凯瑟琳接受母乳喂养 3 个月，然后她很容易就接受了奶瓶喂养，接着开始吃主食，她自己吃饭也没有问题。她在大约 12 个月时开始讲话，还算比较早。她在 16 个月时学会了走路，正常养成了清洁的习惯。妈妈将这个孩子的婴儿期发育与其他两个孩子做比较，毫无疑问，她是落后的。

凯瑟琳没有患过重大的躯体疾病。她在医院接受过大拇指的手术，但似乎并没有被这次经历所吓倒。最近她抱怨头痛，面色苍白。她在婴儿期出现过尖叫发作，这有一点儿超乎正常，与其他两个孩子的管理相比，父母已经给了这个孩子更多的照顾。他们发现，她需要更为亲密的适应。换句话说，她属于敏感类型。可以观察到的是，她需要别人很快地对她的提问做出回应，否则她可能会发很大的脾气。她总是高度神经过敏，需要被小心地对待。但可以说，她处于正常限度内，聪明、愉快，能玩，也能建立良好的人际关系。

当她 5 岁上学时，她就很不喜欢上学，但又是相当通情达理的。她表现得很讨人喜欢，很友好，而且她"能够通过思考问题来应对挫折感"。在咨询的前几周，她还能上学，后来她的病情开始加重。

在家里，她喜欢帮妈妈做家务，并从 4 岁时就做得很好。她喜欢与她的小妹妹一起玩，将她的书摆放得很整齐，不喜欢她的书被小小孩弄乱或撕坏。她很喜欢洋娃娃，爱去星期日学校。她似乎很喜欢小妹妹，并喜欢为她做一些事情。

凯瑟琳出生于一个普通的工人阶级家庭。爸爸从事废铁收购，生意很好。他从一块土地开始，买了一辆大篷车作为家，最后才有一间乡村小屋和一辆小汽车。妈妈是一个很好的女人，不那么聪明，但能够理智地管理自己的生活，而不试图追求额外的东西。她来自一个智力有限的家庭，爸爸的家族里有一个患癫痫的叔叔。

119

在与凯瑟琳首次会谈咨询之前的数周，她在最喜爱的婶婶婚礼上担任伴娘。婚礼的时间与她发病的时间非常接近。她曾对婶婶说："这是我的婚礼，不是你的。"这不只是一个玩笑话，事实上这标志着她痛苦的开始。作为一个旁观者，她能在婶婶的位置上看到她自己，但是不能应对这场婚礼。同时她也开始产生被迫害妄想，起初程度还比较温和；她努力让每个人保持微笑，因为她总担心别人的表情变得可恶。很快，人们的微笑也不够了。然后，更迅速地出现了一个显著的变化，她的老师说在过去的几周内，当跟她讲话时，她没有什么反应，甚至喊她的名字数次她也听不到。她总是坐在那里，一直盯着前方，完全沉浸于其中。有一两次她在学校拒绝脱下帽子和外套。现在，她画蜡笔画也不能认真了，有时她会乱涂，写错字母，而在以前她并没有这样的问题。

120

急性疾病的发作

此时，她11岁的姐姐，事实上也受到了这场即将到来的婚礼的影响，而且在这个孩子的内心冲突方面产生了某种确定性的影响，这一点与凯瑟琳类似。姐姐给凯瑟琳讲了一个可怕的故事。凯瑟琳非常喜欢婶婶，而她人格中的女性面向一直很认同她的婶婶，但她还必须处理自己人格中更加困难的其他面向，即她对婚礼上那个男人的认同。她很了解他，也很喜欢他。基于她对她自己母亲的认同，以及她对自己父亲的爱，如果事情进展顺利的话，她是能够处理这些事情的。我们可以说，她有两个潜在的梦想：一个是她自己作为一名伴娘，与新娘认同；而另一个是她的男性面向，这是她人格中与新郎竞争的自然面向。这个竞争者已经在她内部死亡了，那时她的姐姐（也陷入了相同的内心冲突中）正好向她进述了一个广播节目中的可怕故事，故事中一个男人被杀死了，血液溅得满地都是，这对她来说是一个非常严重的事件。

对婚礼激发出的焦虑和各种冲突，她已经形成了很有用的防御，而她的男性身份认同的需求被压抑了。但是，现在要她去应付一个她无法忍受的梦想被突破的威胁，而这个梦想本属于与男人的竞争，于是她不得不组织新的和更原始的防御。从此，她开始变得退缩和偏执。这种重新组织防御需要时间，而姐姐所讲故事的即刻效应是让凯瑟琳产生了非常严重而明显的焦虑情绪。因此，凯瑟琳进入了急性神经症性疾病的初期：她发展出了对上床睡觉的极端恐惧；她反复询问地板上是否有血；她反复说："妈妈，妈妈，他要来杀死我吗？我没事儿吧？你把门锁好了吗？"最后，她终于平静下来，睡着了。

在急性焦虑期过去后，她恢复了健康，在一段时间内表现得相当正常，但是，大约一周后，当她从学校返回家时，她开始奇怪地谈论一个男人，她说这个男人想要把她带到水中。她说，所有与这个男人一起进入水中的孩子都会获得新衣服。这时候她已经变成了一名精神病患者。

从现在开始，她已经绝不是她自己了，越接近举办婚礼的时间，她就病得越严重，实际上这种患病形式提示她患的是一种需要住精神病医院的疾病，而不是精神-神经症性疾病。她呆坐着，眼睛茫然地盯着天空，拒绝答话。一天早晨，她看到了姐姐和朋友，似乎感到很恐惧，她向妈妈吼道："把他们带走。"她说，他们的脸看起来好可怕和丑陋，她实在看不下去了。她出现了明显的幻觉。一走到大街上，她就吼道："让所有人走开。不要让他们出现在我周围。"她变得完全沉浸在自己的世界中。如果要求她做一项简单的事情，她似乎不能理解这个要求，并会处于一种激情状态，说："在哪儿，你是什么意思？你在耍我，让我再次失去记忆。"她时常叫喊并出言不逊，露出极其恐惧的表情。她经常说，她恨她的妈妈，想要马上离开。曾有一次她将自己身体对折起来，好像处于极度痛苦之中，对她妈妈说："你在我的肚子里说话，你在伤害我。"她经常说起一个男人："他和我在一起。我要与他一起生活在一间小屋内，你们不会来的。他要来带我走了。"有时她会通过无线电波识别出这个男人的声音。她好像在看着这个男人，呆呆地盯着天空，好像出现了幻觉，并叫喊："他已经完成了。"如果给她糖，她会把糖握在手里，好像不知道要怎么处理这些糖果似的。

她现在对任何一种游戏都不感兴趣，她会把玩具扔到一边。她也不关心小妹妹是否会在她的书上乱画了。她不想出去或去玩滑板车。她总是跟在妈妈身边，不让她离开自己的视线。她每天晚上上床睡觉时都会哭，想让父母亲有一方与她待在一起。一提到她就读学校的名字，她就无法忍受，每当听到时她就会捂住自己的脸。当她要与爸爸一起出去时，她会犹豫不决，只想与妈妈在一起。她根本离不开妈妈。只要接近妈妈，她就会变好，但是没有妈妈陪着她1～2小时，她就无法入睡。她甚至会在凌晨2点起床，去找妈妈，她表现得坐立不安，不能睡觉。现在她还没有做过噩梦（在患病之前，她总是整天整天地睡觉）。

有一段时间，她不愿看到她的姐姐。然而，她利用小妹妹来体现她自己正常的一面，当她患病时姐姐会带着她到一些地方，就像其他类似父母会利用一只猫或狗或鹅一样。虽然她曾经很喜欢洋娃娃，她会把它们小心地放在她的床上，而现在她却把这些玩具放在一边，让小妹妹去玩。她现在对小妹妹的喜爱混合着一些焦虑的情绪，因为她总是摸着小妹妹的脸，说："她还好吧？"这让小妹妹很恼火。

她还完全放弃了画画。尽管妈妈总是很小心地密切关注着她，并迅速地帮助她，但也无济于事。她过去喜欢去星期日学校，但现在也不去了，因为她不愿离开妈妈。她过去与妈妈一起去教堂，但是对此她很厌烦而不是喜欢。她无法忍受那里的人。

急性疾病的过程

对各种细节的详细检查显示，这个女孩的精神紊乱开始于与兴奋相关联的平常敏感性的夸大，而这种兴奋显然与婚礼安排有关。在听了姐姐讲的广播故事之后，她突然出现了一个焦虑高峰。之后，她的精神状态有一些平复，但一周过后，这个一直持续到婚礼结束的疾病发展到了精神病性阶段。又过了一两周，疾病的严重程度逐渐趋向于减轻，尽管这种改善很轻微并呈渐进性，但仍能保持稳定，过了一整年，这个孩子才得以恢复。

在她疾病最严重的阶段过后，我出现在她的精神状态有了轻度改善的时候，而我必须询问我自己，究竟是什么导致她有这种改善。是因为婚礼已经结束了吗？或者有什么其他事情出现起到了帮助作用吗？不管怎样，我已经形成了这样一个观点，我不可能把这个孩子带走，也不可能让她住进一家旅馆并为她提供治疗，因为我不可能找到一个地方能整天看着她。这时候，我开始思考这样一个问题：让她就住在自己家里怎么样？我发现这个女孩的家庭已经为了她变成了一所精神病院。其实她的父母已经作出了安排，他们不让任何其他人来到家里，因为孩子非常害怕敲门的声音。他们告知牛奶配送员可以把牛奶放在门外，不要靠近门口。他们也对邮递员和送煤工提出了类似的要求。他们甚至暂时不允许亲戚来访，等等。整个家庭都参与了对女孩的照顾。世界上有什么样的旅馆能完全做到像家庭这样吗？

我必须问我自己，我能够为这个女孩提供比她家里更好的照顾吗？我确定我做不到。于是我向她妈妈解释她所做的这一切的重要意义，并且询问她是否能继续这样做下去。她说："现在你告诉了我正在做的是什么，我就能继续这样做。可是那将会持续多久呢？"对于这一点，我必须回答："我不知道究竟要持续多久，但是我可以确定地告诉你至少要持续几个月之久。"

从此，我帮助这个母亲来完成她的工作，我写信要求当地的卫生服务机构不许任何人访问她的家庭，当地诊所和学校的工作人员都非常合作。当孩子开始恢复的时候，学校的后勤工作人员成了这个家庭第一位受欢迎的人，而且恰恰是那个最近偶然发生的事件中死亡的那个男人引发家庭出现了一个巨大的缺口，他们是如此亲密，以至于所有人都变成了这个男人。在这个虚构的偏执性系统中，孩子逐渐能够放下自己的偏执性退缩。她不再是只有抓住她妈妈的时候才能忍受生活，而是在离她妈妈几码远的地方就能变得比较正常。值得注意的是，孩子和成年人都要调整自己来适应孩子的需要。要形成一个相当稳定的生活圈，在其中孩子能够感受到扩大了的安全感，这种安全感要一直延伸到房子那么大的空间，甚至更大的范围。

保持接触

一直以来，虽然这样做会打断把家庭作为一个封闭系统的构想，但是妈妈仍会每周带孩子到我的咨询室一次，跟我进行一个简短的会见。每次会见时我都会向妈妈解释正在发生的事情，我也会给孩子机会让她表达抗拒。她会拒绝进入我的游戏治疗室。她看上去野蛮而又充满挑衅，大多数情况下她只是站在妈妈身旁，顿足，吐口水，诅咒，骂脏话。她就像一个野蛮的动物。有时她会说"闭嘴，我要狠狠地揍你"，或说"不，不，不"。我很难描述她对我的排斥和拒绝有多么强烈。在几次会见之后，这个孩子容许自己在离开咨询室之前快速地观看一下游戏治疗室。以这种方式，她知道了我这里有不少玩具，而过了数周之后，她甚至会触摸其中一个玩具。有一次，尽管她拒绝从我手里接过一个纸卷，但当她离开时，她从大街上抬头看向我的窗户，当我从窗户扔下一个纸卷时，她捡了起来并把纸卷带回了家。孩子能够接受每次来拜访我，并把每次拜访作为离开家的一次远足，这也是她唯一能够忍受的一种生活。她在许多次这种简短的拜访中，逐渐恢复了感知觉，并开始慢慢接受我了。

因为有一个假期，间隔了很长一段时间，我都没有见到她。此后相见，我发现孩子大为改善了，我不用继续见她了，但我建议父母亲和学校，以及社会工作者，都要容许这个孩子的康复慢慢而自然地发生。

之后，她又出现过一次疾病发作，那次发作是当她被要求与已婚的婶婶和叔叔待在一起时发生的。婶婶不能接近她，而且她以象征的形式重新进入疾病状态并持续了几周。全部症状都又出现了，但过了几周之后，一次新自发性恢复又发生了。

从疾病发作开始，之后过了 15 个月，她返回了学校。老师说，她的学业显然已经有些落后了，但他们还能接受她，几乎还能像以前一样对待她。

两年之后

大约两年之后，在她 8 岁时，她对妈妈说："我要去看看温尼科特医生，我想带着我的小妹妹去看他。"我安排了这次会见，当她走进我的房间时，她显然知道想往那里去，她把我的那些玩具展现给小妹妹看。我以前不能确定，她是否真的已经注意到了这些玩具。小妹妹玩了一个完全不同的游戏，很正常地玩玩具，而我分别同时关注着这两个孩子的游戏。凯瑟琳的游戏是在建造一条很长的路，使用了当时我放在房间里的许多小玩具房子。她显然是想要一个解释，我能给她的解释是，她正在做的事情是把过去与现在连接起来，把我的房子与她自己的房子连接起来，把过去的体验与现在的体验连接起来。这是她来的目的，而且也让我知道了，她为了展示自己的正常部分已经利用过小妹妹了。在她康复期间，她惭惭地从小妹妹那里得到了她的正常自体，并与她恢复了正常的关系。

我得知，在因婶婶不能与她待在一起而出现挫折之后的那段时间里，妈妈已经感受到了她必须让孩子与自己分离，因为在她们（妈妈与凯瑟琳）之间已经发展出一种关系，这种关系的形成是基于对疾病的管理，而不是基于作为一位妈妈，而且这种关系是不可能完全被打破的。因此，妈妈冒着风险将孩子送到其他亲戚那里。假期回来之后，凯瑟琳似乎表现得相当正常，睡眠很好，能玩游戏，也能与人分享感受，不再轻易发脾气，比生病以前还要好。

进一步随访

最近我要求了一次友好的随访性会见。妈妈非常乐意地过来了，带来了 3 个孩子。最大的姐姐，现在 19 岁，非常聪明，受过良好的教育，有了一份很好的工作，穿着很有品位。

西尔维娅，现在 9 岁，生长发育良好。

凯瑟琳，现在 13 岁半，表现得非常正常，但稍微有点紧张，没有她姐姐那样充满活力的聪明劲儿。她见到我很高兴，以一种成熟的方式来与我讨论生活。在学校，她学业顺利，但她现在并不擅长算术[1]，其他学业方面大约处于中等水平。我了解到，她尽管朋友不多，但还是很受欢迎的。她已经开始接受刺绣培训，她的老师说她们有理由相信她会去学习刺绣，并且会做得很好。

因此，我可以说她已经恢复了健康。我以自己的方式帮助了她。她

1　在她13岁10月龄时的智力测试显示她的IQ为91。

的父母亲做了主要的工作，他们不需要很聪明就做到了。他们必须要认识到，父母针对生病孩子的需求而做出暂时的特别适应是相当有价值的。

一些理论性思考

让我们来对神经症性疾病与精神病性发展障碍进行一下比较。她人格中对男性方面的认同中间存在的某些冲突（同性恋方面的冲突）是她无法意识到的，因此她无法在她的男性自体与未来的叔叔之间建立一种令人满意的关系。因此，婚礼情景可能会给她带来潜在的创伤。那个可怕的故事又将这种冲突公开化了，以至于她感受到了严重的焦虑。在这个阶段，个体心理治疗会有帮助。当婚礼日期越来越近时，孩子发展出了一种更为严重的防御。她患上了精神病，变得退缩了，她退回到了自己的内部去关照自己，并沉浸其中。这让她处于一种脆弱的位置，因为她再没有多余的精力和时间来应对外在世界了。换句话说，她变得偏执了。

125

当这种附加的精神病性防御组织已经形成的时候，他们找到了我并要求治疗。如果我以一种给孩子提供更深层次治疗的姿态出现，而不仅仅是让她来这里发泄愤怒的话，那么我的治疗室将会逐渐发展出与精神病院一样的氛围，而实际上这种氛围是可以在她自己的家里发展出来的。但是，我并没有为她提供这样的治疗，她的父母亲可以在我的帮助下调整并提供一种她能够待在里面的设置。她可以与自己的（被调整了的）家庭认同，因为这个被调整后的家庭有能力承担她自己的防御形式。

总　结

这是一个儿童精神病学的案例，在这个案例中，一个工人阶级家庭能够照顾一个患有精神病性疾病的孩子度过 15 个月的时间。父母对患病的孩子进行了最低限度的个人照护，我采用了管理的方式来帮助了他们。我实际上总共花在这个案例上的时间不超过数小时，持续时间共有几个月。

或许这个案例可以帮助儿童照护工作者尝试去理解，当儿童在积极使用养育或收养父母或者寄宿学校时，其中正在发生什么（参见 Clare Britton，1955）。

126

第三部分

第 **11** 章

躁狂性防御[1]
（1935）

1　本文于1935年12月4日在英国精神分析协会上宣读。

就我自己的特定情况而言，随着我对内在现实的领会逐步加深，我对克莱因女士提出的"躁狂性防御"这一概念的理解也正在得到扩展。三四年前，我将"幻想"（fantasy）与"现实"（reality）进行了对比，导致一些非精神分析取向的朋友告诉我，我对幻想这个词的使用与这个词的日常使用有所不同。对于他们提出的异议，我回答说，这种词汇的误用是不可避免的，因为（就像精神分析学家对"焦虑"一词的使用一样）发明一个新词并不比对一个旧词赋予新意更加容易。

然而，我逐渐发现，我更多是在正常意义上使用幻想这个词。而且，与其说我是将外在现实与幻想进行对比，不如说是将外在现实与内在现实进行对比。

在某种程度上，我所表达的这个观点有点吊诡。因为如果人们对"幻想"一词（在意识和无意识上）足够尊重，那么我们转而使用"内在现实"这个术语也就轻而易举了。但是，对一些人来说（比如我），术语学上的这一转变涉及对内在现实的一种深度信任。[1]

这个开头与文章标题"躁狂性防御"之间的联系在于，一个人的躁狂性防御的这一部分无法体现出内在现实的全部意义。一个人尊重内在现实的能力是起伏不定的，而内在现实与他自己的抑郁性焦虑息息相关。这样产生的效果是，在分析实践中的某一天，主要采用躁狂性防御的病人，将要呈现的材料就是对抗分析师当时所做的解释，不过，对于这次分析中自由联想的记录，第二天读来可能会很好理解。

129

---

1 "精神现实"这个术语，没有涉及任何幻想的成分；而"内在现实"这个术语，假设存在着一个内部和一个外部，因此，它们之间存在着一个界膜，属于我现在所说的"精神—躯体"（1957）。

这种新的理解要求我们重新叙述"逃入现实"这一概念（Searl，1929），逃入现实是指一种从内在现实而不是从幻想中逃出来的现象。内在现实本身就是以幻想术语来描述的，不过它并不是幻想的同义词，因为它常常是指示幻想的，使幻想具有了个性化和组织化，并且与个体婴儿期的躯体体验、兴奋、快乐和痛苦有着历史性关联。幻想是个体努力应对内在现实的一部分。我们可以说，幻想（幻想化）[1]和白日梦都是对外在现实的全能控制。对现实的全能控制意味着对现实的幻想化。个体在逃离内在现实的努力中，通过被复杂化的全能幻想抵达了外在现实。

瑟尔（Searl）女士在"逃入现实"（The Flight To Reality，1929）一文的最后一段中写道："……在危险的情境中，（儿童）总是想要与理想化的、爱着的和被爱着的父母在一起，不用害怕与父母分离；同时，儿童又想要在怨恨中摧毁严苛而无情的父母，因为是他们将儿童暴露在了未被满足力比多的紧张状态中，这种状态对于孩子是极度危险的。也就是说，在全能幻想中，孩子不仅会吞噬严厉的父母，也会吞噬慈爱的父母……"

我认为，这段论述忽略了对被孩子感受为内在的客体关系的认知。我们面对的似乎不只是一种对于好和坏父母合并的幻想，还面对这样的事实：孩子对于其内部一直都在发生的施虐性攻击，在很大程度上是无意识的。同样的原因，这对孩子对于其与外部的父母关系的一直运作也是无意识的。这些施虐性攻击包括：对好的或者相爱的父母的攻击（因为与父母幸福地在一起会让孩子受到挫折），对因为恨而变坏的父母的攻击，对这些坏客体的防御现在也威胁到了孩子的自我，他们试图从坏客

1　我现在会使用"幻想化"（fantasying）这个动名词（1957）。

体中拯救出好客体，试图运用坏客体去还击坏客体，等等。

　　全能幻想与其说是内在现实本身，不如说它是对接受内在现实的一种防御。在这个防御中，个体发现可以逃入全能幻想中，然后从某些幻想中逃入另一些幻想中，按着这个顺序，最后再逃入外在现实中。这也是我为什么认为，我们不能将幻想与现实进行对比。在一般有关探险的书籍中，我们经常可以看到，作者是如何逃入童年时代的白日梦中，然后在这一逃入过程中又是如何利用外在现实的。他没有意识到他已经逃离了这种内在的抑郁性焦虑。这可以确切地说，他走向了一种充满意外和冒险的生活。但是他留给读者的印象仅是一种相对肤浅的性格特征，恰恰是出于这个原因，这个冒险家作者不得不将他的生活建立在否定个人内在现实的基础上。我们可以松一口气了，可以从这些作者转向那些能够忍受抑郁性焦虑和怀疑的人了。

130

　　在分析的过程中，我们有可能探查到病人在行为上和幻想中躁狂性防御的逐渐减少。随着分析的推进，其结果是抑郁性焦虑不断减轻，对好内部客体的信念也不断增强，躁狂性防御的强度和必要性都在逐渐减弱，同时它的证据材料也在逐渐减少。

　　我们可以将全能控制、控制感及自我贬低的减少与正常状态联系起来，也可以将这些与日常生活中采用的某种躁狂性防御联系起来。举个例子，在音乐厅里，舞台上的舞者开始表演，这些舞者经过一次次的训练，表演得生动活泼。我们可以说这就是一个原初场景，是一种表现癖，是一种肛门欲望控制，是一种对纪律的受虐式服从，是一种对超我的反抗。迟早会有人这样说：这就是生活。这种表演想要传达给我们的观点，难道不就是一种对死亡的否定，一种对抑郁的"内在死亡"想法的防御吗？而性欲化反而成了其次的。

　　想想无处不在的无线电波给我们带来了怎样的影响？想想生活在像

伦敦这样的城市——噪声从未停止，灯光从未熄灭，这又是一种什么感觉？这些都说明了人类通过现实来对抗"内在死亡"可以获得一种安心，也证明了人类正在使用一种可能是正常的躁狂性防御来获得一种安心。

同样，为了解释报纸上"宫廷要人"栏目的存在，我们必须假定皇室和贵族成员有一种普遍的需要，他们希望获得安心，从而不去考虑疾病和死亡，而报纸上发表的可靠消息可以带来这样的安心。但是，我们无法获得一种安心，使在人类内在现实中的相应人物形象不被摧毁和瓦解。我们无法通过一句简单的"天（神）佑吾王"，就将国王解救于我们每个人内心中对他所忍受的无意识之恨。虽然我们可以说，在无意识幻想中，我们将国王杀死了，而我们有一种从我们的幻想中把他拯救出来的愿望，但是这样就滥用了幻想这个术语。我更愿意这样说，在我们的内在现实中，我们一直都在烧杀抢掠我们"内化的父亲"，而且我们希望通过一个真实的可以被帮助和拯救的人，将那个"内化的父亲"个性化。"国丧"就是一种强制性的程序，它对哀悼活动的常态性表达了一种敬意。而在躁狂性防御的状态中，哀悼是无法被体验的。

"宫廷要人"栏目专门预报和报道贵族成员的行踪与活动。而在这里，我们可以透过简易的伪装看到那些代表着内部客体的人物角色的全能控制。

真相是，我们几乎不能抽象地讨论，这类行为是一种凭借现实的正常安心，还是一种不正常的躁狂性防御。然而，在分析病人的过程中，我们可以就所遇到的防御的使用进行讨论。

在躁狂性防御状态中，一种与外部客体的关系会被用来试图缓解内在现实中的紧张。但是，躁狂性防御的特点是，个体不能完全相信那些否认死亡的热烈和活泼的现象，因为个体不相信他自己有客体爱（object love）的能力，因为只有当摧毁被承认之时，制造出来的好客体才是真真切切的。

我们对目前称作的躁狂性防御的这个术语比较难以达成一致意见，这可能与躁狂性防御自身的性质有直接关系。我们必然会注意到，"抑郁"这个词不仅在日常通俗语言中被使用，而且使用得相当准确。在这种情况下，我们就不可能看到伴随着抑郁而发生的内省了吗？事实是，对躁狂性防御来说，在临床上没有一个日常用语可以与其伴随的自我批评的缺乏联系起来。恰恰是因为躁狂性防御的这一性质，我们不应该期望，在躁狂性防御运作之时可以直接通过内省来了解它。

只有当我们抑郁了的时候，我们才能感受到抑郁。同样，只有当我们处于躁狂性防御的状态时，我们才最不可能感受到我们正处在对抑郁的防御之中。在这个时候，我们最有可能感觉到的是得意、高兴、忙碌、兴奋、诙谐、全知全能、充满活力，而同时，我们才会减少往常对严肃事务的兴趣，减少往常对可怕的恨、摧毁和杀戮的兴趣。

我并不想坚持认为，过去所作的精神分析[1]没有抵达最深处的无意识幻想，对于这个幻想，（遵循弗洛伊德的观点）我现在称之为"内在现实"。在学习精神分析技术的时候，我们被教导要在移情中进行解释。对移情的全面分析将会导致对内在现实的分析。但是，对后者的理解需要我们很清晰地理解移情。

1　例如，在克莱因之前的精神分析中。

躁狂性防御的特征

现在我要对躁狂性防御的特征进行进一步的考查。躁狂性防御的特征是全能的操纵或控制，以及轻蔑性贬低；这种防御的组织涉及了附属于抑郁的焦虑情绪，而这种抑郁情绪是一种心境，该心境是由交织在内部客体关系之中的爱、贪婪和恨而组成的。

躁狂性防御通常表现为几种不同的，但又相互关联的方式，它们是：

否认内在现实。

从内在现实逃入外在现实。

使内在现实的人保持在"休眠状态"。

通过特定的相反感觉，如轻松、滑稽等，来否认抑郁的感觉，也就是否认沉重、悲伤。

为了对抗死亡、混乱、神秘等此类属于抑郁位置的幻想内容中的各种想法，几乎运用了所有的对立面。

132　　否认内在现实。我曾经提到，我们对最深层的无意识幻想的认识被耽搁了，我自己对此负有责任。从临床现象来看，我们与其说是否认，不如说是与否认有关的兴高采烈，或者是对外在现实的一种不真实（非现实）感，或者是一种对重要事情的漠不关心。

还有一种类型是对内在现实的部分承认，这值得我们在此进行讨论。然而，有些人不承认居住在其内部的人是他们自己的一部分，我们可以从这些人中发现关于内在现实某些方面的令人惊讶的深层次认识。一位艺术家感觉一幅画好像是他内在世界中某个人的作品，或者一位牧师感觉上帝似乎在通过他自己的身体说话。许多人过着正常或有价值的生活，却感受不到属于他们的最美好事物是由他们自己创造的。他们骄傲和快乐地做着一位受爱戴的人的代理人，或是上帝的代理人，却否认这都是他们自己创造出来的内部客体。我认为，我们已经探讨过许多类似的对坏的内部客体的否认，而较少关注对好的内在力量和客体的否认。

事实上，这种讨论是有实践意义的，因为在对最满意类型的、有宗教信仰的病人进行分析的过程中，似乎在一种承认内在现实的共识性基础上与病人进行工作是很有帮助的，而且，由于对抑郁位置的分析减少了病人的焦虑情绪，这有助于病人自然地理解和认识到他的"上帝"的个人化起源。如果一位分析师认为病人头脑中的"上帝"只是一个"幻想的客体"，那么这必定是十分危险的。使用这个术语使病人觉得分析师似乎在贬低他的好客体，实际上分析师并没有贬低的意思。如果病人是一位艺术家，那么类似情况可能也会发生，病人可能会认为分析师贬低了他灵感的来源，而在对病人向我们介绍的他们内心的人物和想象性同伴进行分析的过程中，也要警惕这种情况的发生。

从内在现实逃入外在现实。这种方式在临床上有好几种类型。有些病人利用外在现实来表达幻想；有些病人做白日梦，全能控制现实，但他们也能意识到这种控制；有些病人尽可能地开发（剥削）性欲的身体方面和性欲；有些病人则不断地开发（剥削）各种内部的身体感觉。最后列举的两种病人：前者被称为强迫性手淫者，这种病人通过自体性欲活动和通过强迫性异性或同性行为来获得满足，从而缓解精神紧张；后者被称为疑病症者，他们通过否认幻想的内容来容忍精神紧张。

休眠状态。在这种防御中，病人控制着已经内化的父母，把他们保持在生与死之间的状态，因此，在某种程度上，内在现实（包含着面临威胁的好客体、坏客体和碎片化客体，以及具有危险的迫害者）的危险性（在无意识层面）得以承认，并且正在得以处理。这种防御并不能令人满意，因为在对坏的内化父母全能控制的同时也阻断了所有的好关系。此时，病人感到自己的内心了无生机和死气沉沉，并认为这个世界黯然失色。我的第二个案例将证实这一点。

133

对抑郁情绪某些方面的否认

　　运用对立面来获得安心。后面谈到的两种防御可以放在一起来讨论。为了说明我的观点，我列举了一系列的对立面。处于躁狂性防御状态中的病人，在他们全能幻想和全能控制的外在现实中，普遍地使用了这些对立面。有些对立面使用得更普遍，以至于全能和贬低明显相对少了。

空虚的	充足的
了无生机、死气沉沉	活力十足、生长的
静止的	移动的
单调灰色的	丰富多彩的
黑暗的	光亮的、明亮的
一成不变的	不断变动的
缓慢的	迅速的
内部的	外部的
沉重的	轻盈的
下沉的	上升的
低沉的	高昂的

悲伤的	欢笑的、高兴的
抑郁的、沮丧的	轻飘飘的、兴高采烈的
庄重的	滑稽的
分离的	结合的
正在分离的	正在结合的
无形的	有形的、相称的
混乱的	有序的
不和、失调的	和谐、协调的
失败的	成功的
零散、破碎的	整合、完整的
未知、神秘的	已知、理解的

在这里，关键的词语是了无生机、死气沉沉和活力十足——移动的——生长的。

抑郁的——上进的

我希望再花一些时间仔细地说明一下我特别感兴趣的一种防御。

当我寻找一个可以用来描述对抗抑郁位置的所有防御的术语时，我遇到了一个词语：“上进的”（ascensive）。J. M. 泰勒（J. M. Taylor）教授建议我用它来作为抑郁的一个反义词（对立面），他认为“上进的”这个词比“繁荣的”（buoyant）一词更好，后者适合作为证券交易报告中的“萧条的”（depressed）的反义词。

134

在我看来，我们可以使用“上进的”这个词，它使人们关注到对抑郁某个方面的防御，而抑郁的这个方面通常意味着一种“沉重的心情”“绝望的深渊”“沉没的感受”等等。

我们只要去考虑这样一些词语："墓穴"（grave）、"重心"（gravity）、"重力"（gravitation），或是"轻松"（light）、"飘浮"（levitation）、"轻浮"（levity），这些词汇中的每一个都有双重含义。"重力"（gravitation）一词有"庄严、严肃"的含义，但它也被用来描述一种物理作用力。"轻浮"（levity）有"戏谑、贬低"的含义，同时也可以表示缺乏物理学的重量。在儿童游戏中，我总能发现气球、飞机和魔毯，它们实际上包含了一种躁狂性防御的意义，有时显而易见，有时比较隐晦。而且，头部轻飘飘（light-headedness）[1]是抑郁即将发生的常见征兆，它是一种对于沉重心情的防御，病人感觉到头部就像充满了气体，就要让它飘起来，要摆脱它的烦恼了。在这种有趣的联系中，我们注意到：在大笑时，我们似乎是向别人和自己展示我们的体内有大量备用的气体；而在叹息和抽泣时，我们仿佛是在通过定量的吸气举措显示我们相对缺乏气体。

词语"上进的"（ascensive）让人们注意到了基督教中耶稣升天（Ascension）的重要意义。我曾描述过基督教中的"受难"（Crucifixion）与"复活"（Resurrection），即这是一种象征性阉割，尽管肉体受到了摧残，但随后又奋发而起。如果我向一位基督徒作出这样的解释，必然会遭到抗议。不仅仅是因为这通常是不被允许的无意识的性象征，至少部分是因为这种愤怒的结果一直就有正当的理由[2]，之前我忽视了"抑郁的—上进的"的神话意义。

许多人发现，如果没有宗教的帮助，悲伤几乎就近在咫尺，他们甚至可以在没有共同体验的支持下忍受悲伤情绪，但有时使我吃惊的是，

1　参考兴高采烈（elation）。
2　布赖尔利曾在他的著作中表达过这一观点（1951，第6章）。

我在分析中听到一些人拿宗教开玩笑，这表明他们正处于躁狂性防御之中，他们至今都没有认识到悲伤、罪疚感和无价值感，没有认识到接触这些对个人内在现实或精神现实的重要性。

躁狂性防御和象征主义

我选择的这个主题，无疑是众多治疗方法中的一种可行之道。这一主题中真正使我感兴趣的是躁狂性防御现象与象征主义之间的理论关系。举例来说，"上升的"（rising）具有阳具崇拜的含义，也就是具有勃起的含义。尽管这种含义看似十分明显，但其实它与"上进"或者"对抗抑郁"的象征有着不同的含义。在幻想和游戏中使用的"气球"，象征了母亲的身体或乳房，象征了膨胀的妊娠、膨胀的勃起、膨胀的腹部，这些气球还被用来作为"对抗抑郁"的象征。无论它们取代的是什么客体，在感受上它们都是对抗抑郁的。

"坠落的"（falling）具有一种性的含义，或者是一种被动受虐的含义，它也有一种抑郁的含义，如此等等。

一个女人可能对男人产生嫉羡，而渴望成为一个男人，怨恨自己是一个女人。因为作为一个女人，她易患抑郁性焦虑。她最终用勃起认同了男人，也就是用"上升的"躁狂性防御与男人产生了认同。

在躁狂性防御与性象征之间的这些和其他关系，有待进一步研究。

临床案例

我可以很容易从这个或任何一个星期的案例材料中给出一些相关的细节，这些案例是正在接受治疗的所有病人的十分之一。

我选择了四个案例片段。前两个案例是两个反社会的病人，第三个是一个严重的强迫症病人，第四个是一个抑郁症病人。

第一个病人比利，现在5岁，他在我这里接受了四个阶段的治疗。在我最初接诊他的时候，他只有3岁半，总是表现得焦躁不安，主要兴趣在钱和冰淇淋上面。他有些贪得无厌，以至于无法享受已经得到的东西，于是他开始偷钱。我认为如果没有接受分析治疗，他将会成为一个少年犯，特别是他生活在这样一个家庭中：家中独子，父母情感疏远。在分析的最初阶段，他的行为表现符合这样的诊断："反社会倾向，潜在的行为不良者。"

在分析的过程中，我随机选择了三个游戏。我认为，这三个游戏能够公正地表明他在分析中产生的变化。第一和第二阶段之间、第二和第三阶段之间的分析，都间隔了几个月。

在分析的最早期阶段，即进行第一个游戏之前，我们几乎无法把他的行为看作游戏——最多看作对海盗的疯狂攻击。

在第一个游戏中，他站在一门大炮的炮口处，我发射了这门大炮。他被炮弹带到高空，很快越过欧洲大陆，抵达非洲。在路途中，他用木棍击倒了许多人——在非洲，他从上空解救了以不同方式被奴役的土著人——把他们从树上送到井底，并把他们首领的头砍了下来。

在这一个小时的咨询中，他基本上在玩这个游戏，而且他十分兴奋，所以分析结束的时候，我让他从我三楼的房间坐电梯下去，而他下错楼层去了地下室，之后，他变得十分恐慌，但我并没有感到惊讶。那天他处在兴奋状态中，所以我一直悄悄地跟着他，以便能帮助他克服困难。当他发现我领会了他的异常状态时，他便放心了。因此，当他再次身处困境时，他就比较容易应对了。

在本次咨询结束后，回到家里，他与妈妈之间就发生了一件事。当然，这主要是源自他慢慢被打开的矛盾的两性情感。这件事也标志着他所谓的"躁狂"行为达到了高潮。在时间上，这与我对他抑郁位置的分析有关，并与他由此而产生的悲伤和绝望感有关。随着悲伤情绪的产生，下面的建设性游戏才得以发挥修复作用。

这个建设性游戏让我想起了之前描述过的第一个游戏——关于在飞机上的一系列经历。这个游戏是间隔几个月后进行的。我们又一次飞往非洲，期待敌人的出现。我们从飞机上俯瞰这个世界，嘲笑它的渺小。但是，这次旅行最令人吃惊的是安全保护措施。我们有两本关于如何驾驶飞机或水上飞机的说明书，与直升机一样，我们也有两个引擎，以防某个引擎突然坏掉，同时每人都有一个降落伞。我们有带轮子的起落架，还有一对浮筒，以防突然降落在水面上。我们还准备了大量的食物和一袋金币，以防食物或是物资储备不够。这些各种各样的准备都是为了确保我们能够在旅途中克服所有的困难。

第二个游戏中明显使用了强迫性机制，而且迫害者的地位也被提升了，它们成了另一个国家的飞机，并且能够变成与第三国交战的盟军（这在之后的游戏中体现了出来）。贬低在逐渐减少，无所不能也有所减弱；此外，飞机上的生命不再仅仅被解释为像我们一样能够向下抛掷粪便——它还保留了一种上进的感受，或者一种对抗抑郁的感受。

为了比较这两个游戏，我再描述一下后面这个游戏。

我们建造了一艘船，要开往一个海盗领地。在这个游戏中（我只描述一些主要的细节），我们忘记了自己的目标，因为这是非常美好的一天。我们以一种开心自在的方式，躺在甲板上享受着阳光和彼此的陪伴。有时，我们会跳进水中懒洋洋地游泳。有一些鲨鱼和鳄鱼在水里游动，这偶尔令人不快地提醒我们，它们有着残酷的迫害特质，但这个男孩有一把能够在水中射击的枪，因此我们并不是特别害怕。

我们将一个溺水的小女孩救上了船，并且为她找回了洋娃娃，我们还绕了一些路。船长也给我们带来了一些麻烦：引擎总是时不时地产生故障。我们检查之后发现，是船长把一些垃圾扔进了发动机装置里面。这是什么

船长啊！船长把垃圾清理了出来，我们继续航行，享受阳光和大海。

这个游戏片段与其他两个游戏的比较显示：迫害焦虑得到了减轻（在之前的游戏中，海盗不断带来麻烦），坏客体往好的方向发展（海里曾有许多鳄鱼，几乎都是坏客体），对于善良和温暖的信念（阳光和休假的感觉），幻想与身体体验的贯通（能够在水里射击的枪），船长的背叛行为易于管理，这使他自己变好了（从引擎中清除了垃圾），新的客体关系（尤其表现在新的好客体身上，表现在从海中被救起的小女孩身上，控制良好的沉浮使人感到开心），而且对于冒险的强迫性过度保护也有所减少。贬低也不是这个游戏的特征。

躁狂性防御可以达到忘记危险的程度，但是内部客体善良品质的增加这一事实，也使躁狂性防御的力量有所减弱，同时也带来了一些其他的变化。有一种躁狂性防御是他会使用一种狂躁的方式来处理危险：他向身体内（水下）的迫害者射击，虽然如此，我们还是看到了与外在现实之间的强烈联系，例如，在水下射击与在浴缸里尿尿是有联系的。

在这个游戏中，我既扮演了他想象中的哥哥的角色，也扮演了妈妈的角色。

从临床上来说，比利已经有所改变，越来越像一个正常的儿童了。

在学校里，他能够好好地学习，与老师和其他儿童也能好好相处。但在家里，他的表现就没有那么正常了，他仍然很想要钱，并且容易变得吵闹，尤其在晚饭时他会做出一些过分的行为。但是，他具有讨人喜欢的个性，能够渐渐理解父母的难处，虽然父母之间的关系仍然比较冷淡。他的妈妈自己也有疾病，抑郁且药物成瘾。

＊　　　　＊　　　　＊

大卫，8 岁，是另一个反社会的儿童。因为"性和强迫性如厕"的问题，以及对某些男女同学做过一些奇怪的举动，大卫在开学不久后就被带来见我——作为他被学校开除的替代选择。他是家中独子，他的父亲才华出众，但有些抑郁，有时会不明就里地在床上躺好几天。而他的母亲神经过敏，她自己也承认这一点，她十分担心家里的现实情况。在分析中，他的母亲给了我极大的帮助。

和大多数行为不良的儿童一样，大卫会让与他接触不多的人立刻对他产生好感，但是这种好感只能持续很短的时间。事实上，自我们的治疗开始后，大卫没有做出任何令人不愉快的事，但其他人告诉我，他对长期陪伴感到厌倦，需要并要求有人让他有事可做。他对外在现实情况的了解非比寻常，但这正是行为不良者的典型特征。

138

在治疗一开始，他就对我说："希望我不会使你厌倦。"孩子的父母也曾告诉过我，这个孩子经常使他们感到筋疲力尽，再加上我对一个类似的病人有些经验（这个病人是我曾经治疗过的，我非常理解内在现实），这些都让我做好了心理准备，去接待一个耗费心力的案例。

有一次，当我在一个研讨会上描述如何治疗行为不良的儿童时，恩斯特·琼斯（Ernest Jones）博士针对这个案例提出了一个有价值的问题：

在治疗行为不良的儿童时，治疗师是否会不可避免地感到筋疲力尽？如果是这样，那么治疗这样的病人就存在着一个严重的局限。然而，在那时候，史密德伯格（Schmideberg）博士接待了一个行为不良的儿童，且在分析过程中并没有遇到很大的困难，因此我觉得那时琼斯博士认为我的分析技术出了问题。[1]

大卫想要让我厌倦他的目的很快就显露了出来，但是在这之前，我对他进行了大量的分析。首先，这些小玩具可以让大卫产生一个丰富而有细节的幻想，这些都可以作为我分析的材料。[2]

几天之后，大卫摆脱了那些来自他深层幻想中的焦虑，对外在世界产生了兴趣，比如透过窗户看到的街道、我门外的世界，尤其是电梯。我房间内的东西成了他的内在世界，如果他想要面对我和我房间里的所容之物（父亲和母亲、女巫、幽灵、迫害者等），他就必须想办法控制它们。因为他害怕自己无法控制它们，所以他必须先让他们感到筋疲力尽——他这样做，让我感到他对自己的无所不能有些不信任。在这一阶段，我证实了他的自杀冲动。伴随着让我感到筋疲力尽的需求，他也发展出了一种将我从疲惫中拯救出来的欲望。作为一个严苛的监工，他极力照顾他的下属，使其免于耗尽力气。他为我提供了强制休息的时间。

很快，情况变得清晰起来：实际上是这个孩子在分析过程中变得愈

1　此时，我明白了琼斯博士的评论中暗示了一个十分现实的问题，在后面的章节中我会继续讨论这一主题（见第22章）。

2　克莱因女士引进一些小巧玩具的主意是绝妙的，因为这些玩具可以帮助儿童处理轻蔑的贬低，并且使他们几乎达到了全能控制。儿童可以在治疗的初期通过这些玩具表达自己内心深处的幻想，并且逐渐开始对自己的内在现实产生信任。

来愈疲惫，而分析师变得疲惫的问题随着解释的进行逐渐得到了解决。这个解释就是：他自己的疲惫受制于内化了的父亲和母亲，他们经常相互耗尽对方的气力，也耗尽了孩子的气力。

巧合的是，我让这个孩子在停战纪念日那天上午 11 点来到了我的咨询室。他对停战纪念日的庆祝活动非常感兴趣。与其说是因为他的父亲曾经参加过战争，不如说是他已经发展出了（在接受分析前，又和分析有关）对街道和交通的兴趣，这给他提供了一个并非无可救药、无法控制的内在现实的例子。

139

他满心喜悦地从一位女士那里买了一束花，在 11 点准时来了，他对街上的庆祝活动的每个细节都十分感兴趣。随后是他期待已久的两分钟静默时间。这时，我的周围出奇安静，没有一点声音，他感到十分高兴。"这难道不令人愉快吗！"在他人生的这两分钟里，他好像不再感到疲惫了，因为他不需要使父母筋疲力尽了，他已经发展出了从外在世界中施加的全能控制，而且作为一种完全真实的东西已经被他接受了。

有趣的是，他的幻想在那静默的两分钟里，那位卖花的女士继续卖花[1]，这是唯一被允许的活动。一个更躁狂的、内心无所不能的人将会阻碍所有事情（包括好的事情）。

对抑郁位置和躁狂性防御的分析，减少了他在分析中极度兴奋的快乐。强烈的疲惫、悲伤和绝望情绪随之而来，他还间接地表现出了罪疚的感受。有几周时间，他和我一起做游戏，在这个游戏里，我必须表现出十分害怕，或表现出罪疚感，我做了最恐怖的噩梦。在这几周里，他甚至还在玩自己被吓着的游戏，而今天他真的对某些东西感到害怕了。

1　这仅是他的想法，并不是事实。

他让我教他探索自己的内心，事实上他又拒绝去学习，他用这种方式向我表现出了抗拒。我只好对他说"你这是在浪费我的时间！如果你都忍受不了，我又怎么教你去探索呢？我对你感到非常生气"，诸如此类的话。这一切变成了一个巨大的笑话，他让我开怀大笑起来，感到十分高兴。但是，他现在意识到了这些笑话都是他对抑郁位置所做的防御的一部分，在目前尤其是对罪疚感受所做的防御，与此同时，这些防御也逐步地被分析了。

他如何才能探索自己的身体内部[1]，探索内在现实呢？除非他能够忍受，确保自己有活力，能理解自己发现的内在的东西，否则他无法做到。

大卫的案例说明了自我的危险来自那些坏的内部客体。这个男孩唯恐自己会被内在的父母亲掏空和耗尽，因为父母亲彼此在不断地耗尽对方。

大卫表现出了从内在现实逃入对自己身体外表的兴趣，以及对自己外表感受的兴趣，并从对这些的兴趣又转到了对其他孩子的身体和感觉的兴趣。

他的分析进程也证明了理解内部客体的全能控制性机制的重要性，以及理解否认疲倦、焦虑和罪疚感受与否认内在现实之间关系的重要性。

*　　　　*　　　　*

140 　　夏洛特，30岁，曾在我这里接受了两个月的精神分析。她被诊断为

1　现在我会增加一个想法，即他通过探究母亲的内心世界来触及母亲的抑郁感受（1957）。

患有临床意义上的抑郁症，且伴随着自杀的恐惧，但同时她在某种程度上也能享受工作和业余活动所带来的愉悦。

在分析初期，她报告了一个经常做的梦：她来到一个火车站，那儿有一列火车，但这列火车从未启动过。

上个星期的某个晚上，她又做了两次类似的梦（在此我必须省略许多细节），这两个梦的主旨是：她在列车的走廊上来回地走，想寻找一个整排的空座，以便她在旅途中可以躺下睡觉。梦里出现了一位妇人，是她喜欢的一位女人（与我相比，这位妇人过度关心这个病人，在我还没有开始进行任何治疗时，她就急着要开治疗痔疮的药），这位妇人告诉她，要找一个地方清洗一下。

在第一个梦里，她找到了一个隔间，里面有一排空的座位；在第二个梦里，她找到了一个盥洗室。"在这两个梦里，火车都启动了。"正是最后这句随意的话，让我想起了她之前做过的那个梦。这时痔疮已经成为一个临床特征，其明显使我注意到了肛门兴奋和肛门幻想，同时我们也不难发现这个梦的旅行特征。在这次分析中，病人描述了她是如何穿着很重的鞋子穿过公园的，而这帮助她宣泄了自己的感情，她还描述了她是如何与侄子玩耍的，即她的侄子让她在地板上做体育锻炼。

我可以指出我在移情中的母亲角色，同时这位病人间接地表达出了想要污蔑我、踢我、踩躏我的身体等的冲动，但是，如果我不指出躁狂性防御减弱的重要意义，以及这种改变中内在的新危险，我感觉我可能会漏掉非常重要的东西。这列从不启动的火车代表的是被全能控制的父母的形象，父母被控制在一种"休眠状态"中；用琼·里维埃的话来说，就是"躁狂性防御的窒息性控制"，这描述了当时那位病人所害怕的临床状态。火车的启动表明了内化的父母的这种控制的减弱，并对其中所固有的危险发出了警报，同时也提醒其所需要的新防御应该朝此方向改进，即要超越分析所带来的自我的发展速度。近期已经出现了一些关于我与我的房间的材料和解释，等等。

简单地说，开始启动的火车有发生事故的可能性。

在这个场景中，寻找洗盥洗室或许与强迫性技能的发展有关，这一切意味着容忍抑郁位置的能力，以及承认客体的爱和依赖的能力。

在接下来的一次分析中，这位病人感到她对我门上的脚印和家具上的污迹负有责任，并且想要把它们清洗掉。

*   *   *

玛蒂尔达，39岁，曾接受了4年的分析性治疗。她在临床上被诊断为患有严重的强迫症。在分析过程中，她的情绪一直是抑郁的，并伴随着显著的自杀性恐惧。从童年的早期开始，她一直就是一个有心理疾病的人，她完全不记得自己有任何开心和快乐的时候。4岁的时候，她还无法被单独留在日间学校上学，也就是从那时开始，直到她童年的后期，她一直都生活在害怕生病的阴影下。

在分析过程的任何情境中，我们都不能提到"结束"这个词，整个分析过程几乎可以被描述为是对"结束分析"的分析。[1]

第一次真正的接触刚刚开始，她的肛欲期兴趣和欲望就表现了出来，之前它们一直被她深深地压抑着。

在我打算描述的这次分析的开始，她想要减少这周的工作量，她设法让我发笑，并且嘲笑了她自己，当她看到我手放的姿势时，她想到了

---

1 在经历了10年的定期治疗之后，这位病人才得以结束分析。

我正在用双手帮助自己憋尿。

与这个病人工作，就如同与其他人一起工作一样，我发现，这种努力去嘲笑并让我也发笑的举动，是抑郁性焦虑的一个信号。当病人能够很快地认识到这种解释时，她可能就会感到极大的安慰，甚至会突然哭起来，而不再是继续嘲笑或逗乐了。现在这位病人正在制作她自己的多边形照片[1]。她的母亲想要一张她的照片，她觉得如果（用这种方法）拍下 48 张小照片，那么总有一两张是好的。这种方法还等同于希望把乳房的碎片、父母的碎片和自己的碎片拼凑在一起。[2] 她让我看了 48 张照片，并挑选出一张我喜欢的。她想要送给我一张照片。我当时的想法是，我就要去做一些分析之外的事了。我没有掉进她的陷阱（前几天她曾警告过我这类陷阱的存在），相反我开始分析这一情景。她感到很绝望，说她不会送照片给任何人了，而且她想要实施自杀行为。我们曾经讨论过很多次如何看待生命的话题，而我是被引诱通过查看和看见来否认她死气沉沉的无生机状态的。

如果我没有接受她的照片，她就会感到受了伤害，这便与她极度的焦虑情绪连接起来了，这种焦虑与她幻想拒绝了母亲的乳房有关（这使她的母亲感到难过或受到了伤害），这与她被母亲打击而感到愤怒形成了对照。每一次分析结束都能很容易感受到她对分析的愤怒和拒绝，这是她在通过强调分析师打击他人的力量来保护她自己。

解释揭露了这样的事实，她认为分析就像我手里的一件武器，她还

1　处理照片的一种艺术风格。——译者注

2　虽然现在我可以从这个事件中看到更多，但我认为我仍然会采取与当时一样的做法。

察觉到，对我来说，看她的照片（第48张她的照片）比看她本人更加真实。现在，分析的情境（她已经接受分析 4 年了，她一直声称这是她唯一的现

142   实）对她而言似乎第一次变得不真实了，或者至少是一种自恋性关系。对她来说，这种与分析师的关系的主要价值在于她的自我安慰，这是一种只有索取没有给予的关系，是一种与她自己内部客体之间的关系。她想起一两天前，她曾经突然觉得："做真正的自己是多么可怕、多么孤独！"

一个人做自己，就意味着要容纳父亲与母亲之间的关系。如果父母在一起是相爱和幸福的，他们就会激起孤独的人的贪婪和仇恨；如果父母的关系是坏的、掠夺的、残酷的、战斗的，那么他们之所以这样，是因为孤独的人的愤怒，而这种愤怒的根源在于过去。

这是一个长程的分析，部分原因是在分析的头两年，我并没有理解她的抑郁位置。事实上，直到最后一年我才感觉到分析真正走上了正轨。

我引用玛蒂尔达的例子，主要是为了说明在躁狂性防御中，伴随着否认内在现实而出现的不真实感。在这个案例中，多边形照片事件实际上是邀请我陷入她的躁狂性防御中，以此替换我去理解她的了无生机、不存在和真实感的缺乏。

总　结

我已经选择呈现了躁狂性防御的几个方面，以及躁狂性防御与抑郁位置之间的关系。在这样做的时候，我也对内在现实这个术语进行了讨论，将其与幻想和外在现实这两个术语进行比较，并推测它的含义。

　　我个人对躁狂性防御的理解在逐渐加深，对内在现实的认识也在不断地加深，这对我的精神分析实践产生了很大的影响。

　　我希望，我的这些案例材料可以为理解一些方式提供指导。就像其他防御机制一样，躁狂性防御的一种方式或另一种机制也经常被使用，因此分析师应该将其牢记于心。

　　我们不能说某些案例就一定展现出了躁狂性防御的特征，因为每个案例迟早都会到达抑郁位置，而且对它的某些防御也总是可以被预见的。此外，在任何一个案例中，对结束分析的分析（有可能在分析早期就开始了）包含在了对抑郁位置的分析中。

　　一个好的分析也可能是不完整的，因为结束在其本身还没有被充分分析的时候就到来了；或者，一个分析也有可能被延长，部分原因是结束和成功的结果本身只有在它们被分析过的情况下才可以被病人容忍；也就是说，只有对抑郁位置，以及对此采取的防御（包括躁狂性防御）的分析完成后，病人才会接受分析的效果。

　　躁狂性防御这个术语旨在涵盖一个人具有否认抑郁性焦虑的能力，这种抑郁性焦虑是个体情绪发展过程中的一种固有的焦虑，这种焦虑属于个体感受罪疚的能力，也属于一种为本能体验承担责任的能力，以及为本能体验伴随的幻想中的攻击性承担责任的能力。

143

144

第 12 章

原初情绪发展[1]
（1945）

---

1 1945年11月28日在英国精神分析协会上宣读，《国际精神分析杂志》，1945年第26卷。

　　一看到这个标题，大家就会明白，我其实选择了一个非常广泛的主题。在此我尝试着做的是，提供一个初步的个人论述，就好像给一本书写一篇序言一样。

　　首先，我不会去考察理论发展的历史，以此展示我的思想是如何从其他人的理论中发展而来的，因为我的心智不是以那样的方式运作的。我的思考方式是四处收集各种各样的资料，致力于临床体验，然后形成我自己的理论。最后我的兴趣在于思考我从哪里"偷"到了什么。或许，这也是一个很好的方法。

　　关于原初情绪发展这个主题，还有许多未知的或未被正确理解的内容，至少对我来说是这样的。很可能还有人主张，关于原初情绪发展的讨论应当被推迟 5 年或 10 年会更好些。针对此种观点，事实上恰恰相反，在精神分析协会的学术会议上经常会误解这个概念，通过对这些原初情绪状态的讨论，或许我们将会发现，我们的知识其实早就足以避免产生一些这样的误解了。

　　我的主要兴趣在于儿童患者和婴儿，我决定必须在分析过程中研究精神病。我曾经治疗过十几个精神病患者，他们当中有一半人都接受过相当彻底的精神分析。这些分析都发生在战争时期，可以说我几乎没有注意到伦敦大轰炸，自始至终都沉浸在对精神病患者的分析过程中，而这些病人，众所周知，他们从不在意炮弹轰炸、地震和洪水，这是很令人恼火的。

　　作为这项工作的研究成果，我有许多东西想要与他人交流，并想与当前的理论进行对接，或许这篇文章可以作为一个开始。

　　大家听完我的陈述之后，可以提出批评，可以帮助我继续研究下去，这些都是对我思想源头的研究，它们既出现在临床工作中，也出现在精神分析师已发表的文章中。事实上，要在这篇文章中不提及临床实践中积累的材料是一件很困难的事，虽然如此，我希望能够说得简短一点，以便能有足够时间进行讨论。

首先，我必须要做一些铺垫，让我尝试描述精神分析的不同类型。对于有可能接受精神分析治疗的合适病人，我们几乎可以只考虑这个人与其他人之间的关系，以及那些能让完整的人之间的这些人际关系充实和复杂化的意识与无意识的幻想。这是精神分析最初的类型。在过去的20年中，我们已经展示了我们对幻想的兴趣是如何发展的，以及病人对自己内在组织的幻想及其在本能体验中的起源是多么重要。[1]我们已经进一步展示了，在某些案例中，正是病人对其内在组织的这种幻想才是至关重要的，因此对抑郁症和对抗抑郁的防御进行的分析，就不能基于只考虑病人与现实的人之间的人际关系和关于这些人际关系的幻想了。这种对病人的幻想的高度重视，为我们对疑病症的分析打开了一个广阔的视野，疑病症病人对自己内在世界的幻想包括定位于他自己身体内部的幻想。这样一来，我们在分析中就有可能把个体内在世界性质的变化与他的本能体验联系起来。这些本能体验的性质决定了个体内在世界是好还是坏的性质，也决定了它的存在。

这项工作在精神分析中是一种自然发展，它涉及了新的理解，而不是新的技术。它很快引导我去研究和分析更为原初的关系，这些正是我想要讨论的内容。这些更加原初类型的客体关系的存在永远是毋庸置疑的。

我曾说过，无须修改弗洛伊德的技术，我们就可以把分析扩展到应对抑郁症和疑病症之中。根据我的经验，同样的技术就可以让我们了解到更为原初的元素，前提当然是，我们要考虑到在这样的工作中所固有的移情情境的变化。

1　这主要归功于梅兰妮·克莱因的工作。

　　我在这里的意思是，一个需要分析外部关系中矛盾情感的病人对于分析师的幻想以及分析师的工作，与一个需要分析的抑郁症患者是不一样的。对于前一种案例，分析师的工作被认为是出于对病人的爱，而把恨被转到了那些可恨的东西身上。对一个抑郁症的案例来说，病人需要分析师有能力理解：在某种程度上，分析师的工作是在努力处理他自己（分析师）的抑郁症，这样说，分析师需要处理好自己的罪疚和悲伤，而这些情感都来自他自己（分析师）的爱中的摧毁性因素。为了沿着这些路线推进，那些在原初的和前抑郁性客体关系方面寻求帮助的病人，就需要他的分析师有能力理解他的分析师对病人来说的不可替代性，以及病人对分析师爱和恨的同时性。对于这类案例，每次治疗的结束、分析的结束、规则和条例，所有这些都会作为恨的重要表达方式而出现，就像是好的解释是爱的表达方式，是好的食物和照护的象征一样。这些主题都可以被有效地和普遍地发展出来。

146

　　在开始描述原初情绪发展之前，我还需要澄清一点：除非把对原初关系的分析作为对抑郁症分析的一种延伸，才能对这些原初关系进行分析。毫无疑问，当个体由于发展进入下一个阶段遇到了困难而作为一种逃避方式时，我们就会在儿童和成人身上发现这些类型的原初关系，正如退行的经典概念表达的那样。对刚开始学习精神分析的新手来说，应该先学习处理病人外部关系中的矛盾两价性情感和简单的压抑问题，然后再进一步学习分析病人关于自己人格内部和外部的幻想，最后才是去处理病人对抑郁的全方位防御，包括那些迫害性因素的起源。分析师一定可以在任何分析中发现需要处理对抑郁症的防御情况，但是如果他还没有充分准备好直接对矛盾两价性情感进行分析，而是主要去处理抑郁性的关系，这种分析就是无用的，甚至对分析师是有害的。同样地，如果分析师没有足够的准备去处理抑郁位置、对抑郁的防御，以及随着病人的进步而出现的需要解释的迫害性观念，那么分析这些原初的前抑郁性关系，并且当它们在移情中出现时对其进行解释，也可能是无用的，甚至是危险的。

我还需要预先说明一些其他问题。我们经常注意到，在婴儿五六个月大时会发生一些变化，这些变化会促使我们比之前更容易用一些术语来指代他们的情绪发展，而这些术语普遍地适用于人类。安娜·弗洛伊德对这一点提出了特别的观点，她认为小婴儿更关注特定照顾的各个方面，而不是特定的人。鲍尔比（Bowlby）提出，未到 6 个月的婴儿并不特别（无法区分出母亲），所以与母亲的分离并不会影响到他们，而超过 6 个月的婴儿则会受到影响。此前我曾表明过，婴儿在 6 个月时会获得某种能力。尽管一些 5 个月大的婴儿也可以抓着东西塞进嘴里，但是平均来说，到了 6 个月时他们才开始通过故意扔掉物体而发展出这种能力，婴儿把这些活动当作自己游戏的一部分。

147

其实，我们大可不必在 5 个月还是 6 个月上过于计较。如果一个婴儿在 3 个月，甚至两个月或更小的时候，就达到了通常是 5 个月的发展水平，这也没有什么问题。

从我的观点来看，我现在所描述的这个发展阶段是一个非常重要的阶段，而且我认为大家可以接受我的描述。从某种程度上来说，这个阶段涉及了婴儿身体发育的问题，因为 5 个月大的婴儿已经能够熟练地抓住他看见的东西，并且能够迅速塞进自己的嘴里。在此之前他是做不到的（当然他可能也想这么做，但是心有余而力不足。在身体技能与心里愿望之间没有精确的对应关系。我们知道许多身体发展，例如行走的能力，只有当婴儿的情绪发展达到一定程度，他才可以慢慢地释放出这个技能。凡是身体方面的事情，也就是情绪方面的事情）。我们可以说，发展到这个阶段，婴儿就可以在他的游戏中显示出，他能够理解他有一个内在世界，而他抓住的东西来自外在世界。他还能表现出，他知道可以通过（身体上或精神上）"合并"外部事物来充实和丰富自己。此时的婴儿还能表现出，他明白当他已经从某个物体上得到了想要的东西之后，他便可以将这个东西扔掉。所有的这一切都表明婴儿已经取得了巨大的进步。这些能力一开始只能一步步地获得，并且每一步的发展都有可能会因为焦虑导致的退行而丧失。

这个观点所产生的推论是：现在，婴儿假设他的母亲也有一个内在世界，这个内在世界可能是丰富的，也可能是贫乏的；可能是好的，也可能是坏的；可能是有序的，也可能是混乱的。因此，他便开始担忧母亲，担忧她的心智是否健全和她的情绪是否稳定。对许多婴儿来说，他们在 6 个月大时就发展出了完整的人之间的一种关系。现在，当一个人感受到他是一个与其他人有关联的人时，他已经在原初情绪的发展上走过了很长的道路。

当我们发现婴儿在五六个月，或早些或晚些到达这个发展阶段时，我们的任务是要弄清楚在到达这个阶段之前，婴儿的感受和人格究竟一直在发生着什么样的变化。

这里仍然存在一个问题：这些重要的变化最早发生在什么时候？举个例子，我们是否需要考虑未出生的宝宝呢？如果需要考虑，那么在受孕多久之后出现了心理状态呢？我的回答是，如果说五六个月大是一个关键期，那么婴儿出生前后也同样是一个关键阶段。我之所以这么说，是因为我们可以发现早产和晚产的婴儿有着明显的不同。在我看来，在怀胎 9 个月之末，婴儿就已经为情绪发展做好了准备。如果一个婴儿晚产了，那么他在子宫里就达到了这个阶段，因此我们就不得不考虑他在出生前和出生过程中的各种感受。另外，一个早产儿并未经历许多对其发展来说至关重要的过程，直到他达到足月出生的年龄，也就是说在出生的几周之后。无论如何，这为我们的讨论奠定了基础。

148 　　另一个问题是：从心理学角度来看，在五六个月之前，还有什么更重要的事情吗？我知道，某些领域中的人对这个问题的答案始终是否定的。他们的观点必须尊重，但这并不是我的想法。

　　这篇文章的主要目的就是要介绍这一主题，即在婴儿知道自己是一个完整的人（并因此也将其他人当作完整的人）之前，他的早期情绪发展也是至关重要的。事实上。这里暗含着精神病性精神病理学的线索。

早期发展过程

　　在我看来，有三种加工过程似乎很早就开始了：整合、个性（人格）化，以及紧随着，对时间和空间及其他现实属性的觉察——简言之，现实化。

　　我们倾向于认为理所当然的大量事情，其实都有一个开端，其发展也会依托一个条件。例如，许多分析案例没有经过充分的争论就草草地结束了。有一个喜欢与两岁的安玩耍的 9 岁男孩，对即将出生的新生儿非常感兴趣。他说："这个新生儿会出生在安之前吗？"对他来说，时间感是十分模糊和不牢靠的。同样，一个精神病患者无法遵循任何常规，因为即使他想这样做，他也根本不清楚什么是星期二，无论是上周、这周，还是下周。

　　我们经常会假设自体存在于个体的身体内部，但是精神病患者在分析过程中最终会想起来，当她还是一个婴儿时，她会把婴儿车另一端的双胞胎姐妹当作她自己。当她的双胞胎姐妹被抱起来时，她甚至会感到十分惊讶，因为她仍然保持原来的状态，她的自体感和他体感尚未发展出来。

另一个精神病患者在接受分析的过程中发现，大部分时间里她都生活在自己的头脑中，也就是她的眼睛后面。她通过眼睛看东西，就像是从窗户中看东西一样，因此，她觉察不到自己的脚在干什么，结果她很容易就掉到了坑里，或者被什么东西绊倒，因为她的"脚上没有长眼睛"。她的人格没有被感觉到是在她的身体里面，这个身体就像一个复杂的机车，以至于她不得不需要小心谨慎和有技巧地驾驶它。还有一位患者，有时会住在一个 20 码（约 18 米）高的箱子里，只能通过一条细长的线状物与她的身体联系。这些都是我们每天能见到的原初情绪的发展失败的实际案例，这些现象时刻提醒我们，整合、个性化和实现这些早期发展过程是多么重要。

我们可以假设，人格在其理论性起点是一种未整合的状态，而且在退行性瓦解状态中存在着一种由退行导致的原初状态。我们假定这是一种原初的未整合状态。

众所周知，人格的瓦解是一种精神病性状态，它的精神病理学极为复杂。然而在分析过程中，通过对这些现象的研究，可以发现原初的未整合状态为瓦解提供了一个基础，而且原初整合的延迟或失败使个体很容易出现瓦解，此时瓦解是作为一种退行的结果，或者是作为其他类型防御失败的一种结果。

在个体生命之初，整合就开始了。但是，在我们的工作中，我们永远不能将其视为理所当然。我们只能去解释它，并观察它的变化。

一位患者非常普通的体验提供了一个未整合现象的例子，这位患者重复不断地叙述着他在周末所发生事情的每个细节，只有说出了所有的事情，他才会最终感到满足，尽管分析师感觉到分析性工作丝毫没有开展。有时候，我们必须把这种叙述现象解释为患者的一种需求，他需要有人知道自己生活中所有的零零碎碎，而这个人就是分析师。被知道，意味着至少他在分析师这个人这里感觉到了是整合的。这其实是婴儿生活中常见的情形，如果没有一个人帮助婴儿把他的这些碎片聚集起来，那么他在自我整合这个任务的初期就存在着障碍，或许他无法成功地整合，或者至少无法满怀信心地维持整合状态。

有两组体验可以帮助个体的整合倾向得以完成：一组是婴儿照护技术带来的体验，借此技术可以让婴儿被保暖、被处理、被洗澡、被摇晃、被称呼名字；另一组是强烈的本能体验，它倾向于帮助婴儿从其内部把人格聚集起来。许多婴儿在生命的第一个 24 小时的周期内就迅速开始了整合。有些婴儿，由于对贪欲发作的早期抑制，这个整合过程可能被延迟，或者发生了周折。在一个正常婴儿生命延伸的一长段时间之内，他并不介意自己是许许多多的碎片，还是一个完整的存在，或者他是居住在母亲的脸上，还是居住在他自己的身体之中，只要他能够时常聚集在一起，并且能感受到一些东西就可以了。稍后，我会设法解释为什么瓦解是令人恐惧的，而未整合就不可怕。

关于环境，一点一滴的照料技术、看见的脸、听到的声音和闻到的气味，这些碎片样的东西被逐渐聚集成一个被称为"母亲"的人的存在。在对精神病人进行分析的移情情境中，我们可以获得最清晰的证据，即未整合的精神病性状态在个体情绪发展的原初阶段具有一种自然的位置。

有时候，我们假设，健康的个体总是整合的，同时个体也居住在他自己的身体之中，也能够感受到这个世界是真实的。然而，也有许多理智健全的人，他们会表现出一种具有症状的特征，比如表现出对疯狂的恐惧或否认，也会表现出对每个人可以处于未整合状态、去个性化状态及处于感受到世界不真实状态的这些天赋能力的恐惧或否认。那些有长期睡眠问题或顽固性失眠的人都会产生这些状况。[1]

与（自我）整合同样重要的是，一个人安居在自己的身体里的这种感受的发展。此外，这种感受又是一种本能体验，以及身体被照护时反复产生的宁静体验，这些感受和体验会逐渐积累并发展出被称为满意的个性化的东西。正如与瓦解一样，精神病患者的去个性化现象也与早期的个性化延迟发展有关。

150

去个性化在成人和儿童中都是一种常见的现象，例如，这种现象经常隐藏在所谓的沉睡（ deep sleep ）和僵尸般的虚脱发作的现象之中。人们常说，"她魂不守舍了"，真是说对了！

一个与个性化有关的问题是关于童年期的"想象性陪伴者（ the imaginary companions ）"。这些陪伴者不是简单的幻想性构建。对这些（在分析中）想象性陪伴者的进一步研究显示，他们有时是一种非常原初类型的一些其他自体。在这里我还不能构建出一个关于我的主张的清晰陈述，对我来说，现在还没法详尽地解释这个细节。然而，我可以说，这个非常原初的和魔法性创造出来的想象性陪伴者，很容易就被用作一种防御，因为它魔法性地绕过了所有与合并、消化、保留和排除有关的焦虑情绪。

1　通过艺术性表达，我们可以希望与我们的原初自体保持联系，而我们最强烈的感受，乃至最可怕的强烈感受都起源于原初自体，如果我们只有健全的理智，那么我们确实是贫乏的。

解　离

　　未整合的问题会带来另一个问题——解离。我们可以有效地研究解离的最初形式或自然形式。按照我的观点，产生于未整合状态的一系列后来被称为解离的问题，实际上是不完整的整合或部分整合所致。举个例子，婴儿有沉静和兴奋的状态。我认为，我们不能说一个婴儿在一开始就能意识到，在感受到不同状态之时，比如他在婴儿床上之时，或者在享受洗澡对皮肤的刺激之时，他自己是同一个人；再比如为了即刻的满足而尖叫之时，和被强烈的冲动驱使去拿到东西并破坏东西，与直到吃到奶水让他满足时，他自己是同一个人。这都意味着在生命最初他并不知道，他通过安静的体验所构建起来的母亲形象，与他在头脑中想要摧毁的乳房冲动面对的那个力量形象其实是同一个母亲。

　　同样，我认为在儿童睡着与儿童醒来之间并不一定存在着一种整合状态。这种整合是经过一定的时间推移而到来的。一旦梦被记住了，甚至以某种方式传达给第三个人，那么解离就会被分解掉一些。但是，有些人从来没有清楚地记住他们的梦，而儿童非常需要成年人来帮助他们了解自己的梦。儿童做焦虑的梦和出现夜间惊恐是很正常的现象。在这些时候，儿童需要有人帮助他们来记住他们所梦到的内容。无论何时，做了一个梦同时又能被记住，这是一个非常有价值的体验，因为这个现象表明了解离的分解。然而，这种复杂的解离既可能出现在儿童当中，也有可能出现在成人当中。事实表明，这种解离可能开始于睡眠与觉醒状态的自然转换之时，从出生之时就开始了。

151

　　事实上，一个婴儿的觉醒生命或许可以被描述为一种（个体）正在逐渐发展着从睡眠状态中解离出来的现象。

艺术创作逐渐取代了梦或对梦做了补充，所以它对个体乃至全人类的福祉都是至关重要的。

解离是一种极其普遍的防御机制，并且会产生令人惊讶的后果。例如，城市生活就是一种解离，也是文明带来的一种严重的解离。战争与和平也是如此。心理疾病中的一些极端情况已经众所周知了。在童年期，解离现象会出现在一些常见的病症中，如梦游症、排泄失禁，以及某些形式的斜视等。在评估人格的工作中，我们很容易忽视解离现象。

现实适应

现在让我们来假设一下整合。如果我们要这样做，就必须涉及另一个庞大的主题——个体与外在现实的原初关系。在一般的分析过程中，我们能够并且确实认为在情绪发展中的这一步是理所当然的了，但这一步是非常复杂的，而且当我们解释清楚了这一步之时，就意味着我们在情绪发展理论中取得了巨大的进步，但是，我们还从来没有迈出这一步，也没有解决这个问题。如果我们不能很好地处理移情的困难——其属于个体与外在现实真实关系在本质上的缺乏，那么那些我们认为不适合被分析的许多案例，确实就是不适合精神分析的。如果我们有可能对精神病患者进行分析，那么我们就会发现在某些分析中，这种与外在现实的真实关系本质上的缺乏几乎就是全部的问题。

依据我的观点，我将尝试用最简单的术语来描述这种现象。就婴儿和母亲的乳房来说（我并不是说乳房是母爱的必然载体），婴儿对其具有本能的冲动和掠夺的想法。而母亲拥有乳房和产生乳汁的能力，还拥有想要被饥饿的婴儿攻击的愿望。直到母亲和婴儿共同经历过一种体验时，这两种现象才能够彼此关联。母亲的人格是成熟的，并且身体的能力也使她能够容受和理解，所以只有她才能够给婴儿提供一种养育情境。幸运的话，这个养育情境会使婴儿与外部客体建立起最初的联结。从婴儿的视角来看，这个客体相对于他的自体是属于外部的。

我认为这个过程好像是来自相反方向的两条线，很容易就朝着彼此靠近。如果它们重叠了，会产生一个幻象的时刻——就这一点体验来说，婴儿既可以把它视为自己的幻觉，也认为它是属于外部客体的东西。

换句话说，婴儿在兴奋时会想到乳房，并且已经准备好了让某些适合的被攻击对象的幻觉出现。如果就在那个时刻真实的乳头恰好出现了，那么婴儿就会感受到，那个乳头是通过他的幻觉产生的。因此，他的这些想法就会被视觉、触觉和嗅觉的各种真实细节丰富起来，婴儿会在下次吃奶时再一次把这些材料用于幻觉中。通过这种方式，婴儿便开始建立一种能力：魔法性召唤出他真实想要的东西。母亲必须能够持续不断地为婴儿提供这种类型的体验。如果婴儿能够被同一个人用同一种方法照护，那么这个过程就会被极大地简化。婴儿似乎天生就适合由他自己的母亲来照护，如果生母无法照护，则应该由养母来照护，而不适合多位照料者。

特别是在婴儿生命的开始时期，母亲至关重要。事实上，母亲的任务就是保护婴儿避免那些还不能被婴儿理解的复杂事情打扰，并且持续稳定地把外在世界的简化部分提供给婴儿，而婴儿通过母亲一点一滴地去了解这个世界。只有在这样的基础上，个体才能建立起客观性或一种科学的态度。无论在什么时候，所有客观性方面的失败，都与这个原初情绪发展阶段的失败有关。只有在单一性的基础上，一位母亲才能有益地增添丰富性。

紧接着接受外在现实之后的一件事情就是从中获取利益。我们经常听人说外在现实强加给我们的是实际的挫败，但很少听说它能给予我们轻松和满足。与想象中的乳汁相比，现实的乳汁当然更令人满足，但这不是重点。重点在于幻想中的事情是被魔法所运作的：幻想不会刹车制动，而爱和恨会带来令人担忧的影响。外在现实可以被刹车制动，也可以被认识和研究。事实上，只有客观现实被充分地理解，幻想才能被全力而有效地容忍。主观性具有极大的价值，但它也是如此令人恐惧和魔幻，以至于只有将主观性与客观性平等看待，我们才能享受主观性的价值。

由此可知，幻想不是个体为了处理外在现实的挫折而创造出来的东西。这是幻想化运作的唯一真相。幻想要比现实更为原始，而且带有世界丰富性的幻想的丰富性取决于原初幻象的体验。

在自体创建的幻想性世界中，去考察个体与客体之间的关系是很有趣的事情。事实上，这个自体创建的世界中，存在着人格发展的各级阶段和各种复杂性，它们都取决于个体曾经体验过的幻象的总量，也取决于这个自体创建的世界在多大程度上一直能够使用知觉性外在世界的客体作为材料。显然，这需要在另一个情境中做更长的陈述。

在最原初的状态中（这种状态可能保留在疾病的形式中，并且可能发生退行现象），客体会依据魔法规则行事，例如：当想要得到它时，它就会出现；当想要靠近它时，它就会靠过来；当想要伤害人时，它就会伤人。最后，当不想要它时，它就会消失。

最后一个是最令人可怕的事情，就是唯一真正的湮灭。由于被彻底满足了，因此就不再需要了，紧接着客体就湮灭了。这也就是为什么被彻底喂饱之后，实际上婴儿并不总是感到快乐和满意的一个原因。我的一个病人把这种恐惧带入了成年生活，经过分析他才逐渐摆脱了这种恐惧感，这个男人的母亲和家庭都给过他一种极好的早期体验。[1] 感到彻底被满足就是他的恐惧感最主要的来源。

我认识到，个体与外在现实之间关系的发展，以及幻想与现实之间关系的发展，都是在生命发展的最初阶段的重大问题，而以上所述只是一个基本轮廓。很快，我们就必须提出一个关于"合并"（mcorporation）的观点。但是，在生命发展的一开始，通过婴儿产生的幻觉的运作和世界的呈现，一种与外在现实或共享现实的简单连接就被建立了起来，对于婴儿来说，在那些幻象出现的时刻，幻觉的运作和世界的呈现被他自己认为是完全相同的东西，事实上，它们从来就是不相同的东西。

为了帮助婴儿在其心智中产生这种幻象，一定要有一个人能不辞辛劳地以一种婴儿能够理解的形式，以一种有限的和与婴儿的需求相适应的方式，将这个世界呈现给婴儿。为此，无论是在心理上还是在躯体上，婴儿都无法单独地存活，从生命的一开始，婴儿实际上就需要有一个人来照护。

幻象的主题十分地广泛，它需要我们进行研究。我们发现，幻象为孩子对许多事情感兴趣的线索，比如孩子对气泡、云朵、彩虹和所有神秘现象的兴趣，还有婴儿对绒毛玩具的兴趣，就本能本身来说，这是一个最难以解释的兴趣。这里也存在着对呼吸的兴趣，个体从来就不能确定它主要来自内部还是外部，而且呼吸为精神、灵魂和生命的概念提供了一种基础。

1　婴儿对彻底满足不满意的另一个原因是他感到被欺骗了。我们可以这样说，他本打算释放吃人般的攻击性，但是很快就被麻醉剂（喂食）阻止了。最好的方式是，他可以延迟这种攻击性。

原初性无情（前担忧阶段）

现在，我们可以来看看婴儿与母亲之间最早期的关系了。

如果我们假设，个体正在变得整合和个性化，而且这个个体在他的实现（realization）方面已经有了一个良好的开始，那么在他作为一个完整的人关联到一个完整的母亲之间，以及在他担忧自己针对母亲的想法和行为会对母亲产生影响之前，他仍然要经历一段很长的发展过程。

我们不得不假设，在生命早期存在着一种无情的（ruthless）客体关系。这可能也只是一个理论性阶段，当然发展到担忧阶段之后的个体肯定不会是无情的了，除非他处在一种解离的状态。但是，无情的解离状态在儿童早期是很常见的现象，会出现在某些类型的行为不良和疯狂中，并且一定也会出现在健康状态中。正常的孩子会享受他与母亲之间那种无情的关系，这种无情现象大多会表现在游戏中。孩子需要他的母亲，因为即使是在游戏之中，只有她才会有望来容忍他的无情关系，因为这种无情实际上会伤害到母亲，并使母亲感到筋疲力竭。如果没有这种与母亲的游戏，孩子只能把那个无情的自体掩藏起来，并让它生活在一种解离的状态之中。[1]

154

与对原初未整合的单纯接受相比，我在此可以谈谈对瓦解的巨大恐惧。一旦个体发展达到了担忧阶段，他就不能再无视自己各种冲动的后果，或者自体的一些小动作了，诸如咬自己的嘴唇、戳自己的眼睛、喊破嗓子尖叫、屏住喉咙，等等。而瓦解意味着对各种冲动的放纵，放弃

1　神话中有一位无情的人物形象——莉莉丝（Lilith）——她的起源值得研究。

控制，任凭自己行事，而且，更进一步，这会魔法性召唤出类似于直接针对他自己失去控制的（因为解离）冲动的想法。[1]

原初性报复

往回退半个发展阶段：我认为，通常会假设还存在一个更加原初的客体关系，在其中客体以一种报复的方式行动。这种关系处在与外在现实的真实关系发展出来之前。在这种情况下，客体或环境，与本能一样都是自体相等分量的一部分，都可以被魔法性召唤出来。[2]在关于早期起源的内向性之中，因此也是原初性质的内向性之中，个体生活的环境就是他自己，这是一种十分贫乏的生活。因为没有任何来自外在现实的丰富材料，所以个体也就没有任何成长。

为了证明这些观点的应用，我举一个吮吸拇指的例子（包括拳头和手指的吮吸）来说明这个问题。这种吸吮现象从婴儿出生之后就可以观

1　鳄鱼不仅在不感到悲伤时流泪——前担忧的眼泪，它们也随时代表着无情的原初自我。

2　由于我们与荣格分析心理学的关系，这一点对我来说是十分重要的。我们试图把所有的东西归结为是本能那个层面的，而分析心理学家则把所有的东西归结为是原始自性（self）层面的，这看似是环境的，但其实这些东西都是源自本能（原型）的。这里，我们需要调整我们的想法来看待这两种观点，去考察（如果是事实）在早期理论的原始状态，自体本身有自己的环境，是自我创造的环境，与产生它的本能同样重要。这个主题值得我们进一步探讨。

察到，因此可以假设它具有一种意义，这种意义一开始只具有原初性质，后来才变得复杂起来。不论是作为一种正常的活动，还是作为情绪紊乱的症状，它都有着重要的意义。

我们都熟悉吮吸拇指所代表的自体性欲这一面向。嘴部是性敏感区域，是在婴儿期被特别组织起来的，而吮吸拇指的孩子享受着快乐。同时，他也有快乐的想法。

当孩子由于太有活力或连续吮吸而弄伤了自己的手指时，恨也得以表达了出来，不管怎样，孩子会很快通过咬指甲来应对恨的这部分感受。他也很容易弄伤自己的嘴。但是我们还不能确定，所有以这种方式对手指或嘴造成的伤害都是恨的一部分。如果婴儿想要拥有快乐，似乎其中就必然会存在痛苦的某些元素：除了被恨产生痛苦，原初爱的客体也会因被爱而感受到痛苦。

从婴儿吮吸手指，尤其是咬指甲这些动作中，我们可以看到一种爱和恨的转向，其原因诸如个体需要对外部客体保持兴趣之类。在个体面临对一个外部客体的爱遭受挫折的情况下，我们也会看到这种爱转向自体的现象。

这样的陈述并不能穷尽这一主题，我们需要进一步的研究。

我相信所有人都会同意，吮吸拇指是为了得到安慰，而不仅是为了快乐。那时孩子的拳头或者手指代替了乳房或母亲，或者其他某个人。例如，一个四个月左右大的婴儿失去了母亲，他的反应就是试图把拳头彻底塞进自己的喉咙；如果没有人能从身体方面阻止孩子的这种行动，那么他就可能会死掉。

然而，吮吸拇指的行为是正常且普遍的现象，并且会扩展为使用橡胶奶嘴，也的确会扩展到正常成年人的各种活动中。吮吸拇指的行为长期存在于精神分裂人格的病人当中，这也是事实，而且在这样的案例中，

155

它是一种极其强迫的行为。我有一位病人，他的这种行为持续了10年，后来转变为强迫性阅读行为。

　　除非我们将这种现象理解为儿童在试图寻找（定位）客体（比如乳房），并试图将客体保持在进出（内外世界）之间中途状态的一种行为，否则这些现象无法得到解释。这既是对外在世界中客体丧失的一种防御，也是对发生在身体内部的客体丧失的一种防御，换句话说，是对客体失控的一种防御。

　　我毫不怀疑，正常的吮吸拇指行为也有这个功能。

　　这种自体性欲元素并不总是能清楚地显示出其重要性，当然，可以确定的是，橡胶奶嘴和拳头的使用会很快成为对不安全感和其他原始类型焦虑的明显防御。

　　最终，每次吮吸拳头的行为都提供了一种有用的戏剧化的原初客体关系，在这种关系中，客体既是个体，也同样是个体对一个客体的欲望，因为客体就是由欲望创造出来的，或者是由幻觉产生出来的，并且在生命开始时期这个客体并不依赖于跟外在现实的合作。

　　有些婴儿在吃奶时会把一根手指放进嘴里，因此（在某种程度上）婴儿在使用外在现实的时候，就紧紧抓住了自体创造出来的现实。

总　结

　　在这篇文章中，我们一直试图构想原初情绪的发展过程。这个过程会出现在正常婴儿期开始的发展阶段，同时也可以出现在接受分析的精
神病人的退行现象中。

第 13 章

儿科学与精神病学[1]
（1948）

1　本文是1948年1月28日温尼科特作为英国精神分析协会主席向英国心理学会医学部发表的一篇演讲。《英国医学心理学杂志》，1948年第21卷。

　　我选择"儿科学与精神病学"作为我的演讲主题，主要是因为我工作的性质。我是一名倾向于精神病学的儿科医师，也是一名贴近儿科学的精神科医师。在英国精神分析协会的演讲中，演讲者带来他自己的一些特殊经验，这是容许的，甚至是普遍的。从我的立场来说，作为一名同时在两个领域工作的人，我应该有资格与儿科医师和那些治疗精神病患者的医师交流一些感兴趣的事情。当然，如果一个人在两个领域均有所涉及，那么他在每个领域的专业性必然有所牺牲。

　　这些研究或多或少是由弗洛伊德曾经所做的先驱性工作开启的，弗洛伊德已经确立了这样一个事实：在精神神经症的分析过程中，病人的童年期原来才是各种无法忍受的冲突的隐藏之地，而正是这些冲突导致了压抑，以及导致了防御的建立，从而也导致了个体的情绪发展过程被打断，以至于形成了各种临床症状。因此，研究的方向很自然地就指向了儿童的情绪性生活。我们很快发现，成年病人在治疗中对他们童年期的各种冲突进行重建——这些冲突都与他们的本能相关的想法和体验有关——可以在儿童中被看到，也可以在对儿童的分析性治疗中被更清楚地看到。不久前，人们开始怀疑，成年人的精神病性疾病是否与婴儿的经历没有关系。逐渐地，一个高度复杂的人类情绪发展理论已经被提了出来，因此带着一种既担心同时又兴奋的无知的心情，现在我们有了一个有用的工作假设，也就是说，这是一种真正有效的工作假设。目前，我们已经有足够的材料用来尝试构想关于婴儿的发展模型，这个模型同样既涉及了精神科医师的工作，也涉及了儿科医师的工作。我希望可以成为尝试向大家介绍这个模型的一员。

157

　　那么我的观点是，在这两个专业领域中各自工作的专家们，他们通过彼此的交流和探讨必然会收获颇丰。所以，我必须提出一种假设，也许它还不会被大家所接受。我假设，精神障碍有一个心理学基础。我认为，对于那些大脑组织没有器质性病变的案例，是可以用作精神病学研究的。自然，如果大脑存在病变，或者存在着生理性紊乱、被切除过，那么精神必然也会发生变化。对我自己来说，研究一个大脑有器质性病变的个体的人格其实并没有很大的价值，反之一个大脑健全的个体非常值得去研究——关于正常情绪发展及其引发的异常行为还有大片领域待我们去理解。

我希望这些话不会给大家留下这样的印象：我在忽略遗传或麻痹性痴呆或老年性痴呆、脑损伤、脑炎、中毒性谵妄、脑肿瘤，甚至是诱导癫痫发作之后的症状改善。

让我重申一下我的观点：在婴儿发展与精神疾病状态之间，以及在婴儿照护与精神疾病的正确照护之间，建立临床联系是有可能的。

做研究必须有自己的见解，首先要开展一系列的主观性调查。我们只有通过有计划的工作，以及从各种不同视角进行观察和比较，才可以得出客观的结果。为了公正地对待那些正在研究婴儿情绪发展这一主题的研究者，我会把正在被研究的每一个细节的各种研究方法都罗列出来。以下几种研究方法，提供了可以进行比较的、相关的观察结果：

1. 对母 - 婴关系进行直接观察。

米德尔莫尔（Middlemore）博士的工作（很不幸因为她的去世而中断了）就是一个例子，这在《养育伴侣》（ *The Nursing Couple* ）一书中进行了描述。

2. 对婴儿进行直接的周期性观察，从婴儿出生后不久开始，持续数年。

在普通全科和医院的儿科门诊中，当儿童出现问题时，或者是家长需要一些建议时，他们也会参与其中。

3.儿科学病史收集。

从我个人的经验来看，在大约 **20 000** 个病例中，我都会让妈妈告诉我她所知道的婴儿的发展过程。在收集病史的过程中，我们总是能学到更多的东西；但是我希望通过这种经验，我们可以对妈妈的描述作出越来越精确的评估。

4.儿科的临床实践，特别是对婴儿喂养和排泄的管理。

在我的文章中，我将举出一个关于婴儿喂养问题的心理方面的例子。我们可以说，在没有疾病过程的普通案例中，生理学家和生化学家已经完成了身体方面的工作，那么现实问题就主要是心理方面的了。

158

5.与儿童进行诊断性会谈。

在第一次会谈时，我们通常可以对儿童做一个无伤害的、小型的分析性治疗。如果以后还要对儿童进行分析性治疗，那么通常需要花几个月的时间才能获得同样的效果。在这些会谈中，医生对自己的立场并不是十分确定的，因为他正处在一个长程分析之中。但从另一方面来说，他在许多案例中获得了深刻的洞察，这在一定程度上平衡了他分析个案数量的限制。顺便提一下，在精神病学中，一个诊断性会谈只有同时也是一个治疗性会谈时才富有成效。

6.实际的精神分析经验。

我们对病人婴儿期的问题有不同的见解，取决于这个儿童是 2～4 岁的，还是年龄更大一点，还是接近青春期或正处于青春期。对那些研究情绪发展早期过程的分析师来说，分析相对正常的成年人比分析儿童甚至更有成效一些。

7.根据儿科临床实践的观察，精神病性退行通常在童年期就出现了，甚至在婴儿期就出现了。

8.观察那些在家中需要应对困难的儿童，无论这些困难是反社会行为、精神错乱状态、躁狂发作、因怀疑而出现的关系扭曲、迫害、智力缺陷，或者适应困难。

9.对精神分裂症患者的精神分析。

我把对精神分裂症患者的精神分析单独列为一个组，因为我认为这种分析只能由经验丰富的分析师来做。在我看来，分析与抑郁症相关的疾病，以及分析抑郁症的防御，现在都属于常规的分析性治疗，而不是一种分析性"研究案例"。对躁狂-抑郁与偏执的案例进行分析也同样如此。然而，精神分裂症属于一个不同的类别，因此对它们的治疗更像是一种开拓性的冒险。

我知道在这一点上有可能会产生一些误解，除非采取了谨慎的措施去避免它。经常有人告诉我：疯狂的人就像婴儿或者幼儿一样，这种观点是错的。我再说明白一点，我不认为精神病患者的行为就像婴儿一样，同样神经症患者的行为也不像年龄大一点的幼儿。普通的健康儿童并不是神经症患者（尽管他们以后可能是），普通的婴儿也不是疯狂的。儿科学与精神病学之间的关系比这更加微妙。

我提出的理论是：每个婴儿的情绪发展都涉及了非常复杂的过程，这些过程的停滞不前或缺乏完整性，都有可能导致心理障碍或精神崩溃，而这些早期过程的完成则奠定了心理健康的基础。

人类的心理健康是在婴儿期由母亲奠定基础的，母亲为婴儿提供了一种环境，在这种环境里，婴儿的自体可以完成一个复杂且必要的过程。描述一个平凡的好母亲的任务，或许是一个很好的初步研究，这可以让我们观察到在这种伙伴性合作关系中发生了什么。我会尝试这样去做，但是在此之前，我必须说说实际的母亲对于婴儿的意义。

我们完全同意这样的结论：婴儿最终会感到自己是一个完整的人，并且也将母亲看作一个完整的人，在经过了这个发展阶段之后，婴儿就会接触进入他生活中的其他人，但是现在属于这一事态的复杂因素还不需要进入婴儿的生活。在生命的第一年，对于婴儿是否将母亲看作一个人，我们还没有达成普遍的一致意见。婴儿在这时受本能张力的支配会对母亲实施实际上的或想象性的攻击，婴儿对自己攻击的后果是否感到担忧，目前也没有一致的答案。幸运的是，这个难题我们暂时可以不做回答，因为在婴儿能够感受到担忧之前，我们先要考虑的是母亲的照护。

我想我理解了安娜·弗洛伊德小姐（1947，p.200）这段话的意思：

"婴儿最初的'爱'是自私和物质的。婴儿的生活被需求和满足、快乐和不舒服的感觉支配。而母亲，作为一个客体，在这种生活中起着一定的作用，因为她能够带来满足，消除婴儿的不适。当婴儿的需求被满足时，例如当他感到温暖、舒服，有了令人愉快的胃肠感觉时，他就会撤回对客体世界的兴趣，并进入睡眠状态。而当他感到饥饿、寒冷、潮湿，或因胃肠不适而感到不安时，他就会转向外部世界求助。在这一时期，婴儿对客体的需求与其巨大的身体需求是密不可分的。

"从五六个月起，当不受其身体冲动影响的时候，婴儿有时也会开始关注他的母亲。"

弗里德兰德（Friedlander，1947，p.23）医师说道：

"……在生命的最初几个星期，甚至几个月里，婴儿与母亲的关系是十分简单的。母亲是满足婴儿的身体需求的工具。任何具有这种功能的人都会在婴儿身上引起同样的反应……"

然而，我自己认为，在生命的第七周左右，大部分婴儿就能够清楚地显示出，他们有时与那个是他们母亲的女人有了一种连接。

让我们来尝试研究一下母亲的职责。如果婴儿能够开始发展成为一个完整的存在（人），并开始发现我们所知道的世界，开始聚拢和凝聚在一起，那么接下来母亲的作用就显得至关重要了。

　她存在着，并持续地存在，生机勃勃、散发着气味，呼吸着，以及她的心在跳动。她在那里以各种可能的形式被婴儿感知。

她以身体的形式表现出自己的爱，根据婴儿的需求，提供了接触、体温、运动并使婴儿保持安静。

她为婴儿在安静状态与兴奋状态之间出现的过渡时期提供了机会，而不是突然出现给婴儿喂食，也不是立即要求婴儿有回应。

她在合适的时刻提供合适的食物。

最初，她让婴儿处于一种支配地位，乐意让自己处于一种准备好响应婴儿需求的待命状态（因为婴儿几乎就是她自己的一部分）。

她逐渐向婴儿引入外在共享世界，并小心仔细地根据婴儿每天每时发生的变化的需求将共享世界分级。

她保护婴儿免受偶然事件的影响和冲击（比如当婴儿正在吃奶时，突然出现了"砰"的关门声），为了让婴儿能够理解，她要设法维持自己的身体状态和情绪情境足够简单，当然也要随着婴儿不断增长的能力而又足够丰富。

她必须提供连续性。

因为相信婴儿凭借自身的能力可以成为一个独立的人，所以母亲不会催促他发展，而是让他自己掌握自己的发展节奏，体验到一种内在的个性化发展。

对母亲来说，从生命一开始就要把婴儿看作一个完整的人，这让她能够容忍婴儿尚未整合的状态，以及他居住在身体中的虚弱感。

如果我再补充一点，尽管母亲一再受到婴儿的攻击（婴儿出于爱和愤怒对她进行的攻击），但母亲仍然继续存在，那么我就走得有点太远了，谈到了母亲相对于拥有本能和担忧能力的婴儿的功能。

如果我们检查一下这种公认的不完整的描述，我们就会发现，尽管任何人都可以执行其中的一些功能（如提供合适的食物），但是大部分的养育功能只有那些愿意做母亲的人才能完成。此外，许多看护者根本没有办法提供很好的连续性，而在任何情况下都存在着被婴儿观察到的细节的实际连续性，或许是从乳头或脸部的特写开始，还包括气味和质感的细节，等等。更进一步地说，一个不在母亲位置的人怎么会有真正的母爱，怎么会很好地了解婴儿，以便能给予婴儿量级合适的丰富性，怎么能足以培养婴儿的成长能力，又不至于引起他的混乱呢？

在此，我想首先谈谈儿科医师从精神病学接触中获得临床益处的第一个评估报告。每个个体的心理健康都是通过母亲与婴儿生活在一起的体验中建立起来的，如果这种情况是真实的，甚至是可能的，那么医生和护士的第一职责就是不要去干扰他们。儿科医师不要尝试去教授母亲那些事实上根本就不能被传授的东西，我们迟早要学会识别出一个好的母亲，然后为她能够有充分的机会发展她的功能提供保障；她可能会犯错，而且她确实会犯错，但是如果通过这些错误，她能够在之后的尝试中做得更好，那么最终也会是有益的。

161

如果母亲感到害怕，总是按照被指导的那样去做，那么她们就无法获得成长。母亲们必须先找到自己的各种感受，而当这样做时她们需要支持，以对抗她们自己的恐惧、迷信观念，以及她们亲近人的干扰。当然，她们也需要支持以对抗身体的意外和疾病，现今这些疾病在很大程度上都可以被预防或治愈。我稍后会再多说一点这种不加干扰的支持，但是如果我演讲的对象是儿科医师，我就不能太频繁提及这种情况：当母 - 婴合作伙伴关系中微妙而自然的过程被粗鲁地打断，婴儿因此受到了侮辱时，对于儿童的心理健康来说，一种巨大的危险就会出现。

在生命的这个早期阶段，环境是如此重要，以至于我们会得出一些意想不到的结论，即精神分裂症是一种环境缺乏所导致的疾病，因为至少从理论上来说，最初一个完好的环境可以使婴儿情绪或心理发展过程被启动，然后促使其有进一步的情绪性发展，进而获得贯穿一生的心理健康。后来的不利环境则是另外一回事，只是精神障碍的一般病因学中一个额外的不利因素。

婴儿早期

现在，让我简要地指出，在一位平凡而足够好的母亲悉心照护下的婴儿需要完成的任务。可以这么说，这个占据了婴儿一生的任务（至少从出生开始）永远都不是一项可以被完成的任务。婴儿出生的头几个星期或几个月所获得的成就，必然会根据命运的转折而经历许多次的丧失和复得。

我们不难发现，每一个婴儿至少都会经历三件事情的发生：

1.婴儿需要与现实建立连接。

2.婴儿的人格必须获得整合，而且这个整合必须获得稳定性。

3.婴儿必须逐渐感受到他居住在自己的身体里，这是一个很容易理解的问题，尽管我们知道这种特定方式的重要意义，但是最初婴儿并不能感受到。

简而言之，这三件事是：现实联系、人格整合和身体感觉。

精神病学家很容易从这些任务的性质中看出症状所反映的东西，而这些症状是他持续关注的：现实联系和现实感的丧失，失整合和人格解体。

为了追踪某一个主题的细节，我只能三者择其一，舍弃另外两个主题。

与外在现实的关系

我选择考察建立现实接触这个主题，即使如此，我也必须把自己的注意力集中在一个例子上，那种起源于最原初形式爱的连接，这种爱被称为贪欲，而这种贪欲被作为一种食橱之爱而留存下来。在两次兴奋之间的安静时期中，现实接触也同样重要，但是我不能偏离我的主题太远。

一旦一种客体关系出现，它就立即成为一件重要的事情，无论这个客体是在儿童的外部还是内部。然而，我认为在此之前还存在一个阶段，在这个阶段中没有任何的关系存在。我想说生命的最初存在一种状态，它可以被描述为一种绝对独立和绝对依赖的状态。在这种状态中，婴儿没有依赖的感觉，因此，这种依赖一定是绝对的。我们可以说，恰恰就是在这种状态下，婴儿因本能的紧张（比如饥饿）而感到惊恐不安。我认为，婴儿已经准备好了去相信某些可能存在的事物，也就是说，婴儿已经发展出了一种准备好的状态，等待着某个客体幻觉的出现，但这更像是一种期待的指向，而不是某种客体本身。恰恰就在这个时候，母亲带着她的乳房出现了（为了描述的方便我使用了"乳房"这个词），并把乳房呈现在那里，以便婴儿可以发现它。这是另一个方向，这次母亲朝向婴儿，而不是远离婴儿。母亲与婴儿是否能够"啪"地"对接"上，还真是一件非常微妙的事情。一开始，母亲允许婴儿处于支配地位，如果她不能这样做，那么这个婴儿的主观性客体就无法与客观知觉到的乳房发生对应叠加。这本不该我们去说，通过配合和适应婴儿的冲动，母亲允许婴儿产生了这样的幻象：在那里被婴儿发现的东西就是他自己创造出来的东西，其结果是，婴儿不仅获得了本能满足的身体体验，还获得了一种相应的情绪体验，并开始对现实产生一种信念——我们可以对它产生幻象。通过母亲和婴儿之间在一种关系中生活的体验，婴儿逐渐在创造所期待的客体过程中不断使用感觉和知觉到的细节。在母乳喂养的过程中，母亲可能会重复这种行为上千次。母亲有可能非常成功地赋予她的婴儿产生幻象的能力，以至于她在帮助婴儿完成下一个任务时毫无困难，这个任务就是逐渐幻灭，这个术语是指在原初情境中的"断奶"，这是我写这篇文章的主要兴趣点。

有些人担心在心理状态中并不存在所谓的直接的联结，只有一种对关系的幻觉，但我认为精神科医师已经习惯了病人描述他们缺乏与现实的联系，因此他们不会对此提出异议。我们大多数人很善于使用客观观察，并期望我们可以不带幻觉地进行管理，除非我们筋疲力竭、虚弱无力。婴儿绝不可能这样巧妙地利用共享的现实，这种技能是客观性的另*163*一个方面，一开始所有的事情都依赖母亲。

母亲正是通过奉献（献身）来完成这方面工作的，换句话说，她需要被医生、护士和帮助她的人允许她去做她自己喜欢做的事情。

这个地方正需要儿科医师的工作——为母亲能以自己的天然情感对待婴儿扫清障碍。顺便提一下，儿科医师接受了精神分析师的帮助，可以将分析师的效用性扩展到比他的精神分析实践更广泛的范围中。医生会让母亲们难以顺利地开始发挥这种功能，而这是需要母亲执行的最重要功能之一。对于一个女人来说，当她准备要一个孩子时，她很难得到保证将被允许在生产后用自己的方式与孩子相处，而母亲自己的方式也就是婴儿的方式。现在让我们来看一个例外情况。纽卡斯尔的斯宾塞（Spence）教授[1]坚持认为，在产房中，他所负责管理的每一个健康婴儿都待在母亲旁边的摇篮中。母亲具有非常熟练的关注能力，而母亲也极其需要这种关注，母亲享受着一流的医疗和护理关怀为她带来的自信心。与此同时，她被期待对婴儿所需要的喂养技巧能够作出最好的判断。正常的喂养并没有什么规则可循，通常"养育伴侣"（在此使用了后来米德尔莫尔博士的概念）迟早会找出一个方便实用的喂养节律。我们将这种情况与产房中最糟糕的情况相比就不难发现，即便是那些健康的婴儿，都被统一放在一个单独病房中的小床上。到了喂奶的时间，婴儿被放进推车里推了过来，身上被一条长毛巾紧紧地缠绕着，然后等到了某个准确计算的时间，护士把这个哭喊着的婴儿的嘴巴，推送到一个困惑的、挫败的、时常受惊吓的母亲的乳房前面。

这仅仅指的是喂养体验的最初阶段，我们很容易就发现，这些观点可以适用于之后所有的发展阶段。然而，如果从一开始就是糟糕的，那么后续发展阶段的情况必然会变得更加糟糕。此外，在临床上，严重的进食障碍可能开始于生命的初期阶段。

如果儿科医师能够仔细观察婴幼儿的成长过程，必然会对普通的或非常严重的进食抑制的共同性产生深刻的印象。儿科学专家发现，可以

1　即后来的詹姆斯·斯宾塞（James Spence）教授先生。

列举出一些关键的时期（我曾分析过一个 3 岁的严重病例，她是一个患有进食抑制[1]的小女孩，她是在 12 个月大的某一天开始出现进食抑制的，那天她与父母亲一起坐在桌边吃饭，也就是说，三个人一起坐在饭桌旁吃饭）。一个孩子对食物失去胃口和兴趣的时间，通常都接近另一个新婴儿将要来临之际。在许多案例中，对食物失去兴趣都是从婴儿期开始的。婴儿在自我喂养方面会出现抑制现象，或者在从母乳或奶瓶喂养断奶的时候，或者要离开某个特定人的时候，或者在添加固体食物，甚至是糊状食物的时候，婴儿都会出现由渴望食物转变为拒绝食物的现象。婴儿开始长牙时也可能会伴随着拒绝进食的现象。甚至在每一个小婴儿身上，我们都可以发现对任何新食物的拒绝现象，有时恰恰相反，婴儿只对新的食物感兴趣。

然而，有些进食抑制现象，从婴儿出生时就开始了。婴儿和母亲从来就没有"对接上"过，也匹配不了。在这个方面，理论上母亲是要承担责任的，但是我们当然也不能去责怪母亲。

通常地，如果母乳喂养存在困难，那么就会给婴儿使用奶瓶，当母亲没有乳汁或乳汁不适合的时候，有各种各样的方法可以解决这个困难。在出现这样的困难时，如果母亲可以容易地通过奶瓶很好地喂养婴儿，那么就不应该再继续坚持母乳喂养。

在这些事情中，如果婴儿的医生不理解婴儿情绪发展的背后发生了什么，那么这位医生就会茫然不知所措，此外，他还需要对提供养育的母亲的心理状态有所了解。

在我看来，我们很有必要描述一下婴儿喂养遇到的普遍问题。我之

1　参见本书第72页。

所以这样说，是因为我已经挣扎着度过了所有医生都会经历的阶段，我沿着躯体的路线非常绝望地尝试过多种处理喂养问题的方法，诸如改变剂量、时间间隔，改变脂肪、蛋白质和碳水化合物的配比，换一换牛奶的牌子。我清楚地记得，在那天我立下规定要在改变牛奶的牌子之前改善喂养问题。我花费了几年的时间才认识到，通过建议母亲在几天内完全适应婴儿的需求的方式，喂养问题经常可以得到解决。我不得不发现去适应婴儿的需求对母亲来说是如此快乐的一件事，以至于没有精神上的支持她就无法做到这件事。如果我这样建议，我就必须要求社会工作者每天去拜访这些家庭，否则母亲就会在别人的批评指责中变得憔悴，并且感到承担了太多责任。如果遵守别人的规则，一旦事情出错，她就可以责备其他人，于是她并不敢去做自己真正想做的事情。然而，如果所有的事情都进展顺利，她绝不会忘记这个事实：她本身就有能力为婴儿做正确的事情，而不需要外界的指导。

做这些事情不需要太聪明。它们需要我们的只是一种对母亲和婴儿在一起做了什么的理解。对人类婴儿来说，永远不适合使用条件反射的方式来进行养育。

我想要说清楚的是：我所描述的是儿科医师在管理婴儿喂养方面的任务，我认为如果医生不了解这一情境背后发生了什么，那么他就会盲目地开展工作。在这里有一种情绪发展的过程处于支配性地位，而这些过程的性质可以在精神分裂症性疾病的"抵消状态"中被发现。

我们在这里还可以讨论一下游戏。第一个吃奶的游戏具有重大的价值，因为它能够让婴儿找到母亲，并与她发生沟通，这样母亲就能够准备好以适应性的方式去回应婴儿。如果没有这样的游戏机会，那么母亲与婴儿之间就彼此陌生。在这个游戏中，手的作用是多么重要啊！大约 12 周大的婴儿在吃奶的时候，会时不时地做出喂养母亲的动作，将他的手指放入母亲的嘴里。

　　W.H.戴维斯（W. H. Davies）在他的《婴儿期》一诗中写道：

> 紧攥着双手来到这个世界，
> 我哭泣着，闭着双眼；
> 乳房硬塞进我的嘴里，
> 要阻止我激烈的尖叫。
> 我不知道——也不屑知道——
> 它来自男人还是女人；
> 直到我突然看见了光亮，
> 我所有的欢乐开始了。
> 从那伟大的时刻开始，我伸展了双手，
> 我开始验证
> 许多我双眼所见之物，
> 我的双手有力地移动，
> 现在我的手指开始灵巧，
> 我的脚趾也随之舞动；
> 我舒展手指伸了出去，
> 我笑了，睁开了眼睛。

精神病学与婴儿照护

现在是时候了，我要把这些理解与精神科医师感兴趣的东西联系起来。

在给一个女人（她过着不错的生活，但因为越来越多的不满意，越来越觉得任何东西对她都没有意义，所以来寻求治疗）进行精神分析的过程中，发生了以下的事情。在某一次分析性会谈中，最重要的是我保持绝对的安静，什么话也没有说。在下一次的分析性会谈中，我也是如此，但是过了很长一段时间，我伸手去拿了一支香烟。我这个微小动作造成的结果几乎是灾难性的，多亏我的病人能够从中观察到什么，这一局面才得以挽救。从她过去的经历来看，我们都知道，她此时又回到了母 - 婴关系的模式。在那段安静的时间里，我的病人就像躺在母亲的腿上一样。就在我做那个拿烟动作的时候，我的病人（在她的脑海里）开始伸展自己的双手，这样做她就发现了母亲的乳房，在这个过程中，母亲也会对此做出回应，于是喂奶就开始了。母亲和婴儿在那时达成了一致。正是因为这种不寻常的体验，这位病人才会这样无意识地寻找着。然而，当我开始有动作时，我打破了这种魔法，突然就变成了保姆（在病人的个人史中，她只有过一个月的母亲哺乳喂养经历，然后就被交给了保姆用奶瓶喂养）。现在，这意味着一种自然发展进程的中断。这位保姆在许多方面比亲生母亲做得更好，因为她没有抑郁情绪，尽管如此，在婴儿需要喂奶的时候，这位保姆还得起床、取来奶瓶、准备好奶。等到保姆把所有东西都准备好了，这个婴儿已经丧失了许多"创造"出奶瓶或奶汁的能力；这些东西都是由保姆主动地呈现在婴儿面前的，而婴儿不得不尝试去适应它们。

这个案例材料引导我去描述其他的分析性研究案例。我们很难向那

166

些没有做精神分析的人（不论是儿科医师，还是精神科医师）传递这种信念感，即我们挖到了坚硬的岩石，我的意思是说，一个人在这项工作中看到了真实事件的再现。然而，我们每个人都只能得到一定数量的某些类型的经验，因此每个人都不可避免地要依靠从同行的工作中学习。

我曾经有一个艰难的长程个案，这个案例证明了我的一些观点。为了从根本上帮助这个病人，我必须做好准备等待她的到来。这个女人是双胞胎姐妹之一，她的母亲对双胞胎妹妹的区别对待一直让她感到委屈。她的双胞胎妹妹身体虚弱，因此是由母亲负责的，喂养和照料都是母亲来做的，并且被安排与母亲同床。而我的病人健康强壮，她是交给保姆照顾的。这是一种有意识的重构。不过，渐渐地，这种真正的婴儿早期情境才开始在移情中显现出来。这个病人是从精神病院来到我这里的。她患有相当严重的人格分裂，在人生的前 20 年（不包括婴儿期），她在顺从的基础上出人意料地"适应"良好。但在此之后，她就出现了问题，她开始长期寻找能够发现真正自我的机会，寻找她能够感觉真实的、与世界的联系。不用说，她并不知道自己在寻找什么，而且在某个阶段她感到很绝望，她患上了类风湿性关节炎，这个疾病的无意识目的使她想要卧床不起，并充满了无助感，然后让她的家人顺从她。或者，我可以说，她是以那种方式来利用她的关节炎的。

她希望能够从分析中获得一些她需要的东西，这就是我所提到的，我为她带来了已经准备好的绝对需求。记得有一次，我不得不自己站在门口，门铃一响起我就把门打开。可以想象，围绕着这种管理的细节，还有其他无穷无尽的游戏。有时她会在来的路上打电话给我，否则，她根本不会相信我会在。我之所以必须不辞辛劳地处理这一切——它们真的十分令人厌烦，是因为如果我不这么做，那么与她见面就没有任何意义了。她会来见我，与我进行交流，然后离开，但她没有与我见过面的感觉。另外，在一段很长的时间里，允许她直接与我联系总是能够带来回报的。在分析的 6 年时间里，发生了很多事情，但这一切都是以她能够直接联系到我为前提的。她人生中第一次有了这样必要的体验，尽管这应该是在婴儿期就体验到的，从详细的材料中可以很清楚地看到这一事实，我就不在此赘述了。这个案例中存在着强大的退行元素，主要的创伤与幼儿期而不是婴儿期有关，也就是与由几近疯狂的保姆进行严格管理的那段时期有关。

167

　　为了防止有人认为分析师把这些想法灌输进了病人的头脑，我想要在这里描述一个男孩的治疗细节。这个男孩表面上有心智缺陷，但他实际上是一个儿童精神分裂症患者，男孩退行到了一种强烈地被控制的内向性状态。这个男孩来找我的时候才 5 岁，那时候有两三个月的时间每次他仅仅是到我这里来，什么也不做，然后就回去了，他想要考验我的能力，看我是否能允许他直接进出我的诊室。

　　逐渐地，这个男孩让他自己坐在了我的腿上，开始与我有一些情感性接触。在下一个阶段，他会直接钻进我的大衣里，从那时开始，他发明出了一个游戏，他把我的腿当成滑梯，从我的大腿上贴着小腿，头朝下滑到地板上。在这段时间里，我很少使用言语上的解释。到了另一个阶段，他又强烈地想要吃蜂蜜——那时是第二次世界大战期间，蜂蜜是稀缺资源——我给他尝试了各种甜的东西，直到实在没办法了，幸亏他开始接受了用麦芽和油混合代替蜂蜜，他狼吞虎咽地吃着替代品。于是，他把唾液涂得到处都是，并用蜂蜜匙破坏别的东西。如果让他在门外等一会儿，他就会在门前台阶上留下一摊口水。根据所有这些情况，我们都可以看出他在缓慢而稳定地发展着，这种发展在以前是停滞的，并且一直是消极的。

　　从这些经历中，我似乎看见了一个孩子正在重新体验婴儿早期的各种经历，并出于他自己的一些需求，正在纠正早年被错误介绍的这个世界，他重新出生了。我看到一种环境正在取代另一种环境。在此之后，通过言语性解释进行分析不仅成为可能，而且变得十分必要。但在这个阶段，我描述过我的工作是提供一种特定类型的环境，从而让这个男孩去完成自己的任务。

所有这些经验都可以直接应用于对青少年的照护性治疗。这里介绍一个典型的青少年案例。一个在公立学校上学的 16 岁男孩告诉校医，他坚持要去看精神科医师。最终他如愿以偿，他的父母带他来见我。我从他的父母那里了解了这个男孩详细的个人史，与这个男孩面对面交谈时，我发现他有些抑郁，而且软弱、没有力气。在一个小时的交谈中，我从他那里一无所获，也没做任何努力将他从这个状态中带出来。后来我才发现，那次面谈中发生的重要事情是，我自己没有任何欲望想促使他做出回应。分别的时候，我告诉他，我期望改天再见到他。

下一次我通过电话听到了他的消息。他从学校打电话给我，问我明天（周六）能否见他。我知道我必须答应他的请求，因为这是他做出的一个姿态，我必须放下手头所有的事来适应并满足他。所以在电话里，我毫不犹豫地答应了他，尽管还没有想好如何调整我的其他安排。

这些条件让一个与众不同的男孩来到了我的诊室。他非常充分地利用了我，在一两个小时里，他就完成了一次小型的分析。随之取得了相当可观的成果，超过了我认为在这一阶段几个星期分析会达到的效果。在接下来的假期里，这个男孩主动离开了学校，开始谋划自己的职业生涯。他准备进入大学，并住在伦敦，这样他可以接受一段时期的正常分析，无论是我的分析，还是我同事的分析。我认为这才是一个开始真正分析的正确方式，而许多精神分裂症青少年治疗的失败，都是因为这些治疗建立在一个错误的基础上，忽视了一个孩子能够"构思"出——在某种程度上，也就是"创造"出一位分析师的能力，而一个真正的分析师有能力努力让自己适应这样的角色。

如果我所说的都是事实，其结论就是，为访谈设定的那些技术并不能达到目标，而这个目标大概可以假定为作出诊断，并启动一个治疗性程序。目前所设定的技术会削弱病人与治疗师建立某种连接的能力。就精神分裂类案例来说，这种建立连接机会的浪费可能会对治疗产生消极影响，甚至可能是有害的影响。

在分析一个青春期的精神分裂症女孩时，我不得不在很长一段时期采用一种新的程序来会见她，或者在她打电话来的时候，通过电话来精确地处理分析性材料。如果对她进行任何一种形式的确定性安排，那么都会引起她的幽闭恐惧症。在这样的限制性条件下，我还是很好地完成了分析性工作。最终，我们商定了一个固定的时间。然而，如果我过早地强迫她确定一个规律的时间安排，那么这个病人可能会无法与我进行接触，那么对她来说也就没有什么意义了。在很长一段时间里，我们主要谈论的是婴儿管理和婴儿喂养；事实上，在她来找我之前，这个女孩一直被给予婴儿式的照料，也就是说，她真正需要从我这里得到的是一种"管理"，而她从来没有从母亲那里得到过这种管理。这位母亲是非常优秀的，除了她自己有着想从给孩子的喂养活动中获得安心的巨大需求。她会这么说："我的孩子们没有谁拒绝过我提供给他们的任何东西。"因为这位母亲是一位接受过培训的营养师，她所有的孩子都变胖了，尤其是我的这个病人。但是，直到她来见我，这个女孩几乎不知道从她的角度看她与现实的连接是什么。

现在，我希望描述一下我所看到的这一切的理论基础。在顺利的情况下，婴儿的期望与冲击性现实相遇，在这个时候，我选择了"幻象"这个词。以防有些人不理解我的意思，接下来我会介绍一些案例来帮助理解。

最近，天气非常炎热，一位分析师却不得不在午餐时间进行一次额外的分析性会谈。他感到有些劳累，也许还有点困乏，在这个时候，作为一个平常能胜任的分析师，他有了以下一些体验。

他透过诊室的窗户看向外面，看见不远处的屋顶上有一个男人。这 *169* 个男人大约 45 岁，头上几乎没什么头发。他吃完了三明治，任由印有赛马预测的午间报纸掉落。很明显，他任由自己睡着了。

这位分析师朦朦胧胧地意识到这一切，如果没有后续结局的话，他永远也不会注意到任何东西。我们都知道，持续的噪声直到它突然停止下来之前，可能不会引人注意。那么，在这个场景中，让人不安的事情就是这个男人一直没有动过。过了半个小时，这位分析师明确地注意到了一个事实：这个男人应该已经醒过来了，然后突然"嘭"地一下，这个男人的脑袋膨胀起来，变得和旁边一直存在的球状石头一样大。这个一直睡觉的男人的场景，不过是我的朋友自己想要睡觉的迹象而已。他没有将自己的幻觉限制在一种可以理解的情境之中。

回到之前的话题，在一切顺利的情况下，婴儿的冲动或期望会与冲击性现实相遇。

如果向婴儿介绍共享世界的任务失败了，那么会产生什么样的后果呢？[1] 在极端严重的失败情况下，如果用图表展示，那么婴儿的冲动和冲击性现实这两条线将是平行的。婴儿从他天然的贫乏中进行创造，而现实世界对他的冲击也是无用的。这两条线永远也不会相遇。在这样的假设情境下，即使婴儿发展出了正常的大脑能力，也必然会存在一些心智缺陷。通常在最早期的水平上，婴儿会有一定程度的这种分裂，而这为婴

1　更清晰的描述见本书232页。

儿与一种自体创造的世界建立关系奠定了基础，而这种关系是不为我们所共享的。在这个自体创造的世界中，魔法占据了支配地位，此外，还伴随着一种对来自外部世界的世俗管理的一种顺从，因为它给予了一种生命的便利性，但婴儿对此却是极度不满意的。后来在童年期或成年期的生活中，如果个体与另一个包含着所有儿童自发性的趋势过于隔离，那么这种顺从就会崩溃。这些平行路径经常会出现在我们的分析性工作中，用一个病人的例子简单地说明一下：这位病人说他每次的分析性会谈都是分为两部的，实际上是一个相当无聊的人与分析师的谈话，以及随后与一个想象中的分析师进行的操作。

儿科医师与精神科医师

这个主题的关键点在于，在对人类的接触和沟通现象的研究中，精神科医师和儿科医师都迫切地需要对方的帮助。比如，精神科医师很少能从母亲那里获得关于早期喂养细节的可靠个人史。然而，没有个人史的精神病案例是不完整的，除非获得了关于早期养育伴侣体验的细枝末节，如果它可以通过有技巧的询问而获得。同样，儿科医师也需要精神科医师的帮助。仅仅靠儿科医师自己无法识别出患有精神疾病的婴儿，因为这样的婴儿可能身体很健康，从来不挑衅，也不执拗，甚至表现出让人愉悦的顺从。事实上，这个患病的婴儿可能一直都表现得很好，"医生，我们从来没觉得因为有了他而感到有什么变化"，他可以被单独留在带有扶手的椅子上而没有摇晃的危险，如此等等。而那些健康的婴儿会

170

哭，绝不会总是欣然地接受，他们有自己的意愿，事实上他们反而是一个麻烦。对他们的母亲来说，健康的婴儿当然比生病的婴儿带给她们更多的回报，因为除了他们的阻扰价值，他们还会表现出自发性爱的感受，这无疑比他们的消极品行更加鼓舞人心。

说到实际管理的问题，我认为照护婴儿的那些人（指母亲和保姆）可以将自己的一些经验教授给那些管理精神分裂性退行和各个年龄阶段混乱状态的专业人员。一个稳定且个人化的环境性供养，对婴儿来说是温暖的，能避免意外性和不可预测性的发生，并且能够以一种可靠的方式、准确及时（乃至根据病人随时随地的需要）地提供食物喂养，这些条件都可能有助于照料精神分裂类案例。

然而，对精神科医师来说，此刻最重要的不是实践而是理论。我认为研究精神分裂症、躁狂抑郁症和忧郁症的最佳场所是托儿所，如果这个想法成立的话，那么精神病学的某些现代趋势好像找错了研究目标。

可能有人会问，普通人是如何处理与现实接触这件事的呢？当然，个体发展过程中带来的大量收获，似乎避开了一些困难，由于客体的合并而带来的丰富性不仅是一种心理现象，也是一种躯体现象，这种现象同样可以被认为是一种被"合并"的现象，包括了人们最终对这个世界的丰富性所作出的贡献，这是我们人类至少拥有的一项特权。特别是性生活提供了一种解决的办法，从一个新生命的孕育开始，两个个体真正地达成了身体的结合。虽然如此，只要我们的生命在继续，我们每个人都会感受到原初的现实接触这件事情是至关重要的，在生命的一开始，父母通过某种方式把现实介绍给了我们，现在我们仍然按照这种方式来应对世界。我们当中的某些人可以很轻松地使用客观现实检验能力，以及客观化主观性事物的能力，以至于基本的幻象问题倾向于不存在了。

除非是人们生病了或是疲倦了，否则他们是不会察觉到我们与现实的关系出现了问题，或者存在着一种产生幻觉的普遍倾向，而且他们认为疯狂的人与他们有着本质上的不同。相反，我们当中有些人意识到了我们还有一种朝向主观性的倾向，并且认为这种倾向比外界事务更有意义，因此，在我们看来，理智健全的人反而显得迟钝和无趣，日常生活也显得过于世俗和平凡。

解决的方法之一是做梦，并记住它们。在睡觉的时候，我们一直在做梦，当我们醒来时，就需要把一些东西从梦境中带入现实生活，这就像是我们需要认识到日常琐事会出现，并将它们编织到梦境中。 *171*

除此之外，我们不是在很大程度上通过艺术性创造和艺术性体验来维持主观性与客观性之间必要的桥梁吗？正因为如此，我提议，我们要格外地珍视艺术创造者任何形式的孤独的奋斗和努力。对我们大家而言，正如对他自己一样，艺术家在每次杰出的战斗中总是能赢得胜利，然而这是一场没有最终结局的战斗。我们将会发现，最终结局是不真实的，也就是说，这个世界所能提供的与个体所创造的是完全相同的东西。

我将用一个例子来结束本章，这个例子会稍微拓展一下这个主题。一个男人梦到他正驾驶着汽车沿着弯道往山上开，这时他看到一辆更大的车从山上的弯道快速向下朝他驶来。这是一个瞬间的梦。他突然向左转弯，但他知道如果他还不醒来，就会发生一场可怕的车祸。这是一个令人满意的梦，他醒来时想起了小时候有一次和母亲一起走路，他的头撞到了柱子上。这是一段深刻的记忆，一个永远也不会忘记的事故。但他突然意识到，其实这段记忆是不真实的。他确实和母亲一起走过路，但突然撞到柱子上的是另外一个与母亲一起行走的男孩，而且头部伤得很严重，流了很多血。

事实是，由于分析涉及了现实接触，他才能够理解他是嫉羡那个撞到柱子上的男孩。我的意思是说，与他自己的成长、痛苦的抑制和他与母亲的接触缺乏真实感相较而言，这次撞击事件在其发生之时对他来说是如此真实，仅次于他对俄狄浦斯愿望的压抑。

从对他的分析的这一步来看，他有了一种新的感受，他感受到了儿童对警匪片中可怕现象的喜爱，对猛烈的火炮和炸弹爆炸，以及类似的可怕的场面的喜爱[1]。我也比以前更清楚地认识到，在试图揭示童年期行为背后所有复杂的心理学时，忽视"非真实感和与现实接触的丧失所带来的威胁"是不明智的。我几乎不需要再向精神科医师听众说什么了，这些情况同样也适用于对成人的研究。

那些感到外在现实失去了意义的人，每当自己的生活被日常琐事支配的时候，他们就绝对需要音乐或绘画来提提神。我认识一个人，她正从与现实接触长期丧失的状态中恢复过来，她发现梵高画中的色彩令人痛苦地逼真。这些色彩对她来说，就像是前面提到的那个男人梦中的车。这些色彩给她的视觉（身体）冲击非常强烈，以至于她不得不离开画展回家，改天来美术馆才看完了这个画展。

在对儿童身上发生的事件进行管理的时候，我们可以观察到类似的事情。不真实感可以表现为一种对新鲜事的渴望。在早期的喂养管理中也会出现这样的问题，它表现为小婴儿换了一种又一种食物，每种食物都只能够好好吃几天，然后他就失去了兴趣。但是，新的东西也会产生伤害。我们需要记住，对婴儿来说，新的东西，无论是味道、质感、外形或声音，都可能给婴儿带来身体上的冲击和伤害，就像梵高画中的色彩

1　今天需要再加上惊险连环漫画了（1957）。

给我的朋友带来的强烈冲击一样。一位平凡的好母亲会慎用新的东西，她会根据婴儿适应新事物的能力来为婴儿提供它们。我已经提过建议，在精神病学的临床实践中，也许可以设立一个房间以提供一个非常简化的世界，尝试将退缩的病人拉回到现实中来。在这样的世界中，患者可以慢慢地恢复，不会被令人痛苦的印象所折磨。在分析边缘性案例的时候，这样的条件是由分析性会谈的界限设置所提供的，同时这种条件也是言语性解释工作的一个前提。

总　结

　　我一直尝试把我的关注点集中在一个过程上，即个体与共享现实建立连接的过程，以及婴儿在生命之初的发展过程。我希望我能够促成儿科医师与精神科医师之间的合作，在一些具有各自临床意义的描述性术语方面达成一致。在我一直考察的个体与现实建立连接的正常过程中，我已经尝试这样做了。

　　我们很难抛弃"精神躯体性障碍"这个概念，我们也很难对那些常见的焦虑症状充耳不闻，对抑郁症、疑病症和迫害妄想视而不见。所有这些精神障碍都对儿科学的日常工作产生着影响。我们很难绕开病理学的精神病性退行和精神病性扭曲不谈，这些症状在童年时期比我们普遍认为的要更加常见。同样，我们也很难选择一个过程，也很难忽视那些整合和身体的感觉。然而，事实上，比起你这会儿听到的，我想要传达的内容其实更多。我安慰我自己，最好是让人感觉这是一件复杂的事情，如果它确实如此，那么比起给别人一个简单的虚假印象要好得多。

　　哲学家和心理学家都曾争论过这些话题，各个学派的精神病理学家也曾尝试说明自己所看到的现象。我在这里所陈述的内容，是我从自己的临床工作和精神分析训练中提炼出来的观点。

第 14 章

出生记忆、出生创伤和焦虑[1]
（1949）

在本章中，我想呈现一些临床实例，以此来说明个体在出生体验中的幻想和可能的记忆。

自从弗洛伊德提出焦虑的症状学可能与出生创伤有关这一重要观点之后，在精神分析理论中就一直存在着某些困惑。出生记忆是个体的还是种族的？出生过程是正常的还是创伤性的？这个创伤是出生过程的固有部分还是一种可变的随机伴随物？这些问题我们都还不清楚。而且，就自我心理学（ego psychology）来说，创伤的性质究竟是什么呢？因此，还有许多待研究的问题，或许下面搜集的观点可以用来启发我们的思考。

在这一点上，我们很难知道如何有效地引用弗洛伊德的观点。想要恰如其分地对待弗洛伊德，我们必须去写另外一篇文章，用以追溯他关于焦虑和出生创伤关系的观点的变化。这将是一件非常有益的事情，并且已经有人在做了，尤其是格里纳克（Greenacre）的文章[1]。无论如何，对我来说，没有必要在此尝试对弗洛伊德的见解作出正确评价。自撰写本文的主要部分开始，当我重新阅读他关于这个主题的许多文献时，我认为我的每一个想法都可以在他的作品中找到。或许，我最好引用他曾说过的这句话："如果焦虑，作为分离的一种象征，重复出现在发生分离之后的每一个场景中，这将是非常令人满意的，但不幸的是，出生并没有被主观性地体验为是与一种母亲的分离，因为胎儿作为一个完全自恋的生物体存在，完全没有意识到母亲作为一个客体的存在，这个事实阻止了我们利用焦虑与分离的这种相关性。"此外，对于出生和断奶，弗洛伊德说道："失去母亲的创伤性情境与出生的创伤性情境有一个很重要的

174

1　这一部分必须重写（1954），因为我写完并宣读这篇文章之后，才发现格里纳克的著作——尽管她的许多著作在我完成这篇文章之前就已公开出版。

不同。在出生时没有客体存在，因此也没有客体可以丧失。焦虑是那时出现的唯一反应。"（Freud，1926）

我感兴趣的正是胎儿和新生儿这个主题，他们是"完全自恋的生物体"，我想知道这里实际上发生了什么。我喜欢思考，弗洛伊德一直在围绕着这个主题进行摸索，却没有形成最后的结论，因为他缺少理解这个主题必不可少的数据。因此，在考虑弗洛伊德的观点时，我们必须常常去回想，假如他现在还活着，并且还活跃在精神分析的世界里，考虑到当前我们对婴儿的最新理解，那么他作为这个领域的一个科学工作者将会做什么呢？

事实上，主要的事情是，弗洛伊德作为一位科学工作者而不只是一位直觉的思考者，他相信出生创伤的重要意义。我们很少能找到这样的医生——他相信出生体验对于婴儿的重要性，相信它在个体的情绪发展中有着重要的意义，并且相信这种体验的记忆痕迹可能会存留，甚至在成年期会造成麻烦。那些认识弗洛伊德的人，而我不是其中的一员，可能知晓他后期关于出生创伤的重要性观点。在关于群体心理学[1]的著作中，弗洛伊德说道："因此，通过出生，我们已经从绝对自负的自恋朝向对一个变化的外在世界的知觉迈出了第一步，并且开始了对客体的发现。"他继续说道："……而且，与之相关的事实是，我们无法长时间地忍受这种事情的新状态，并且定期地在我们的睡眠中从这种新状态回归到没有刺激和避开客体的从前状态。"然而，他在这里介绍了一个新的主题，而且我也不认为睡眠与子宫内的存在有着一种理所当然的简单关系。所以这个主题需要另行讨论。

1　参见弗洛伊德《群体心理学与自我的分析》（1921）。——译者注

我曾经认为，弗洛伊德相信在每个个体的历史中都存在着出生体验的记忆痕迹，它所决定的焦虑模式将会贯穿个体的整个生命过程。然而，格里纳克似乎认为，弗洛伊德通过一种集体无意识理论把焦虑与出生联系起来，并把出生作为一种原型体验（在这里，我有意借用了荣格式的表达，因为它似乎是适用的）。但是，不管弗洛伊德有没有写过相关内容，如果下面的故事是真的，那么他坚持认为出生体验对个体来说也很重要：当他听说了一个婴儿是剖腹产而出生的时，他评论说，若能记住这个事实将是十分有趣的，这个事实最终被发现会影响个体的焦虑模式。

　　我想要论述的许多内容已经被格里纳克（1945）表达过了。她写道： 　*175*

　　　　"总的来说，出生过程的普遍影响似乎是，通过巨大的感官刺激，将胎儿的自恋进行了组织和转变，在曾经存在于子宫内更加放松的胎儿成熟过程的类型之上，产生或促进了一种有推动作用的自恋性驱力。根据某些特殊刺激的身体区域，通常会有某些身体部位的攻击性—力比多模式。具体地说，出生过程刺激了大脑，在一定程度上促进了它的发展，以至于它可以立刻开始对身体事务进行有效的控制。它有助于焦虑模式的组织化，因此增加了婴儿的防御；而且它留下了独特的个体痕迹，叠加在婴儿的遗传所决定的焦虑和力比多模式之上。"

　　这个问题需要进一步研究。我需要对格里纳克的两篇文章（1941）给予比以前更多的关注。在这两篇文章的第一篇总结中，她说，"由遗传决定的焦虑反应是一种本能反应，第一次以有机体躁动反应的形式表现出来；这显然是子宫内的生活，它表现为一组独立的或松散的群集性反应，它们可能在出生之时被组织成了焦虑反应"，等等。由此可见，她根据正在进行的婴儿行为方面的研究工作，试图重新建构焦虑与出生创伤之间关系这一问题。

第二篇文章更加偏向临床，与精神分析性工作更相关，在这篇文章中，格里纳克将注意转到了早期的婴儿历史与后来治疗过程中引出的材料相关联中获得的价值这个主题。她在总结中说道："显而易见，对于这些案例的考虑使我们想起了需要对婴儿进行更多的观察，在我看来，这项工作显然为精神分析提供了最丰富的材料来源。"不过，我想她会同意，没有什么研究方法比我们熟练使用的技术，即对成人和儿童的精神分析，更适合研究出生创伤了。"其他方法同样也很重要，特别是那些包含了基于婴儿出生、产前和产后观察的研究，以及那些只能由神经病学专家进行的调查研究。"

我希望格伦雷·迪克·里德（Grantly Dick Read）博士的研究（1942）能引起大家的关注。他从产科学的视角来理解出生过程，而且他在临床实践中的成功很大程度上可归因于这一事实：他相信给予母亲自信心的重要性，并将其加入他对于出生过程的身体方面的知识范围。他的目标在于预防或克服母亲的恐惧，因为他发现这种恐惧严重地干扰了母亲分娩时的正常功能。他很赞同精神分析和精神分析理论。里德博士非常愿意相信，个体的心理在某种程度上可以在出生前和出生时被加以研究，而且这些生命早期的体验意义重大。在这一点上，我觉得他走在了许多产科医师和儿科医师的前面。

176

在这篇文章中，我是基于精神分析性工作提出的我的个人观点。[1] 我

1　请注意，我现在离开了其他作家的作品，并试图用自己的语言来陈述我的观点。当我非常开心地做出自己的表述后，我才发现我所说的内容已经有人表达过了。这些观点往往被表达得很好，但对我来说还可以更好。

的观点可以分为三组。

　　我想指出的第一点是，在分析中会出现各种类型的材料。当我在其中加入出生创伤的材料时，我并不是认为只靠出生材料就可以进行治疗了。分析师必须做好准备，期待出现任何类型的材料，包括出生材料。

　　事实上，分析师必须预料到各种各样的环境因素。例如，分析师需要去确认和评估属于子宫内体验的环境类型与属于出生体验的环境类型，同样，需要确认和评估母亲为新生婴儿作出奉献的能力，以及随着婴儿一点儿一点儿长大，父母双方共同承担责任的能力，还有社会环境对于母亲奉献和父母协同尽职尽责的允许能力，以及延续并扩展这些功能的能力，最终使个体能够在创造和维护社会环境中扮演自己的角色。

　　换句话说，除非我们能把握住这些因素的轻重缓急，否则就没法考虑出生创伤的价值。虽然如此，在讨论任何一个主题时，我们都不应该担心暂时似乎高估了这个主题的重要性。[1]

　　我要指出的第二点是，和其他分析师一样，我确实在我的分析工作和其他工作中发现，有证据显示个人的出生体验是有意义的，而且它们被个体保留为记忆材料。一般认为，这些记忆材料在精神病状态中可以被想起来，在较为正常的状态中，它们无法到达意识状态中。你会注意到，在论述第二点时，我使用的词汇是"出生体验"而不是"出生创伤"，我将会回到这一点上来。不过首先，我希望描述在分析中的一个案例片段：案主是一个表面上有心智缺陷的男孩，他的缺陷可能继发于早期的精神病，而不是大脑缺陷所致的。

1　例如，当我为英国精神分析协会写任何主题的论文时，我几乎总是发现自己会做属于那个主题的梦。

这个男孩，当时5岁，在分析中用了一两个月的时间来测试我是否有能力无条件地接受他的做法，以及我是否能积极地适应他的需求，而这是他母亲做不到的。他反复地靠近我，又离开我，以考验我接受他的能力。最终，他走过来坐到我的大腿上。在整个过程中，我们没有说过一句话。他和我之间关系的进展遵循了一种出乎意料的形式。他会钻进我的外套，头朝下身体倒置过来，从我两腿之间滑到地面上，他一再重复着这一系列动作。

当他完全确立了这套程序之后，这似乎是遵循了他的决定，这样我便能被当作他所需要的母亲来使用了，他会从地板上爬起来并要求吃蜂蜜。我买了一些蜂蜜（后来还有鱼肝油和麦芽糖，这些在战争期间比蜂蜜更容易获取），他经常会舀出差不多半磅来，然后立即津津有味地吃掉。这是口腔活动极佳时期的开始，伴随着过多的唾液分泌。在等我开门的时候，他会在门口台阶上留下一摊口水。在此之前，他的口腔欲望只能作为幻觉出的客体而表现出来［他称之为小甲虫（Käfers）］，而这个幻觉出的客体出现在墙上，并且让他非常害怕。

让他丢掉这些小甲虫幻觉的解释是：这些小甲虫都是他自己的嘴。在下一个阶段，他自己变成了一只小甲虫，然后他开始进入我所描述的分析阶段，在那个分析阶段中，他考验我能否作为一位积极适应他的母亲。

在这次体验之后，我已经准备好相信出生的记忆痕迹可以存留下来。当然，同样的事情也会出现在许多分析中的游戏里面，而且它们在正常儿童的游戏中和一个人自己扮演儿童的游戏中更为常见。

下面的案例同样呈现出某种特征，可以帮助我们更接近关于出生体验的研究：

　　H 小姐是一位护士（50 岁了）。她在大约 25 岁时就开始在我这里接受治疗，那时我还在圣巴塞洛缪医院做住院医师，只读过一两本关于精神分析的书。这位病人患有严重的神经症，包括某种我之前或之后都未遇到过的严重便秘。她曾是一位速记员，但在得到我的帮助之后，她成了一家医院的护士。后来，她专门从事照护精神病性儿童的工作。她对处于退行状态的儿童的需求有着一种非比寻常的直觉性理解。

　　对于这个病人的治疗，本质上是宣泄性的，她会躺下来睡觉，然后又突然从梦魇中醒来。我通过一遍又一遍地重复着她在急性焦虑发作时喊叫出来的话，以帮助她清醒过来。通过这种方法，当她清醒时，我能够让她与焦虑情境保持连接，从而让她回想起多变故的儿童早期的所有创伤事件。

　　我从不知道是什么重建了她的出生体验。那些出生记忆伴随着幻想性修饰清晰地出现了，而这些幻想性修饰无疑来源于所有的发展阶段，也来自复杂的青春期，如果不是复杂的成年期的话。尽管如此，它的影响对我来说似乎是实实在在的和异常强烈的。尽管我并不相信记忆中所描述的那些细节，但我发现自己愿意相信那些伴随着的情感。

　　最近，H 小姐一直在照看一个 7 岁的小女孩，小女孩是一个正处在分析中的精神病性（自闭症性）案例。H 小姐突然生病了，而且在没有告知任何人的情况下，她就没有出现在工作岗位上——她的工作是把小女孩带入治疗室，并要照顾她一整天。我当时去探望她，发现她正从疾病中恢复，这种疾病对她来说并不是头一次，但先前从未这样严重过。她突然不得不去床上睡觉，用她的话说是眩晕。她完全僵硬地躺下来，紧紧地侧身蜷缩起身体，完全不能做任何事，可能近乎一种无意识的状态。一位被请过来的医生说，她的身体没有问题。然而，在这种情况下，她完全不能进食。她渐渐地恢复了意识，可以让身体挪动到一个舒服的位置上，在7～10天的时间里，她又可以重新走动起来。这位护士经常让我了解她正在护理的各种案例的细节，但是在此之前，自我治疗她20年以来，她从来没有问过我她自己的事。然而这一次，在她准备回去工作之前，她找到我并坐了下来，然后对我说："这个眩晕是怎么回事？这跟什么有关呢？"我也没什么头绪，就如实告诉了她。然后她继续说话，我逐渐意识到，尽管她不希望有一个治疗性会谈，然而她正在给我她的无意识材料，让我可以解释她的暂时眩晕。

　　我发现她和这个7岁的小女孩生活在一起，而且她和这个孩子的关系非常密切，正如她总是如此对待她所负责的精神病儿童一样。她告诉我，为了理解那个孩子的状况，她越来越多地去模仿她——把手放到这里，以这样的方式走路，她看到那个孩子做什么，她就跟着做什么，"以便感知那个孩子的心理和身体状态"。现在碰巧的是这个小女孩正处在急性焦虑状态，并且发展出非常强烈的乘坐地铁的恐惧。H小姐一直尝试带她去坐地铁，分散她的注意力，并借助亲身体验向她展示地铁并没有她想象得那么害怕。她突然展示给了我许多材料，使我必须对H小姐说，她自己连同那个小女孩正在重新感受出生时的体验。这里没有歇斯底里性重建。她实际上必须要一直重新体验身体的感觉，在她的具体情况中，包括一种窒息的感觉。解释沿着这些思路产生了一个非常戏剧性的效果。H小姐感觉好多了，觉得自己理解了正在发生的事情，并且安心地返回到工作中。那位小女孩的主治医生告诉我："那次病了之后，不知为何 H 小姐看起来好了很多。"在此之后，她继续很好地照顾那个小女孩，并且对焦虑有了更客观的理解，这在那个小女孩的案例中实际上是很重要的事情。

歇斯底里的病人让我们感觉到他们正在表演，但我们比他们更了解，真实情感其实都显示和隐藏在这个歇斯底里的临床表现之中。

在许多儿童分析中，出生游戏是非常重要的。在这样的游戏中，材料可能来自病人曾经找出的与出生有关的东西，儿童通过故事、直接信息和观察发现了游戏的材料。然而，我们得到的感觉是儿童的身体知道出生时的经历。

回到我用"出生体验"一词来代替"出生创伤"的情况。这是我想引出的第三点。我认为，当弗洛伊德将出生体验和出生创伤区分开时，他的观点变得非常地容易被理解。格里纳克强调了这一点。也有可能出生体验太顺利了，以至于其意义相对就会小一些。这是我目前的观点。相反，超过了一定界限的不正常出生体验就会变成出生创伤，于是这种出生体验便有了巨大的意义。

如果经历了一种正常的出生体验，出生材料不大可能以关注其自身的形式出现在分析过程中。它将就在那里，但是如果分析师不轻易从出生的角度来思考，那么病人也不大可能硬要从这个角度来解决问题。病人和分析师都在试图找到引发焦虑的更紧急和更恰当的背景。

然而，如果出生体验是创伤性的，它就设定了一种模式。这种模式会以各种各样的细节出现，而这些细节需要在适当的时机被解释，以及凭借其自身的能力得到处理。

然而，我想要强调的是，依据出生创伤作出的解释，并不会突然产生全面和永久性的缓解。实际情况是，既然出生创伤是真实的，那么对它视而不见就是一件遗憾的事情，所以在某些情况下和某些特定时候，分析绝对需要在所有其他材料中接纳关于出生的材料。

我们将出生体验分为三个类型将是很有用的。第一类是正常的，也就是健康的，出生体验是一种具有一定意义的、有价值的积极体验，它提供了一种自然的生命模式。这种自然的生命模式可以被后来各种正常的体验所强化，所以这类出生体验会成为一系列有利于信心、序列感、稳定性和安全感等发展的因素之一。

第二个类型是常见的，当然也是有创伤的出生体验，它与后来的各种创伤性环境因素混杂在一起，既强化了环境因素，也被环境因素所强化。

我把剩下的归纳为具有极度创伤的出生体验，它构成了第三个类型或等级。

由此可见，对我来说，很难认为焦虑的内容是由出生创伤决定的，因为这将意味着自然出生的个体没有焦虑，或者一点也显示不出他的焦虑。这显然是荒谬的。

我想在这里对"焦虑"一词进行讨论。我不认为婴儿在出生时就是焦虑的，因为在这个早期阶段，既没有压抑，也没有被压抑的无意识。如果焦虑只是意味着类似于恐惧或反应性易激惹，这倒是说得通的。但是，在我看来，"焦虑"一词的适用情况是个体面临着他既无法回避，又不能理解的身体体验（处于兴奋、愤怒、恐惧或其他状态时），也就是说，他在很大程度上未察觉到正在发生的事情的原因。这里的"未察觉到"，我指的是压抑的无意识。如果他更多地意识到了发生的事情，他将不再焦虑，而是会兴奋、害怕、愤怒等等。

弗洛伊德在《超越快乐原则》一文中说道："焦虑是指一种特定的状

态，如对危险的预期和对危险的准备，即使并不知道具体的危险是什么。"但是，他的这句话似乎没有表达出我想说的意思，即个体必须要达到一定程度的成熟，并且具备了压抑的能力之后，焦虑一词才能被有效地使用。这是我在思考的内容之一，这些思考使我提出请求：当婴儿出生前、出生期间和出生之后的心理学研究尚未形成定论时，关于焦虑与出生创伤之间关系的理论应该暂时搁置起来。

因此，我目前秉持综合性的观点，也就是正常的出生体验是好的，可以增强自我的力量和稳定性。

我现在希望关注的是，出生创伤进入分析性设置的方式，特别需要澄清的一点是，与病人谈论出生创伤是极容易偏离主题的事情。对于在分析性设置中并未深入退行的病人，以及在分析性会谈期间没有出现临床性疾病的病人，我会怀疑沿着出生创伤的路线进行解释的价值。

精神分析技术的困难之一在于，了解一个处于移情关系中的病人在某个时刻的年龄究竟是多大。在一些分析中，病人大部分时间都处于他自己承认的年龄状态，我们可以通过他以成人方式所表达的回忆和幻想，抵达他童年状态的所有需要。我认为在这样的分析中，对出生创伤的解释是没有用的，或者出生材料会出现在梦中，它们可以在各个层面上被解释。然而，如果有必要的话，也可以允许这个分析走得更深，而且在分析性会谈中，病人不必病得非常严重，有时也可以做一个婴儿。在这样的时刻，不用要求病人用语言直接描述正在发生什么，分析师就会获得许多需要去理解的东西。

我在这里指的是这样一些事情：比儿童玩玩具的行为更加幼稚的事情。根据分析师的偏好，以及他对病人的诊断，就这些方面来说，与病人工作的明智或不明智将存在着各种差异。我正在努力想弄清楚的是，如果出生体验来到了分析性设置中，那必然要有大量的其他证据表明病

181

人正处于一种极度的婴儿状态中。

出生体验

弗洛伊德曾指出，出生体验与意识到跟母亲的身体分离没有任何关系，这是可以理解的。我们可以假定某种未出生时的心理状态。我认为，如果婴儿自我的个人发展在情绪上与在躯体方面一样未受到过干扰，那么我们就可以说事情进展一切顺利。当然，情绪在出生之前已经在某种程度上开始发展了，而且在出生前的情绪发展过程中，很可能存在着一种朝向错误和不健康方向迁移的能力，在健康的环境中，一定程度的干扰是有价值的刺激，但是，若干扰超过了某种程度，那么这些干扰就是无益的，因为它们会引起一种反应。在这个非常早期的发展阶段，婴儿没有足够的自我力量去做出一种不导致身份丧失的反应。

我描述这一点的方式来自我的一位病人，我很感激她，她对婴儿在早期阶段所处的位置有着极其深刻的理解。这位病人有一个抑郁的母亲，并且带着明显的刻板行为，在孩子出生之后，这位母亲因为害怕摔落小孩而继续紧紧地抱着孩子。正是这个原因，病人的描述是与压力有关的。我们一起来理解下面的一段陈述，它最终被证明在这个分析中是至关重要的。对这段话的理解直接抵达了她的问题核心，它还足够准确地描述了她表现出的退行程度，在她的情绪发展再次启动之前，她必须这样做。这位病人说："在最开始，个体就像是一个气泡。如果来自外部的压力能够积极地适应内部的压力，那么这个气泡就是有意义的东西，更确切地说，这个有意义的东西就是婴儿的自体。然而，如果环境的压力大于或者小于气泡内部的压力，那么重要的就不是气泡而是环境了。这个气泡不得不去适应外部的压力。"顺着这种理解，这位病人第一次在分析中感到自己被一位放松的母亲抱持着，也就是说，她感受到了一位充满活力的、清醒的母亲，准备通过奉献于她的婴儿这一品质做出积极的适应。

在出生之前，尤其是在晚产的情况下，对于这个婴儿来说，当下很容易反复体验到的是来自环境的压力，而非自体的压力。随着出生时刻的来临，未出生的婴儿很可能会越来越陷入这种与环境的互动中。因此，在自然的过程中，出生体验是一个婴儿已经知道某些东西的夸张例子。在出生期间，婴儿暂时只是一个反应器，最重要的其实是环境；在出生之后，又会转为另一种态势，其中最重要的是婴儿，无论那意味着什么。在健康的状态下，婴儿在出生前就已经准备好去应对某些环境冲击，并且已经有了从做出反应的状态，以及自然返回到无须做出反应状态的体验，而后者的状态是自体能够开始存在的唯一状态。

这是我对正常的出生过程所做出的尽可能简单的陈述。这是一个暂时的阶段——婴儿要做出反应，并因此丧失身份，这也是一个重要的例子，因为婴儿已经准备好了接受对个人"进展"的干扰，而这种干扰不至于强大或持续到打断婴儿连续的个人发展过程的路线。

值得注意的是，我现在并不认为生命的最开始在本质上是创伤性的，正常的出生因其毫无意义而是非创伤性的。在出生的时候，婴儿还没准备好应对持续很久的环境性侵入。

恰恰是由于出生创伤的体验是一种心理学的创伤性体验，所以对婴儿来说它是有意义的。个体的个人化"进展"由于对持续很久冲击（侵入）的反应而被打断了。当出生创伤具有重大意义时，侵入和反应的每个细节都会原封不动地蚀刻在病人的记忆中；当病人在后来的生活中重新体验到创伤性体验时（这些体验有时会通过宣泄或催眠被成功地重新获得），我们就会对以前的这种创伤性方式习以为常了。在收集环境冲击（侵入）的例子时，我并不会尝试维持任何顺序，因为我还没有决定要怎么做这件事情，然而，在研究接受分析的病人时，分析师会遇到一种细节的顺序，一定会给他留下深刻印象。

183

我们可以指出，最重要的是那些表现为需要对侵入做出反应的创伤。在人类的这个发展阶段，反应意味着一种暂时性身份丧失。这就让个体产生了一种极端的不安全感，并且为个体预期以后还有更多丧失自体连续性的例子打下了基础，甚至在个人生活成就方面，个体会产生一种先天的（但不是遗传的）绝望感。

这些反复失去意识（此处"失去意识"被用来指身体感觉）的阶段，要么由于大脑的变化，要么由于施加给母亲的麻醉剂，都不太可能证明是有意义的。当这位病人给出一幅清晰的一次或几次失去意识的画面时，这种情境中很可能正在重复上演的是，由于重复持久的对环境性侵入（比如压力）的反应阶段，就会造成婴儿自体的连续性进程被打断。失去意识的状态（如脑震荡后）是不能被记住的。

真实的出生记忆的典型特征之一是陷入了被某种外部事物控制的存在感受，所以婴儿是无助的。你会注意到，我说的并不是婴儿感觉到母亲正在控制他。这不是对这个阶段的婴儿要讨论的内容。这里的关键点是外部的各种侵入要求婴儿去适应它们，然而，在出生之时婴儿需要来自环境的主动适应。此时，婴儿只能在一段有限的时间之内忍受住其对冲击的反应。事实上可以这样说，在分娩的过程中，婴儿的体验和母亲的体验之间有着一种非常明确的关系。在健康的分娩过程中会出现这样一种状态，在其中母亲能够让自己心甘情愿地放弃自己，并进入一种与婴儿在同一时间的体验几乎保持完全一致的状态。[1]

　　这种绝望感有一种无法忍受的性质，即对所体验的事情将在何时结束毫不知情。一位战俘可能会说，体验的最糟糕部分是无从知道监禁何时是个头，这使得对未知3年的感受比20年的判决还要恶劣。从根本上说，正因如此，音乐的形式才如此重要。凭借形式，可以见首知尾。我们可以说，如果我们在延迟的出生过程中，向婴儿传达这个出生过程只会持续一段有限的时间，那么许多婴儿将会得到巨大的帮助。然而，婴儿并不能理解我们的语言，此外，对他们来说没有时间的先例可以参照，也没有可以度量的准绳。出生时期的婴儿对引起反应的侵入有一个初步的了解，所以婴儿可以接受普通正常的出生过程，将其作为已经发生之事的另一个例子，但是，一次难产会远远超出任何胎儿期可以引起反应的侵入性体验。

　　一位处在分析中的病人的情况，为我们提供了一个良好的机会来观察出生过程，因为这个出生过程反复被病人重新体验，我最终能够观察到每个自我核心（ego nucleus），因为它正好出现在对侵入类型的反应中。且举几例：尿路核心、胀气核心、肛门核心、粪便核心、皮肤核心、唾液核心、前额核心、呼吸核心等等。既然我们知道了每个自我核心有多么强大，也许这些因素有助于我们解决在描述不成熟个体的脆弱自我时所遇到的困难。所谓脆弱自我主要指在完整自我组织整合的方面是糟糕的。

　　在当前的情况下，当婴儿带着极其不成熟的自我组织，不得不应对坚持个体自身重要性的环境时，对于所发生的事情我们有很多话可以说。婴儿有可能错误地整合了涉及某种反常的抽象思维。这里会出现两种情

_184_

1　我现在将这个母亲的特殊敏感状态称为"原初母性贯注"，1957（参见第24章）。

况：一种情况是早熟的智力发展，另一种情况是失败的智力发展。任何介于这两种极端之间的情况都是无效的。这种智力发展是麻烦的事情，因为它起源于个人发展史中过早的阶段，所以它在病理学上与身体的机能无关，与完整自我的各种感受、本能和感觉也无关。[1]

在这里，我们可以观察到，对被迫做出反应而受到干扰的婴儿，恰恰就是由于其"存在"的状态受到了干扰。这种"存在"状态只有在某些条件下才能获得。当婴儿做出反应时，他就不再"存在"了。具有冲击（侵入）性的环境还不能被婴儿感觉为一种个人攻击性的投射，因为婴儿还没达到领会任何意义的阶段。在我看来，严重的出生创伤（心理学的）会导致一种情况，我称之为先天的但并非遗传的偏执狂。我在临床中观察了许多婴儿，这使得我认为婴儿在出生后就会立即呈现出一种严重的偏执狂基础。有一位病人的梦可以很好地例证我的观点，这位病人（女性，28岁，被诊断为带有偏执特征的精神分裂症）在阅读了兰克（Rank）的《出生创伤》（*Trauma of Birth*）之后做了一个梦。

她梦到自己被埋在一堆碎石下面。她整个身体的表面极度敏感，几乎到了一种难以想象的程度。她的皮肤被烧伤了，用她的话来说是极其敏感和脆弱。她的全身都被灼伤了。她知道，如果那时候有人对她做任何事情，她在身体和精神上的痛苦都将是无法忍受的。她也知道这种危险：人们可能会过来拿走碎石，并因为要治疗而对她做一些事情，而这种情况是她无法忍受的。她强调，这些情绪难以忍受，堪比她那些属于自杀企图的情绪："你简直不再能忍受任何事情了。可怕的是拥有这样一个身体，再加上一颗超负荷的头脑。因为全身上下都是这样，所以修复

185

1　更成熟的观点见第19章"心智及其与精神—躯体的关系"。

的工作是不可能的。但愿人们允许我一个人待着，但愿人们不要一直招惹我。"然而，在梦中发生的事情是，有人过来把油倾倒在她藏身其中的碎石上。油穿过碎石，浸到了被烧伤的皮肤上，将她覆盖。然后，她被留在那里，没有任何打扰地待了三个星期。结束之时，这些碎石被移走了，而没有对她造成痛苦，且当碎石被移走时，她的皮肤也几乎完全恢复了。然而，在她的两个乳房之间留下了一处小溃疡，这个三角区域并没有被油覆盖浸润，从这里跑出来一个像小阴茎或绳索的东西。我们必须注意到，这个溃疡当然是有点疼痛的，但是完全可以忍受的。这根本不太碍事，有人把它扯掉了。

这个梦中的复杂性掩饰比病人 H 小姐梦中的要少得多，因为这位病人不是一个歇斯底里的病人，而是一个精神病患者。因此，她的真实情感是显而易见的。梦中那个能理解她并往她身上倾倒油的人是我，即分析师，这个梦也表明了通过我处理她的情况，我所获得的信任度。然而，这个梦本身是对现实性冲击（阅读兰克的书）的一种反应，因此分析遭到了暂时的停滞。

头部：在普通的出生过程中，婴儿的头部向前运动，起到扩张母亲软体组织部分的作用。这一过程有几种被记忆下来的方式。也许作为一个重要的前进模式可以被保存下来，这个模式可以用"蠕动"（reptation）一词来描述。这个词出现在卡斯特里特（Casteret）写的一本名为《我的洞穴》（*My Caves*）的书中。作者描述了他在深邃的洞穴中探险，并以此方式穿越了洞穴。蠕动的要点是不使用双臂，也不使用双手。事实上，作者也不完全清楚为何自己会发生向前的移动。我假设在对于普通出生的记忆痕迹中并没有无助感。婴儿会感觉那就是一种游泳运动，我们知道胎儿能够做到，以及我在"蠕动"一词下提到的运动，产生了这个向前的移动。在正常情况下，真实的出生由于或多或少的准确时机，很容易被婴儿感觉是个人努力的成功结果。我不相信这些事实可以证明这样的理论：出生过程本身在本质上存在着使婴儿在其中感到无助的一种情况。然而，很多时候，晚产则会造成这种无助感，或者是一种无限延迟感。

每一次当头部周围因软组织收缩而受到挤压时，胎儿就很容易出现延迟感，我明确地认为，那种被很清晰地描述为一圈环绕着头部的头痛类型，有时直接源自以躯体形式被记住的出生感受。在分析性工作中，我们可以发现这种环绕头部的感觉与体验到卷入一种不知何时结束的环境性侵入有关。个体可能会构想出各种各样不太容易清楚描述的感受，比如噪声、血涌上头、头顶充血的感觉，以及感受到"有什么东西崩塌了、失去控制了，就好像血正在溢出一样"。这些和其他精神躯体性领域常见的头疼症状与各种精神病性妄想有关，在这些妄想中，可以通过头顶排放出什么，而且我知道为了确保自体不会穿过头顶跑掉，戴上头盔和帽子是非常重要的。"剥头皮"（scalping）具有更加原始的意义，它不仅仅是一种替代性阉割。与此相联系的是犄角和独角兽主题的各种变异形式，它们也许源自一个重要的根源：在出生过程中凭借身体推动自身而向前延伸出来的人格。

这里就是人类幻想以头部向前重新进入母亲身体的基础。这个幻想清楚地出现在了一次分析性体验中。这个病人是双胞胎中的第二个孩子，她的出生是父母意料之外的，并且在出生之后很长时间无人照护。在分析中，这个病人有一段时间所面临的困境是，在没有外部客体出现的情况下，她是要保持已知的关系，还是成为一个独立的实体。前一种选择提供了一种虚假的客体关系，在分析中表现为强迫性地把手放在额头上，而手代表了母亲的身体。这很容易被编造成一种虚假的同性恋，其中病人以头朝前进入了女人的身体。在这种情况下，双臂明显是无用的。在她给我讲的第一个梦中，她正尝试着不用双臂来完成性交，而且她患上了类风湿性关节炎，这首先限制了她的肘部和腕部的活动，所以她那基本派不上用场的双臂事实上几乎被淘汰了。毋庸置疑，口腔色情冲动（oral erotism）也受到同一情结的严重抑制，她已经拔掉了自己所有的牙齿。

将整个身体认同为男性生殖器的现象经常出现在精神分析的工作中。我们不应该忘记，这可能是以出生体验为基础的，其中身体作为一个整体而行动，没有双臂，也没有口腔或其他方式的色情冲动（只有用于游泳或蠕动运动的肌肉色情冲动性欲）。身体只在一个狭窄的环境中前行。

胸部：重要性仅次于头部体验的是胸部体验。我对胸部体验的描述可以分为三个部分：第一，对于胸部周围各种水平的实际挤压带的回忆。这些挤压可能是被渴望的，虽然我们比较容易在某些反常行为中遇到它，但是在平常的衣着细节上也可以看到。我们可以说，对于胸部周围的挤压感有强烈记忆痕迹的个体，宁愿去感受一种已知和可控的挤压，而不愿持续忍受基于出生记忆痕迹的一种挤压妄想。

这个描述的第二部分是关于功能方面的。我发现，在创伤性出生过程中，关于限制胸部扩张的记忆痕迹可能非常强烈；关于这一点，重要的是反应性胸部活动和真实愤怒的胸部活动之间的对比。在出生过程中，婴儿对母体组织做出反应时，他必须先进行吸气的运动（如果有空气可吸的话）。在出生之后，如果一切进展顺利，借助呼气，婴儿的哭声建立起了充满生机的表达。这是关于身体功能的一个例子，其反映了做出反应和单纯地持续"存在"之间的差异。如果出现了晚产和异常的困难，婴儿转换到正常哭泣的这件事就不够明确，个体对于愤怒及其表达总会留下一些迷惑。反应性愤怒不利于自我的建立。然而，在婴儿哭泣的方式中，从非常早期开始，愤怒就可能是自我和谐的，这是一个带有清晰目标的独特功能，即要以自己的方式活着，而不是以反应性活着。

第三部分关于胸部和出生的事情是一种缺少什么东西的感觉，如果婴儿可以自由呼吸，那么这种缺少就可以得到缓解。在一个案例中，病

187

人曾经有过前置胎盘的历史，并伴有严重的晚产和显著的窒息，她在6岁的时候就抱怨经常感到"缺少氧气"。此前她知道空气中好像缺少了什么东西，当她听说了氧气之后，就立即采纳了这个想法。这种感觉作为一种非常重要的症状一直存在。在我看来，当我们探寻呼吸失调和包含呼吸障碍的反常情况的各种根源时，必须不能忘记出生过程中有关呼吸困难的真实体验。这种被窒息的欲望可能是极其强烈的，并且经常会出现在手淫的幻想中，那些许多没有自杀意念的人，就因这样的行动而死去。这种情况也会出现在反转的自杀现象中，它通常被我们称为谋杀。通过角色的反转，主动的窒息可以成为一种变态的仁慈，于是主动的一方觉得被动的一方必定渴望被窒息。在健康的充满激情的性关系中，既包含有全部这样的成分，也包含其他的成分。

关于能够屏住呼吸的需求，可以在多种东方宗教的神秘修行中发现，对此需求的研究，除非把个体的出生身体记忆一并纳入考虑，否则不算完整的研究。当然，还有其他同样重要的事情参与了对呼吸必要性的神秘性拒绝，特别是他试图否认内在现实和外在现实之间存在着差异。

总　结

为了保留生命最初期的个人生活方式，个体需要对环境性侵入做出*188* 最小程度的反应。事实上，所有个体都在努力寻找一种新生，在其中，他们自己的生命路线将不会被大量的反应干扰，而使他们不会体验到个人存在的连续感丧失。个体心理健康的基础是由母亲奠定的，这位母亲能够对婴儿做出积极的适应，因为她可以奉献于她的婴儿。前提条件是，这位母亲具备基本的放松能力，以及对婴儿个体的生活方式的理解，而这些又源自母亲对婴儿认同的能力。母-婴关系开始于婴儿出生之前，并且在某些情况下持续贯穿于婴儿的出生过程及出生后。在我看来，出生创伤是婴儿持续存在的连续性的中断，而且如果这种中断是严重的，那么环境性侵入的细节被感知的方式，以及婴儿对侵入形式的反应，就会转变成为不利于婴儿自我发展的重要因素。因此，在大多数情况下，出生创伤是比较轻微的，并且决定了对重新出生的大量普遍性冲动。在某些情况下，这个不利因素非常严重，以至于个体没有机会（除了在分析性过程中重新出生）形成情绪发展的自然过程，即使后来的外部因素非常良好。

在考虑焦虑起源的理论基点时，将焦虑这样一种普遍现象与创伤性出生这种特殊情况联系起来，是造成错误的一步。然而，试图将焦虑与正常的出生体验联系起来是合乎逻辑的。但本文的观点是，从婴儿的角度来看，我们对正常出生体验的了解还远远不够，还不足以说明焦虑与正常的非创伤性出生有密切的关系。在我看来，与其说创伤性出生体验决定了后续的焦虑模式，不如说它决定了后续的迫害模式。

要点重述

出生创伤的研究本身就是一项重要的研究。

理解婴儿心理学的线索，包括出生创伤的线索，必须依靠以退行为特征的精神分析性体验。它的重要性超过了对婴儿和早期阶段母-婴关系的直觉性理解，甚至超过了对它们的客观研究。

当出生材料以有意义的方式出现在分析中的时候，病人当然会显示出处于极端的婴儿期的其他迹象。儿童可能会玩耍那些包含出生象征的游戏，同样，成年人也经常报告有意或无意与出生有关的幻想。这并不等同于将来自出生体验的记忆痕迹见诸行动，这些体验为研究出生创伤提供了材料。那些倾向于重新体验这种早期婴儿现象的精神病患者，其实绕过了使用象征的幻想阶段。

我假设一种正常的出生体验是非创伤性的，但是我并不能证明这一点。虽然如此，为了澄清我的观点，我假设了正常出生体验的存在，并发明了两个等级的出生创伤：一个是普遍存在的出生创伤，借助后来良好的管理可以消除它的大部分影响；另一个是明确的出生创伤，即使是最细心的后续照料也很难将其消除，它在个体身上留下了永久的印记。

如果这些假设被发现是合理的，那么它们似乎遵循了某些理论性思考。

因为焦虑是一种普遍现象，它无法直接对应于一种特殊的出生情况，也就是一种创伤性出生。

众所周知，在焦虑的临床表现和出生创伤的许多细节之间存在着临床关系，也许对这一事实的线索可能是，出生创伤决定了后续的迫害模式，这样一来，出生创伤就间接地决定了焦虑在某些案例中的表现方式。

这个理论的副产品是，它提供了一种方式去看待相当普遍的先天性但并非遗传性的偏执狂。我提出的观点包含在格里纳克的两篇文章的标题和文本中。她描述了个体对焦虑的易感倾向。然而，她并没有准确地陈述创伤性出生体验决定了一种期待迫害的模式。我认为，创伤性出生体验可以决定婴儿的存在方式，同样也决定了偏执狂倾向的模式。换句话说，如果我们能接受梅兰妮·克莱因关于偏执性焦虑的理论，认为分析中的病情缓解只能来自病人完全接受对好客体的口腔施虐和矛盾两价性情感，那么我们就必须考虑我们认为相当普遍的一种情况，即偏执狂的发展史起源于出生。

基于精神分析的工作，我的建议是：在某些案例中，偏执的历史回溯到了出生时，婴儿具有一种强烈的迫害性想法（以及一套迫害模式）的易感倾向，也许在这种情况下，偏执狂其实并不是口腔施虐的结果。换句话说，在我看来，在某些潜在的偏执性案例中，对于偏执狂的分析遵循完全修复口腔施虐的路线并不会带来完全的康复，因为个体还需要在分析性设置中额外去重新经历创伤性出生体验。一种环境性的因素需要被置换掉。

我的理解够清晰吗？仅仅是使病人重新体验出生创伤，并不能算对偏执性案例进行了分析。我只是认为在一部分偏执性案例中，有一个额外的创伤性出生的事实，并且在婴儿的基本"存在"中安置了一个预期会被干扰的模式。也许有了更多的经验之后，我们可以根据临床现象，以及细致的病史采集，把这些案例从其他的偏执性案例中区分出来。

换个说法，我发现了出生创伤和精神躯体性障碍之间的联系，尤其是某些头痛及各种呼吸障碍。在这种情况下，我们可以说出生创伤会影响疑病症的模式。

现在可以作出一个积极的声明。弗洛伊德认识到了子宫内与子宫外之间生活的连续性。我认为，我们并不知道弗洛伊德有多少分析性工作可以支持这个直觉的闪念。在对一个案例近距离和细致的观察中，我确信这位病人能够在分析期间，在某些特殊的条件下，部分的自体可以退

190

行到子宫内的状态中。在这样的情况下，从子宫外到子宫内来来回回的往返涉及了属于个体出生的体验，但是，这必须区别于那种在幻想中进出母亲的身体，以及进出病人内在世界的，通常是更重要也更普通的运动。

我们当然可以假设从受孕开始，身体和精神一直是在一起发展的，一开始是融合的，然后逐渐变得可以彼此区分开来。当然还可以说，在出生之前，精神（撇开身体来说）就有一种个人的进展，也就是一种连续性的体验，这种连续性，我们可以称之为自体的开始，周期性地被那些对冲击产生的反应阶段打断，自体已经开始纳入这些有限阶段的记忆，其中对冲击的反应干扰了个体的连续性存在。到出生时，婴儿已经为应对这些干扰阶段做好了准备，而且我认为在非创伤性出生过程中，出生带来的对冲击的反应并没有超出胎儿已经做好的应对准备。

一般认为，呼吸的新体验必然是创伤性的。更有可能的是，延长的出生过程所导致的呼吸的延迟才是创伤性因素，而呼吸的开始不是一种创伤性因素。我的精神分析经验使我认为，并非在所有的案例中呼吸的开始都是重要的。

在我看来，正是在与无法忍受的反应阶段相关的边界线上，智力作为某种不同于精神的东西开始起作用。这就好像智力把必须做出反应的那些冲击收集到了一起，并以精确的细节和序列把握住它们，以这种方法保护了精神，直至精神返回到一种持续存在的状态。在更加创伤性的情境中，智力便会过度性发展，甚至似乎变得比精神更为重要，而在出生之后，智力可以继续期待，甚至是向往迫害，为的是能够收集并把握住它们，其目的仍然是要保护精神。当个体最后来做分析时，这种防御的价值就显现出来了，因为在分析性设置中，我们发现那些被细心收集到的原初迫害是可以被想起来的。于是，到了最后，病人能够毫无后顾之忧地忘记它们。

我非常感激玛格丽特·利特尔（Margaret Little）医生的观察，这一观察或许可以解释在偏执狂的常见临床表现中，零散的迫害感是如何被整合和组织起来的。这个迫害性组织是由个体的智力为了保护其精神而完成的，因此，组织起来的零散迫害感本身被牢固地防御着。

由此得出的一个推论是，在某些情况下，迫害感是如此混乱，以至于智力无法约束和维持其组织序列。在这种情况下，我们见到的不是智力提高，相反，我们在临床上可以发现一种明显的智力缺陷，尽管最初的脑组织发展是正常的。[1]

通过描述属于出生创伤的身体感觉，这种感觉出现在普遍的精神躯体性症状学中，我们是有可能发展这个主题的。然而重要的是，这个模式是为个体病人精心设置的，而且可以在精神分析的工作过程中重现，在那里维持着一个明确的时间序列。在任何此类案例的分析中，我们都会对这些感觉及它们的序列变得熟悉，只要它们属于那个特定的病人。

在这一点上，一个重要的实际情况是：我们的方式一次只能处理一个因素，两个或更多的因素就会造成混乱。精神分析技术的主要原则之一是：我们提供一种设置，病人在这个设置中一次能够处理一件事。在我们的分析工作中，没有什么比这更重要了：我们试图弄清楚在每次会谈的一小时内，病人带来寻求解释或重新体验的一件事。一位好的分析师会限制他的解释和行动，使其对准病人恰好呈现出的那个细节。而糟糕的做法是，分析师根据自己的理解作出了解释、根据自己的需求而行动，从而破坏了病人一次处理一件事的尝试。这一点似乎回溯到越早期

---

1 参见本书第19章。

就越正确。对于出生时不成熟的精神整合，可以通过一次体验，甚至对冲击的反应得到巩固，只要它不是持续太久。然而，两个冲击就需要两个反应，它们会把精神撕成两半。我刚刚描述的自我努力，是心理活动尝试把那些冲击牵制住，以便可以一个一个地来解决对它们的反应，而不至于摧毁个体的整个精神。这一切都可以在精神分析工作中非常清楚地呈现出来，只要我们能够紧紧地跟随病人所需要的情绪发展的回归程度，通过退行达到依赖状态，为的是去支持那个时期，在那时冲击会变得复杂多样和难以处理。

192

　　最后，我再重复一句：从来就没有把只分析出生创伤作为治疗这回事儿。为了抵达这些生命的早期阶段，我们必须向病人展示普通精神分析性全方位的理解能力。此外，当病人已经完全依赖并开始再次呈现自己时，我们需要对以下内容有非常明确的理解：抑郁位置、逐渐朝向生殖器首位的发展、人际关系的动力学，以及对获得从依赖走向独立成就的渴望。

193

第 15 章

反移情中的恨[1]
（1947）

1　依据1947年2月5日在英国精神分析协会宣读的一篇文章修改。《国际精神分析杂志》，1949年第30卷。

在本章中，我希望考察矛盾两价性情感这一整个主题中的一个方面，即反移情中的恨。我相信，这一现象严重影响了为精神病性病人提供分析的分析师（称之为研究型分析师）的工作，除非这位分析师自己的憎恨被极好地处理过，并且可以被意识到，否则他无法开展对精神病性病人的分析工作。这就相当于说，分析师自己本人需要接受分析，但同时也说明，与分析神经症病人相比，分析精神病性病人是令人厌烦的，而且本来就是如此。

除了精神分析性治疗，对精神病性病人的管理也注定是令人厌烦的事情。我时不时地对精神病学的现代趋势作出尖锐的批评，它们太轻易地使用电休克疗法和过于极端的脑白质切除手术了（Winnicott，1947，1949）。因为这些批评，所以我愿意首先承认精神科医师工作中固有的困难，特别是精神病的护理工作。疯狂的病人必然总是给照顾他们的人带来沉重的情绪性负担。如果从事这项工作的人做得不太好，其实我们也可以原谅他们。然而，这并不意味着我们必须接受精神科医师和神经外科医师所做的任何事，尽管它们听起来很像遵循了科学的原则。

因此，尽管下文是关于精神分析的，但它实际上对精神科医师也很有价值，即使对那些在工作中无论如何也不会与病人建立分析性关系的精神科医师也是如此。

为了帮助普通的精神科医师，精神分析师不仅要为他们研究病人情绪发展的原始阶段，还要研究精神科医师在工作中所承受的情绪性负担。*194* 精神分析师所谓的反移情也必须得到精神科医师的理解。不论他有多么爱他的病人，他都不可能避免去憎恨他们和害怕他们，精神科医师越了解这一点，憎恨和恐惧的情绪就越少成为决定他对病人做什么的动机。

我们可以把反移情现象进行如下的分类：

1.异常的反移情感受，设定的关系和认同处在分析师自身的压抑之下。这就意味着分析师需要接受更多的个人分析，我们相信，相比普通的心理治疗师，这个问题在精神分析师中不是一个大问题。

2.属于分析师的个人体验和个人发展的认同与倾向，为他的分析性工作提供了积极的设置，并使他的工作在质量上有别于其他的分析师。

3.根据以上两点，我识别出了真正客观的反移情，或者如果这很困难，那么可以说，分析师针对病人的实际人格和行为产生反应中的爱和恨，是基于客观性观察的结果。

我建议，如果一个分析师要分析精神病性病人或有反社会倾向的人，他必须有能力彻底觉察到自己的反移情，以便他能够整理和研究他对病人的客观性反应，其中就包括憎恨。在分析性工作中，反移情现象有时是一件重要的事情。

我希望建议，病人只能够领会和欣赏分析师身上那些他自己能够感受到的东西。就动机而言，强迫性病人倾向于认为分析师会以一种无用的强迫性方式做他的工作。一个轻躁狂的病人是无法处于抑郁状态的，除非是处在剧烈的情绪波动中，而且在他的情绪发展中，如果抑郁位置的成就还没有安全地获取，他便无法以深刻的方式感受到罪疚，也无法感受到担忧或责任，那么他就不能把分析师的工作看作分析师修复自身罪疚感的一种尝试。一个神经症病人倾向于认为分析师对病人持有矛盾两价性态度，并希望分析师爱憎分明，如果这个病人幸运地得到了爱，那是因为其他人得到了分析师的恨。如果一个精神病性病人陷入了一种"爱恨并存"的感觉状态，那么他会不会深信分析师也只能同样陷入一种"爱恨并存"的原始而危险的关系状态呢？一旦这位分析师表现出爱，他必将同时杀死病人。

在对精神病性病人进行分析的过程中，这种爱恨并存性是一种典型的反复出现的状态，它引起的管理问题很容易超出分析师所拥有的资源。*195*我所指的爱恨并存性，与使原始爱的冲动变得复杂化的摧毁性元素有明显的不同，它意味着在病人的成长史中，第一次寻求客体的本能冲动出现时就遭遇了环境的失败。

如果分析师打算承受病人转嫁于他的原始粗鲁感受，那么他最好做到有备无患，因为他必须忍受被置于那种境地。最重要的是，他必须不能否认自己内心实际存在的憎恨。在当下设置中合乎情理的憎恨，必须被整理出来，并被保存下来，留待用作最终的解释。

如果想要成为分析精神病性病人的分析师，我们就必须深入我们自己非常原始的事情之中，这不过是另一个事例，它回答了精神分析实践中许多模糊不清的问题，答案就在分析师的深入分析之中。（精神分析的研究或许在某种程度上总是一种尝试，就分析师从事他自己的分析性工作而言，要超越他自己的个人分析师带他走到的那个点。）

对任何病人的分析师来说，他的一个主要任务就是对病人带来的一切保持客观性，而其中一个特殊的情况就是，分析师需要有能力客观地憎恨他的病人。

在我们日常的分析性工作中，难道不是在很多情况下分析师的憎恨都是合乎情理的吗？我有一个极为强迫的病人，几年来几乎令我感到极度憎恨。我对此感到很难过，直到分析出现了转机，这位病人变得可爱起来，后来我意识到，他的不可爱一直是一种活跃的症状，是由他的无意识决定的。很久以后，当我终于可以告诉这位病人，说我和他的朋友们曾对他感到厌烦时，那天确实是一个美好的日子，但是，他过去病得太厉害了，以至于在那时候我们没办法告诉他。这一天对他来说也是一个重要的日子，他对现实的适应有了巨大的进步。

在日常分析中，分析师必须能够管理好自己的憎恨。这种憎恨一直潜伏着。当然，这里主要的事情是，通过他自己的分析，他可以摆脱属于过去的和各种内在冲突的无意识憎恨。憎恨之所以不能表达，甚至不能被觉察，还有其他的原因，分述如下：

> 分析是我选择的工作，我感觉这种方式能够最好地处理自己的罪疚感，我感觉这是一种表达自己的建设性方式。
>
> 我获得了报酬，或者我在接受训练，通过精神分析性工作可以在社会上获得一席之地。
>
> 我正在探索一些事情。
>
> 我通过认同那些正在取得进步的病人而获得即时的回报，而且我看到在治疗结束之后还有某种更大的回报。
>
> 此外，作为一个分析师，我也有表达憎恨的方式。我通过每次分析结束时的存在来表达我的憎恨。
>
> 我认为，即使在没有任何困难的时候，在病人乐意离开的时候，这种恨也是真实的。在许多分析中，这些事情都被当作了理所当然，以至于它们很少被提及，而分析性工作就是凭借对病人浮现出的无意识移情进行言语性解释来完成的。分析师接管了病人童年时期某个有用人物的角色。他趁机利用了在病人婴儿期不辞辛苦的照护者的那些成就。

这些事情都是日常精神分析工作的一部分，它们主要与那些罹患神经症的病人有关。

然而，在对精神病性病人的分析中，分析师承受了相当不同种类和程度的压力，我想要描述的恰恰就是这种不同的压力。

最近一段时间，我发现自己的工作做得非常糟糕。我在我的每一位病人身上都犯了错误。这个困难发生在我身上部分是个人的原因，但它主要与我和某个特定的精神病性（研究的）病人的关系到达了一个极限顶点有关。当我做了一个有时被称为"治愈性"的梦的时候，这个困难就消失了。（顺便提一下，在我自己接受分析期间和分析结束后的几年里，我做过一系列这种治愈性的梦，尽管在很多情况下是不愉快的，但每一个梦都标志着我的情绪发展达到了一个新的阶段。）

在某个特定的时间，当我醒来时甚至在醒来之前，我就意识到了梦的意义。梦有两个阶段。在第一个阶段，我坐在剧院的"顶层神座"上，远远地俯视下面前排座位上的人。我感到非常焦虑，好像我失去了一只手臂。这与我在埃菲尔铁塔顶端的感觉类似，如果我把手伸出建筑边缘，它就会掉到下面的地上。这可能就是平常的阉割焦虑。

在梦的第二个阶段，我意识到前排座位上的人在观看戏剧，也意识到我通过他们与舞台上正在发生的事情取得了联系。一种新的焦虑产生了。我所知道的是，我的身体右侧完全不见了。这不是一个阉割的梦。这是一种没有身体某个部分的感觉。

当我醒来时，我意识到我已经深深地理解了自己在那个特定时刻的困难。这个梦的第一阶段代表了普通的焦虑，它的产生可能与我的神经症病人的无意识幻想有关。如果这些病人对我的手或手指感兴趣，那么我就有失去它们的危险。这种焦虑是我熟悉的，是相对可以忍受的。

然而，这个梦的第二阶段涉及我与一个精神病性病人的关系。这个病人对我有一个要求，即我和她的身体不能有一点关系，甚至想象性关系也不能有。她完全意识不到她还有身体，如果说她确实是存在的，那

197

么她感受到她自己只是一种思想。只要提到她的身体就会使她产生偏执性焦虑，因为如果声称她有一个身体，那就是在迫害她，她只要求我的心智与她的心智进行交流。在做那个梦的前一晚上的治疗中，我的困难达到了极点，我被激怒了，我对她说，她对我的需求并不比吹毛求疵好多少。这就产生了一种灾难性的后果，我们花费了好几个星期才使分析从我的失误中恢复过来。然而，最重要的事情是，我应该理解我自己的焦虑，在梦中，当我尝试与前排座位上的人正在观看的戏剧建立联系时，我的身体右侧部分没有了，这代表了我自己的焦虑。我的身体右侧是与这个特定病人有关的一侧，因此，我被她的需求所影响，完全否认了我们身体之间的关系，哪怕是想象性关系。这个否认使我产生了精神病性焦虑，它比平常的阉割焦虑更加难以忍受。无论这个梦还能作其他什么样的解释，我做了这个梦并记住了这个梦的结果是，我能够再次进行这个分析了，甚至能够修复因我的易激惹而对分析造成的伤害。这个易激惹的根源在于反应性焦虑，对我与那个没有身体的病人的接触来说，这个反应性焦虑是合情合理的。

也许在很长一段时间里，分析师必须准备好去承受压力，而不是指望病人了解你正在做什么。为此，你必须很容易地觉察自己的恐惧和憎恨。你正处在一个母亲的位置上，你有一个尚未出生或刚刚出生的婴儿。最终，你应该能够告诉你的病人，你为了病人的利益所经历的一切，但是分析也许永远达不到这个境地。也许，这个病人过去经历中可供分析利用的好体验太少了。如果对分析师来说，在移情中没有令人满意的婴儿期的早期关系可利用，那又该如何呢？

在这两类病人之间存在着巨大的差异：一类病人已经拥有过满意的早期体验，我们可以在移情中发现它们；另一类病人的早期体验是如此匮乏或扭曲，以至于分析师不得不成为他生命中第一个提供某种环境要素的人。在后一类病人的治疗中，在分析性技术中的各种事情都变得极其重要，而这些事情在治疗前一种病人时被当作理所当然的技术。

我问一位同事，他是否在黑暗中做分析，他说道："为什么？当然不！ 198我们的工作将会提供一个平常的环境：黑暗是不寻常的。"他对我的问题感到吃惊，他的工作方向是分析神经症病人。但是在分析一个精神病性病人时，提供并维持一个平常的环境本身就可能是非常重要的，事实上，它有时甚至比分析中必须给予的言语性解释更加重要。对神经症病人来说，沙发、温暖和舒适可能就是母爱的象征；而对精神病性病人来说，更准确的说法是，这些东西就是分析师以自己的身体表达的爱。沙发就是分析师的大腿或子宫，而温暖就是分析师身体的温度，如此等等。

我希望，我对这个主题的论述将会更深入。一般来说，分析师的憎恨是潜在的，而且很容易就维持在潜伏状态。但是，在对精神病性病人的分析中，分析师为了让他的憎恨保持在潜伏状态，需要承受更大的压力，而且分析师只有通过完全觉察到这些才能够做到。我想补充一点，在某些分析的特定阶段，病人实际上会寻求分析师的憎恨，这时他需要的是客观的憎恨。如果病人寻求客观的或合理的憎恨，那么他就必须能够触及它，否则，他就无法感受到他能触及客观的爱。

在这里，引用破裂家庭的孩子或没有父母的孩子的案例也许是贴切的。这些孩子会无意识地花费时间去寻找他的父母。众所周知，把这样的孩子带进一个家庭并且爱他是不够的。通常发生的情况是，不久之后，这个被收养的孩子获得了希望，然后他开始测试自己所发现的这个环境，并开始寻找他的保护者有能力去客观地憎恨的证据。似乎只有在触及憎恨之后，这些孩子才能相信自己是被爱的人。

在第二次世界大战期间，一个9岁的男孩来到一个收留疏散儿童的旅馆，他从伦敦被送过来，不是因为轰炸，而是因为逃学。我希望在他逗留旅馆期间给他做一些治疗，但是他的症状赢了——他逃跑了，正如他从每个地方逃跑一样，自他6岁时第一次从家里逃跑后就一直如此。然而，在一次会谈中，我与他建立了关系，在会谈中我通过他的一幅画理解了他，并解释道：在逃跑中，他是在无意识地挽救他的家庭内部状态，并且保护他的母亲免受家暴，同时也试图逃避自己那充满了迫害者的内在世界。

当他出现在我家附近的警察局时，我并不是很惊讶。这是少数几个对他不怎么熟悉的警察局之一。我的妻子非常大方地把他从警察局领回来，并让他在我家里待了3个月，那是地狱般的3个月。他是最可爱的孩子，也是最令人发狂的孩子，他经常让人完全发疯。但幸运的是，我们都对此有所预料。在第一阶段，我们给他充分的自由，无论他何时出门，都给他1先令。无论哪个警察局收留了他，他只需要打一个电话，我们就去把他接回来。

199　　很快，预料中的转变发生了，逃跑的症状好转了，这个男孩开始把内心的攻击戏剧性地表达出来。对我们两个来说，这真的是一份全职工作，而且每当我外出时，最糟糕的事情就会发生。

我们必须不分昼夜、随时随地作出解释，而且在危机中经常唯一的解决方案就是作出正确的解释，就好像这个男孩在做分析一样。他将正确的解释看得高于一切。

本章最重要的目的就是说明这个男孩的人格演变方式是如何使我产生憎恨，以及我是如何处理它的。

我打了他吗？没有，我永远不会打他。但是，如果我不能全面了解我的憎恨，以及如果我不让他知道我在恨他，那么我可能就会不得不打他了。在紧要关头，我会用身体的力量制服他，不带有任何的愤怒和责备，我会让他站在大门外，无论天气如何，无论白天黑夜。他有一个特别的门铃可以按响，他知道，如果他按响门铃，他就会被重新接纳，我们也会对发生过的事只字不提。一旦他从疯狂的攻击中恢复过来，他就会按响这个门铃。

重要的事情是，每次我让他站在门外，我都会告诉他一些事情。我说，刚才发生的这件事让我憎恨他。这是很容易做的事情，因为它是如此真实。

我认为，从他的进步这一点来看，这些话语是重要的，但它们的主要意义在于能让我去容忍这种现状，而没有去打骂他，没有失控发脾气，也没有时不时地想杀掉他。

这个男孩的完整故事没法在这里讲。他去了一所少年感化院。他与我们之间根深蒂固的关系，是他生命中还保留的为数不多的稳定性事物之一。这个来自日常生活中的事件，可以用来例证当前的憎恨是合理的这个普遍话题，它有别于在另一种设置中合理的憎恨，但这种憎恨是由病人的某些行动引发的。

在憎恨这个问题及其根源的所有复杂性之中，我想支持一件事情，因为我相信，这件事情对为精神病性病人提供分析的分析师来说非常重要。在我来看，在婴儿开始憎恨母亲之前，且在婴儿能够知道母亲憎恨他之前，母亲就要有能力憎恨自己的婴儿。

在深化这个主题之前，我想提及弗洛伊德的观点。在《本能及其变迁》（ Instincts and their Vicissitudes，1915 ）一文中，弗洛伊德针对憎恨这个主题提出了许多原创性和启发性的观点，他说："我们在必要时可以说，在努力达到满足这个目的之后，'爱'这些客体是一种本能，但是说'恨'一个客体是一种本能，则会让我们感觉怪怪的。所以我们意识到，爱和恨的态度不能用来描述本能与其客体之间关系的特征，但可以用来描述作为一个整体的自我与客体之间的关系……"就这一点来说，我认为是

200 正确且重要的。这难道不是说，婴儿在可以憎恨之前，他的人格必须是完成了整合的吗？然而，早期的整合可能实现了——整合可能最早发生在兴奋或愤怒的鼎盛时期——存在一个理论上的早期阶段，在这个阶段无论婴儿做出了什么样的伤害行为，他都不是出于恨意。我曾经使用"无情的爱"这个术语来描述这个阶段的特征。这是可以接受的吗？当婴儿能够感知自己是一个完整人的时候，对他来说，憎恨这个词才发展出了意义，才能被用来描述他的某一组感受。

然而，母亲从一开始就憎恨她的婴儿。我相信，弗洛伊德认为在某些特定环境下母亲只爱她的男孩是有可能的，但是，我们可以对此有所怀疑。我们了解母亲的爱，我们欣赏这种爱的现实性和力量。让我给出母亲憎恨她的婴儿（即便是男孩）的一些理由：

这个婴儿不符合她（心智）的设想。

这个婴儿不是以下其中之一：童年游戏中的那个孩子，父亲的孩子，兄弟的孩子，等等。

这个婴儿不是魔法性制造出来的。

在怀孕和出生的时候，这个婴儿对她的身体是一种危险。

这个婴儿妨碍了她的私生活，挑战了她所关注的事物。

这位母亲或多或少地感到这是她自己的母亲需要的一个婴儿，因此她生产这个婴儿是为了抚慰她的母亲。

这个婴儿在吮吸时伤害了她的乳头，刚开始简直就是对乳头的一种咀嚼活动。

这个婴儿是无情的，把她当作了下贱之人、免费的仆人、一个奴隶。

她不得不去爱他，爱他的排泄物，以及所有的东西，至少在一开始是如此，直到这个婴儿开始怀疑他自己。

这个婴儿试图伤害她，不时地咬她，这都是出于爱。

这个婴儿表现出对她的幻灭。

这个婴儿那兴奋的爱是食橱之爱，所以婴儿在得到了他想要的之后，就把她像橘子皮一样扔在一边。

这个婴儿在最初时必须处于支配地位，他必须被保护免于遭到意外，生活必须按照婴儿的步调来，所有这些都需要母亲持续而细心的学习。比如，当母亲抱持他的时候，她一定不能焦虑，等等。

最初，这个婴儿完全不知道母亲所做的事情，或者母亲为他作出的牺牲。尤其是婴儿无法考虑到母亲的憎恨。

这个婴儿是多疑的，拒绝她提供的好食物，让她开始怀疑自己，但在阿姨家里，他却吃得很好。

与这个婴儿度过了一个糟糕的早晨之后，母亲把他带了出去，他却对陌生人微笑，那个人便说："他好可爱啊！"

如果母亲从一开始的养育就失败了，她知道他会永久地报复她。

这个婴儿让她感到兴奋，但也使她感到挫败——她一定不能吃掉他，或者与他有性交往。

201

我认为，在对精神病性病人的分析中，以及在分析的最后阶段，甚至在对正常人的分析中，分析师必须发现自己处在一个类似新生儿母亲的位置上。当发生深度退行的时候，病人对分析师的认同，或者对分析师观点的领会，不会比胎儿或新生儿与母亲的共情更多。

一位母亲必须能够容忍自己去憎恨她的孩子，而不会付诸任何行动。她不能向她的孩子表达这种憎恨之意。如果母亲害怕自己可能要做的事情，那么当她被自己的孩子伤害时，她不能去适当地憎恨，于是她必然会回落到受虐的状态中。我认为，正是这种现象才产生了女性是天生的受虐狂的错误理论。一位母亲最非凡的地方就在于她有能力被孩子如此伤害，并且有能力如此憎恨她的孩子而不去报复他，以及她有能力等待未来可能有的也可能没有的回报。也许她哼唱一些儿歌会对她有所帮助，这些歌谣在她的小婴儿听来很享受，但很幸运小婴儿听不懂。

> 睡吧小宝贝，睡在树梢上，
> 一阵风吹来，摇篮轻轻摆，
> 树枝折断了，摇篮往下落，
> 摇篮和宝宝，统统摔下来。

我认为母亲（或父亲）与小婴儿玩这个游戏时，婴儿享受着这个游戏，并不知道父母的言语正在表达着憎恨，也许就出生象征来说是如此。这不是一首多愁善感的歌谣。对父母来说，多愁善感是没有用的，因为它包含了对憎恨的否认，而且从婴儿的角度来看，母亲的多愁善感一点好处也没有。

我似乎有点不能确定，一个人类的儿童在其发展过程中，在一种多愁善感的环境里，他是否能最大程度地容忍自己的憎恨。他需要有憎恨才能去憎恨。

如果这是真实的，那么，除非分析师能够去憎恨精神病性病人，否则我们无法期待精神病性病人在分析中能够容忍他对分析师的憎恨。

如果这些都被接受了，那么剩下的就是要讨论如何解释分析师对病人的憎恨这个问题了。这显然是一件充满了危险的事情，它需要把握得当的时机。但我相信，如果甚至到了分析接近结束的时候，分析师都不能告诉病人：在分析的早期阶段，在病人病得比较严重的时候，他，分析师，瞒着病人的一些事情，那么这个分析就是不完整的。直到分析师作出这个解释之前，病人在某种程度上都处于婴儿的位置上——他无法理解他亏欠了母亲什么。

分析师必须展现出他所有的耐心、宽容和可靠，就像一位母亲献身于其婴儿一样；分析师必须把病人的愿望当作需求；分析师必须把其他兴趣放到一边，为了可供使用、准时和客观，并且必须显得是真正只出于病人的需求而给予的。

202

可能有一段很长的初始期，这段时间里分析师的观点无法被病人理解（即使无意识的）。我们无法期待病人的认可是因为，病人的原始根源正在被追寻之中，其中缺乏认同分析师的能力；当然，病人也无法理解，分析师的憎恨常常是由病人简单粗暴的爱引起的。

在分析（研究型分析）中，或者在对更严重的精神病患者的日常管理中，分析师（精神科医师和护士）承受了巨大的压力，所以，研究那些与严重精神病患者一起工作的人如何产生精神病性的焦虑和恨是非常重要的。只有这样，我们才有希望避免基于分析师需要而不是患者需要的治疗。

第 **16** 章

与情绪发展相关的攻击性
（1950—1955）

在专题讨论会提交的稿件 [1]

这篇研究攻击性文章背后的主题思想是：如果社会处于危险之中，并不是因为人的攻击性，而是因为每个个体对个人攻击性的抑制。

在研究攻击性心理学的时候，出于以下原因，研究者会感受到巨大的压力。就总体的心理学而言，被盗窃与盗窃其实是相同的，两种现象背后有着同样的攻击性。身为弱者，如同强者对弱者施暴一样充满了攻击性。谋杀与自杀本质上也是一回事。也许所有这些最大的困难是，占有行为和贪婪地获取行为背后具有同样的攻击性，事实上，获取和占有共同形成了一个完整的心理学单元，缺一不可。但这并不是说，占有和获取有好坏之分。

这些思考会令人痛苦，因为它们使人注意到了隐藏在当下社会认可的背后解离的那个部分，但是攻击性的研究不能忽视这部分事实。而且，对实际攻击行为的研究也必须以研究攻击性意图的根源为基础。

在人格整合开始之前，攻击性就已经存在了。[2] 婴儿在子宫里的踢蹬动作，我们不会认为是他想踢开一条通道。几周大的婴儿挥动他的胳膊，也不会被认为是他想打人；当一个婴儿用牙龈咀嚼妈妈的乳头时，我们也不会认为他在有意伤害或弄疼妈妈。在生命的原初阶段，攻击与运动

1　1930年1月16日，英国皇家医学会精神病学分会安娜·弗洛伊德的专题研讨会。安娜·弗洛伊德的贡献见《儿童精神分析研究》（*The Psychoanalytic Study of the Child*）第3卷至第4卷，第37页。

2　我现在将这个观点与运动性（motility）的观点联系起来（参见Marty et Fain，1995）。

204　几乎就是同义词，它与身体的局部功能有关。

随着孩子逐渐长大成人，这些局部功能也逐渐被组织起来，并形成了攻击性。在疾病中，病人可能会表现出不具有完整意义的活动和攻击性。人格的整合也不会在某一天某个时刻突然到来。这是一个反反复复、来来回回的个体过程，即使人格整合已经获得了很好的成就，也有可能因环境的变化而丧失。尽管如此，在健康的状况下，个体最终会达成目的性行为。如果说行为具有目的性，那么攻击就是有意图的。这里紧接着就是攻击性的主要根源——本能体验。攻击性是爱的原始性表达的一部分。因为我正在研究原初之爱的冲动，所以从口腔活动方面对此进行描述是合适的。

口腔活动本身包含了攻击性元素，在健康的状态下，正是口腔的爱承担了实际攻击性的大部分基础，所谓实际攻击性是指个体有意图的攻击性，而周围人对此也有所感知。

所有的体验既是身体性的，也是非身体性的。我们的各种想法伴随并丰富了身体的机能，而身体机能也伴随并实现[1]了我们的构想能力。而且，我们必须指出，所有的想法和记忆都会被逐渐区分开来，有一些可以被意识直接利用，另一些只有在特定环境中才能进入意识，还有一些则因令人无法忍受而处于被压抑的无意识之中。

我意识到，我正在把实际的攻击性与攻击性冲动这两个主题混为一谈。然而，我确实感到，无法脱离一方而单独对另一方进行研究。攻击性行为无法作为一种孤立的现象被充分理解，而事实上，对儿童任何一个行为的研究都需要考虑以下几个方面：

1　参见薛施蔼（Sechehaye）的术语：象征性实现（symbolic realization）。

儿童在其环境中，有成人对他进行照顾。

儿童与其实际年龄和心理年龄相应的成熟度。

尽管儿童拥有对应于年龄的成熟，但是他自身依然包含着各种程度的不成熟，甚至返回到了生命的原初状态。

儿童作为一个病人，已经固着在了某个不成熟的水平上。

儿童处在一种相对无组织的情绪状态，仍然带着或多或少容易退行的倾向，并且也容易从退行中自发地恢复。

不同阶段的攻击性

如果我们可以从个体生命一开始就研究攻击性，这是很有帮助的，但是其中还有很多我们无法确定的因素。一项完整的研究应该追踪攻击性在自我发展的各个不同阶段中的表现：

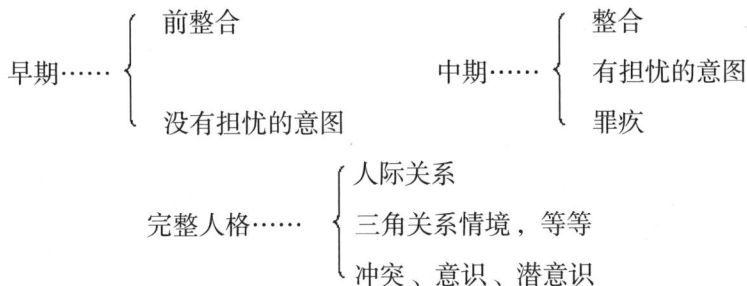

早期……
{ 前整合

　没有担忧的意图

中期……
{ 整合

　有担忧的意图

　罪疚

完整人格……
{ 人际关系

　三角关系情境，等等

　冲突、意识、潜意识

205

在此，我尝试主要论述这三个主题中的第二主题，即人格发展的中期。[1]

前担忧阶段

我们有必要描述一下无担忧或无情的理论性阶段，在这一阶段中，

1　在本章第二部分，我尝试探索与自我发展早期有关的攻击性。

可以说孩子是作为一个人而存在，并且有其目的，但是毫不担忧他所造成的后果。此时孩子还不明白他自己在兴奋时所摧毁的，就是他自己在两次兴奋之间的宁静状态中所珍爱的东西。在他那兴奋的爱中，包含着对母亲身体的一种想象性攻击。这里的攻击就是爱的一部分。[1]

我们可以看到，在人格的兴奋和宁静两个方面之间出现了某种程度的解离，以至于平常乖巧可爱的孩子也会有"出格的举动"（act out of character），并会对他们所爱的人做出攻击性行为，而孩子完全没有意识到自己要对此负责任。

如果在情绪发展的这一阶段，攻击性是缺失的，那么在某种程度上爱的能力也就缺失了，换句话说，孩子与客体建立关系的能力就会缺失。

担忧阶段

接下来是被梅兰妮·克莱因称为情绪发展中的"抑郁位置"的阶段。而我更愿意将其称为"担忧阶段"。此时个体的自我整合已经非常充分，以至于他能够领会和理解母亲形象的人格了，而这就导致了极其重要的结果，即他很关心自己的本能体验（包括身体和想法的）所带来的后果。

发展到担忧阶段，伴随而来的是感受罪疚的能力。自此以后，一些攻击性在临床上便以悲伤、罪疚感或某种躯体性等价现象（如呕吐）的形式表现出来。这种罪疚指的是个体，在兴奋性的关系中，感到对所爱的人施加了伤害的感受。在健康的状态下，婴儿能够把握住罪疚，因此，只有在一位有个性和活力的母亲（她体现了一种时间因素）的帮助下，婴

---

[1] 它曾被称作"前矛盾阶段"（pre-ambivalent），但这个术语没有提及部分客体与完全客体的整合，乳房和拥有乳房并关爱婴儿的母亲的整合。

儿才能够发现他自己去给予、去建设和去修复的个人化冲动。就是以这种方式，婴儿的大部分攻击性被转化成了各种社会功能，并将照此形式出现。当婴儿感到无助时（比如，没有人接受他的礼物，或者承认他为修复所付出的努力），这种转化就会失败，那么攻击性就会以原来的形式重新出现。社会活动永远无法令人满意，除非它是基于一种与攻击性有关的个人化罪疚的感受。

206

愤怒

接下来我要描述的是对挫折的愤怒。在某种程度上，挫折在所有体验中是不可避免的，这鼓励我们将其一分为二：（1）指向挫败性客体的无辜攻击性冲动；（2）指向好客体的产生罪疚感受的攻击性冲动。挫折可以作为一种诱惑，让我们避开罪疚感，并促进发展出一种防御机制，也就是，沿着两条分开的路线方向去发展爱与恨。如果将客体分裂成好和坏[1]，那么这就成了可以缓解罪疚感的一种方式；但其代价是：爱就丧失了其本该有的一些很珍贵的攻击性元素，而恨则变得更具有破坏性。

内在世界的成长

从现在开始，婴儿的心理状态变得更加复杂了。儿童变得不仅担忧他的冲动对母亲的作用，而且注意到了这种体验对他自己的作用。本能的满足使他感觉良好，他在心理和身体上都觉察到了摄入与输出的活动。他的内心充满了良好的感受，而这又激发并维持了他对自己的信心，也让他感到对生活有所期待。与此同时，他不得不面对和处理自己的愤怒

1　我现在应当说"理想化的和坏的"，而不是"好的和坏的"（1957）。

攻击，由此让他感到自己内心充满了恶意、邪念或迫害。这些存在于他内心的邪恶事物或力量，让他感到了来自他这个人内部的威胁，以及对形成他的生活信念基础之善念的威胁。

现在，他开始了一项终身任务，即管理他自己的内在世界，然而，只有他很好地安居在自己的身体里，能够区分他的内在世界与外在世界、现实与幻想，他才有可能开始这项任务。他对外在世界的管理有赖于他对内在世界的管理。

一系列极其复杂的防御机制也应运而生，如果想要理解处于这个情绪发展阶段的儿童的攻击性，就应该仔细考察这些防御机制。我在这里只能列举其中几条，来说明人类心理学中的这一部分如何与我们现在的主题相关。

首先，我将描述从内向性恢复这一现象，因为这是实际攻击的一个
207 重要的和普遍的来源。

在健康的状态下，儿童既对外在世界感兴趣，又对内在世界感兴趣，同时他还拥有将两个世界连接起来的桥梁（梦境、游戏等等）。而在不健康的状态下，儿童可能会重新组织他的关系，为的是将好的东西集中于内部，而将坏的东西投射出去。这样，他就可以生活在自己的内在世界中了。别人可能会说他变得内向（或者病理性内向）了。

要从病理性内向状态恢复健康，这就涉及让这个儿童重新转向外在世界，对于这个儿童来说，外在世界中充满了迫害者，而在此时此刻，儿童在他的康复过程经常会变得很有攻击性。这是攻击性行为的一个重要来源。如果在儿童从内向性恢复的过程中，那些管理者对儿童的防御性攻击处理不当，那么这个儿童就会很容易再退回到内向性状态。除了疾病，任何一个儿童在日常生活中每天都会遇到这种情况，只是程度不同而已，而这个概念也绝不只是一个纯粹的理论性概念。个体在专注于个

人事务一段时间之后，他就会对周围事物变得特别敏感。

我们也需要记住，在我们所观察到的童年时期，人类只能逐渐地变得有能力区分主观性与客观性。儿童将内在世界的体验投射出来的时候，很容易就会看到一种类似于妄想性疯狂的状态。即使是两三岁健康的儿童在半夜醒来的时候，也常常会感到他所处的世界（从我们的立场来看）是他自己的内在世界，而非那个我们与他共享的外在世界。在白天，儿童在他们的游戏活动中变得"自欺欺人"；事实上，我们可以发现儿童主要生活在他们的内在世界中，尽管在我们看来，他们似乎与我们身处同一个世界。这并非不健康，但我们不能指望通过理性逻辑的方式来对这些儿童进行管理，因为逻辑的方式只适用于外在世界或共享性现实世界。甚至，很大一部分成年人都从来没有发展出一种可靠的客观性能力，而相较而言，那些最具可靠性的、客观性的人，则常常又无法触碰到自己内在世界的丰富性。

我还会举出三个其他的例子，在这些例子中，儿童对自己内在世界的管理方式解释了他们的攻击性行为。

在儿童的幻想中，内在世界主要定位于他们的腹部，其次定位于头部或其他某些特定的身体部位。

如果一个儿童的人格整合达到了一定程度，那么他就会有这样的体验，即他已经超越了通过认同来处理问题的能力。举个例子，当他正在全神贯注地思考一些其他问题时，父母却在他面前吵了起来。为了掌控这个局面，他只能通过将所有的体验吸进自己的身体来进行处理。于是，我们可以说，父母吵架这一种固着状态已经居住在他的内在世界了，之后他就需要大量的精力去直接控制已经被内化的这种恶劣关系。在临床上，他就会显得很疲惫，或者抑郁，或者身体生病。在特定的时刻，内化的恶劣关系便掌控了一切，这样一来，儿童的行为表现就好像被他那

208

吵架的父母"缠身附体"了一样。我们就会看到，这个儿童表现出了难以控制的攻击性、顽皮、不可理喻、轻信他人。[1]

另一种情况是，儿童将父母吵架这一情景内射，然后经常设法同周围人吵架，利用实际外在的坏事作为其内在"恶念"的一种投射物。在这种情况下，儿童可能容易时不时地表现出疯狂行为，并伴随有吵架声或有人跟他吵架的幻觉。

儿童管理自己的内在世界，并试图在其中保留被他感受到的那些好的东西，有时候他会觉得，如果能够消除那些恶意的影响，那么一切都会好起来。（这相当于寻找替罪羊的想法。）

在临床上，这个儿童可能会表现出对内在恶劣状态的一种戏剧化喷放行为（踢打、放屁、吐痰等等）。或者，这个儿童会变得很容易出现事故，或者出现自杀企图（未遂）——目的是摧毁居于自体内部的坏和恶。在自杀的整个幻想中会有一种幸存，伴随着邪恶的元素被摧毁了，但实际上，通过自杀行为幸存可能不会发生。

儿童觉得内在世界存在于他们的腹部（或头部等位置），他们时常认为对内在世界现象的管理是如此困难，以至于他们常常采用一种综合控制的方法，这样做所带来的临床后果就是抑郁心境。这会导致一种令人难以忍受的内心死气沉沉的状态，而且很容易出现一种补偿性躁狂状态。在这种状态下，内在世界的活力占据了上风，使儿童变得无比活跃，此时即便没有明显的外部刺激让他愤怒，他在临床上也可能表现出强烈的

1　这种情况与安娜·弗洛伊德所称的"与攻击者认同"（1937）有关。梅兰妮·克莱因的著作向我们介绍了这一概念，即对内在现象的全能控制是一种防御。

攻击性。这种躁狂阶段与所谓的躁狂性防御有所不同，在后者中，病人会通过一种虚假的活动来否认内在世界的死气沉沉（克莱因所谓的抵抗抑郁的躁狂性防御）。躁狂性防御的临床性后果不会导致一种攻击性的爆发，但是会导致一种普遍性焦虑不安的状态，这是一种轻躁狂状态。轻躁狂状态下存在着轻微的攻击性行为，通常的表现形式是不整洁、凌乱不堪、易激惹，且伴随着建设性坚持不懈的缺乏。

在健康的状态下，个体能够将"坏和恶"的元素存贮于内在世界中，目的是用来攻击某种外部力量，这种外部力量似乎对他认为值得保留的事物造成了威胁。这样，攻击性就具有了社会性价值。

这种价值（与躁狂性攻击或妄想性攻击相比）就在于客观性得以保留的事实，而且只要稍作努力就能应对敌人。那么，我们就无须为了攻击敌人而去爱他们了。

总　结

上文主要描述了攻击性与我所说的情绪发展的中期阶段之间的关系。这一阶段之后便是完整的人格阶段，后者携带着人际关系和俄狄浦斯情结的三角关系；而这一阶段之前是无情冷酷的早期阶段，以及没有担忧和意图的阶段与人格整合尚未完成的阶段。*209*

属于我称为完整的人格这一阶段中的攻击性，通过弗洛伊德的著作已经在现代广为人知了。

攻击性的重要起源可以追溯至人类发展的极早期阶段，在本章的下一个部分将探索其中一部分起源。

攻击性的极早期根源 [1]

我们以最简单的方式提出这样一个问题：攻击性到底是源自挫败而引发的愤怒，还是它有自身的一种根源？

除非我们刻意努力去洞察大量的临床事实，并使其成为我们日常的分析性实践，否则这一问题的答案必将极其复杂。然而，如果我们去这样做了，我们就会冒被指责没有意识到一些东西的风险，而实际上那是我们故意忽略的。

我们可以说，在原初爱的冲动中，总是可以探查到反应性攻击，因为实际上并没有一种完全的本我满足这回事。因此，我们还有必要继续剖析下去吗？我认为有必要这样做，因为我们有必要分析由失败带来的困惑。举个例子来说明一下这种特别真实的现象，当自我成长刚刚开始之时，比如，当整合还没有完全建立起来之时，原初爱的冲动就在这个阶段发挥着作用。此时，个体还没有能力去承担任何责任。这一阶段甚至还不是无情期，它是前同情期。如果说摧毁是本我冲动的一部分目的，那么摧毁对本我满足来说只是附带的事情。只有当自我整合和自我组织足够充分，足以容纳愤怒和对以牙还牙的报复的恐惧时，自我才会对摧毁担负起责任。然而，早期的愤怒和恐惧可以被探查到，在不明智地讨论个体的愤怒之前，我们仍有认识那些自我发展的余地。

憎恨是相对复杂的事情，我们不能说在这些早期阶段就存在着憎恨情感。因此，我们很有必要将攻击与反应性攻击完全区分开来进行考察。

---

1   1955年1月递交给私人团体的文章。

由于现实原则的运作导致了本我体验的失败，反应性攻击会不可避免地跟随本我冲动而来。

于是，我们可以很方便地说，尽管婴儿的目的并非摧毁，但原初爱的冲动（本我）具有一种摧毁性的品质，因为这种冲动是在前同情期被体验到的。

从这个假设出发，我们就有可能去探究原初爱的冲动（本我）中摧毁性因素的根源。

为了简化起见，我们可以把出生创伤的变量因素先放在一边不计，想当然地认为婴儿是正常或无创伤性出生的。这里我所说的正常出生，是指婴儿感受到出生都是自己努力的结果。正常出生不包括大龄胎儿或早产儿这两种情况（见原书第180页）。

早期的各种本我体验，为婴儿启动了一个新元素——本能的危机，其特征表现为三个时期：预备期，高潮期，以及随后某种程度的满足期。这三个时期都为婴儿带来了各自不同的问题。

我们的任务是研究在生命最早期的本我体验中攻击性（偶尔是摧毁性）元素的史前历史。我们很容易就能获得某些元素，它们至少可追溯到胎儿运动发生期，即运动性。毫无疑问，最终还需要加入感觉方面的一种相应因素。这种始于子宫内生活，并且持续于婴儿期（事实上，它贯穿于整个生命历程）的运动性，可以与本我体验中所固有的活动完全连接起来吗？实际上，这种活动能够被归类为一种本我或自我的成分吗？或者最好将其看作一种未分化的自我—本我阶段（Hartmann，1952）的特征，而尝试将其归类为运动性吗？因为在自我—本我分化之前就已经出现了运动性。

每个婴儿都会尽可能多地把原始运动性倾注到本我体验中去。毫无疑问，婴儿之所以有一种现实挫折的真正需求——说到底是因为，假如

210

本我可以得到完全的满足，没有任何现实性阻碍，那么婴儿就会一直被置于一种运动性根源的不满足状态（Riviere，1936）。

在属于任何一个婴儿的本我体验模式中，都有包含在本我体验中的百分之 x 的原始运动性。那么还有剩下的百分之（100- x）的原始运动性会以其他方式被使用——事实上，这就是为什么不同的个体对他们的攻击性有着千差万别的体验。这也是其中一种受虐狂的起源（见后文）。

如果能探究这种运动性的进化和发展模式，那将大有裨益（Marty et Fain，1955）。

在第一种模式中，由于运动性，环境一直不断地被发现，并反复被重新发现。在此，在原初自恋的理论框架中的每一次体验都在强调这一个事实：新个体的发展是处于核心地位的，并且与环境的接触是一种个体的体验（一开始处于未分化的自我—本我状态）。在第二种模式中，环境对胎儿（或婴儿）造成了侵入，这里产生的不是一系列个体体验，而是一连串对侵入的反应。这样，就发展出了一种退行至休息的状态，只有那里才允许个体存在。于是，运动性只能作为一种对侵入的反应来体验。

第三种模式较为极端，在其中这种反应现象被夸大了，以至于个体体验甚至连一种休息之地都没有了，其结果就是个体无法从原初自恋状态进化为一个人。于是，这个"个体"便发展成为一个没有内核的外壳扩展物，成为一个环境侵入性的扩展物。个体的核心部分被隐藏了起来，甚至最深入的分析也难以触及它。然后，个体以一种无法被发现的方式存在着。真自体被隐藏了起来，而我们在临床上所面对的是一个复杂的假自体，其功能就是维持真自体处于一种隐藏状态。假自体可能便于适应社会，但是由于缺乏真自体，个体就会变得越来越不稳定，个体在社会中越会受到欺骗，越认为假自体就是真自体。病人的主诉是一种无用感和无价值感。

我们将第一种模式称为健康的模式。要形成这种模式，取决于足够好的母性照护，且要伴随着母亲在身体方面的爱意表达（因为最初只能用这种方式）。母亲（在子宫或臂弯中）抱持着婴儿，并通过爱（认同）知道了如何适应婴儿的自我需求。在这些条件下，而且只有在这些条件下，个体才可能开始存在，一种拥有本我体验的存在。这一阶段的任务是将运动性最大程度地融入本我体验中。百分之 x 的运动性潜能与色情性潜能（erotic potential）相融合（x 的分量很大）。尽管如此，还有剩下的百分之（$100-x$）的运动性潜能没有进入这种与色情性潜能融合的模式中，只是作为纯粹的运动性被使用。

我们必须牢记，融合允许体验与对抗行为（对挫折的反应）区别开来。与色情性潜能融合的那部分运动性需求（$x\%$）在本能的愉悦中得到了满足。相比之下，剩下的那百分之（$100-x$）未融合的运动性潜能需要找到对抗物。概括地说，它需要找到与之抗衡的东西，否则它仍然处于一种未被体验过的状态，或者成为幸福健康的一种威胁。然而，在健康状态下，按照这个理论，个体明显能够享受四处寻找合适的对抗物这一过程。

在第二种和第三种模式中，只有通过环境性侵入，运动性潜能才能成为一种体验，而这是一种不健康的方式。在或多或少的程度上，个体必须遭遇对抗，而且只有通过对抗，个体才能利用重要的运动性资源。虽然环境性侵入也能令人满足，但：

> 环境性侵入必须是持续性的。
> 环境性侵入必须有自己的模式，否则，因为个体无法发展出一个个人模式，混乱就会统治局面。
> 这意味着依赖，离开了依赖，个体不可能成长。

212

退缩成为这一模式的本质特征。（除了在极端情况下，真自体被隐藏起来，甚至作为一种原始防御的退缩也无法使用了。）

当第二种和第三种模式运行时，儿童可能处于一种不健康的状态，而且也没有起效的治疗方法，除非它能够将这个基本模式转变为我之前所描述的第一种模式。然而，依据第二种或第三种模式而发展的病人真的前来做分析的话，他们乍看之下似乎能够很好地利用分析师的工作，但这是一种建立在病人真实存在这个错误的假设之上的判断。

这是我对神经症病人的阻抗的积极价值的一些特别的观点。事实上，这些对抗是可以被分析的，它们给出了良好的预后。若是没有这些对抗，分析师就会作出一种我描述过的早期模式中紊乱的诊断。

从这些思考来看，我们会得出这样的结论：通过分析，我们不可能使运动性与色情性潜能在很大程度上发生融合，只有那些根据这种分类方法被认为是正常的人才可以。在第一种模式尚未建立的地方，它们是不可能发生融合的，除非使用一种继发性方法，即通过将攻击性元素"色情化"的方法。这就是强迫性施虐倾向的根源，而这种倾向性可能会变为受虐狂。个体只有在摧毁性和无情的时候，才能感受到真实。他设法通过发现一种性欲成分而与攻击性融合，这种攻击性更多是一种纯粹的运动性，以此与另一个人进行互动，从而尝试与其建立起一种关系。这样，色情性就达成了与运动性的融合，然而在健康状况下，更确切地说，应该是运动性与色情性发生了融合。

我们也许可以在性倒错中区分出两种类型的受虐狂：一类来自施虐狂，这是一种对原始运动性冲动的色情化；另一类则是一种对积极运动性冲动被动的更加直接的性色情化，而且这种发展似乎是根据第一个伴侣是受虐狂还是施虐狂来进行的。伴侣关系会产生一种更有价值的关系，如果一种关系只是从色情生活中发展而来的，那么这种关系是虚弱无力的，这是运动性元素与色情生活的融合相对缺乏所致。

真实感尤其来自运动性（以及相应的感知觉）根源与弱运动性元素融合的色情体验，不能增强和巩固真实感或存在感。事实上，这样的色情体验可能被精确地回避掉了，因为它们会导致主体产生一种不存在感，换句话说，在那些生命早期模式并非我所描述的第一种模式的个体身上就会出现这种情况。

我们由此得到了这样的结论：在婴儿首次喂养之前，这种融合就已经大量发生了，即使他的自我组织是不成熟的。各种运动性体验的总和有助于个体发展开始存在的能力，并且逐渐地离开了原始性认同，舍弃了外壳，最终建立了自体的核心。足够好的环境促使这种发展成为可能。只有早期环境是足够好的，我们讨论人类婴儿的早期心理学才有意义。因为，除非环境一直是足够好的，否则人类无法进行分化，也无法成为正常心理学所讨论的主体。然而，当个体真正存在的时候，我们可以说，现在有了一种主要的方式，在其中自我和本我发生了分化，它们之间保留着一种关系，尽管存在着现实原则的运作所导致的困难，但是只有通过将大部分原初运动性潜能与色情性潜能进行融合这种方式，自我和本我之间的关系才能够得以维持。

由此，接下来是一些关于客体的外部性质问题的其他观点。这一主题放在本章第三部分进行讨论。

客体的外部性质 [1]

在精神分析的实践中，当一个分析足够深入的时候，分析师就会获得一个特有的视角，去审视个体情绪成长中的早期现象。

最近，有一个来自临床实践的观点让我感到震惊：当一个病人参与了寻找攻击性的根源时，与当病人正在探寻本能生命的色情性根源时相比较，不管怎样，前一个过程会更加让分析师感到精疲力竭。

我们很快就会观察到，这里困扰我的材料与我们头脑中"去融合"（de-fusion）这个词有关。我们假设在健康的状态下，攻击性元素与色情性元素是相融合的，但我们并不总是给予前融合时期和融合的任务以足够的重视。我们太过轻易地将融合视为理所当然，而在这样的情况下，一旦脱离了对实际情况的考量，我们就会陷入一种无用的争论。

我们必须要承认，融合是一项严峻的任务，即使在健康的状态下，个体也无法彻底完成这种任务，而我们发现，大量未融合的攻击性使被分析个体的心理病理学变得更加复杂化是一种很常见的现象。

在分析过程中，如果这种情况是真的，那么我们就需要分别处理攻击性元素和色情性元素的表达，而对那些在移情中不能将两者融合在一起的病人来说，我们需要保持两者的相对分离性。在涉及融合失败的严重障碍中，我们发现病人与分析师的关系轮流地具有攻击性和色情性的特征。在这里我想声明的是，分析师更可能对前者感到厌倦，而不是对后者的部分关系感到厌倦。

214

1　1954年11月递交给私人团体的文章。

通过这一观察，我们可以很快得出结论：在生命的早期阶段，当"我"与"非我"正在形成之时，攻击性元素确定无疑地驱使个体需求一个"非我"，或者一个被感觉为外部的客体。当这个客体在主观上被构想或亲自创造出来时，或者当个体接近更早期的原初认同的自恋状态时，个体便可以达成色情性体验。

任何能够带来缓解色情性本能驱力的事物都可以达成色情性体验，且容许前期快感、全身和局部的紧张性兴奋、高潮及其消退或类似感觉的出现，随之而来的是一段时期的欲望缺乏（这本身可能会引起焦虑，因为通过欲望而创造出来的主观性客体暂时湮灭了）。另外，除非存在对抗物，否则攻击性冲动不会带来任何满足的体验。这个对抗物必须来自环境，来自那个逐渐与"我"区分开来的"非我"。我们可以说，性欲体验存在于肌肉和参与努力的其他组织中，但这种性欲和与特定性感区域相关的本能性欲在发展序列上有所不同。

病人让我们了解到，攻击性体验（或多或少去融合的）会令人感觉到真实，它比色情性体验（也是去融合的）令人感受到的真实更加真实。两者都会令人有真实感，但前者带来的真实感具有极大的价值。在体验之中，攻击性元素与色情性元素的融合，会加强这种体验的真实感。

即使没有外界的对抗物，攻击性冲动在某种程度上确实能找到它们的对抗物。在正常情况下，它在源自产前生活的像有脊椎的鱼一样的游动行为中展现出来；而在异常情况下，它表现为患病婴儿（徒劳无用）的来回运动（摇摆，或者那种标志着魔法般内在和看不见来回运动的紧张状态）。根据以上这些思考，我们难道不能说，在正常发展过程中，恰恰是来自外界的对抗物为婴儿带来其攻击性冲动的发展吗？

在正常的出生过程中，婴儿遇到的对抗提供了这样一种类型的体验，它让婴儿的头部去"打先锋"。尽管出生过程往往并不正常，以至于情况变得极其复杂，有时婴儿的出生开始可能是臀部而非头部先入盆，但是在纯粹的努力与头部超前和对抗物建立关系之间的联合中，似乎存在着一种普遍的效力。这可以通过观察努力想要吃奶的婴儿来得到验证——根据我的理论，母亲将婴儿头的顶部向下压（对抗）到一定的程度，就可以帮助他们吃到奶。

这个观点通常是这样表达的："一个婴儿不会因为对其需求的完美适应而茁壮成长。一位过度满足婴儿欲望的母亲不是一位好母亲。挫折会激发婴儿的愤怒，而这将帮助婴儿获得更多的体验。"这种说法既真实又不真实。不真实的地方在于，它忽略了两个因素：其一，在生命的理论性开始，婴儿确实需要完美的需求适应，然后他才能小心谨慎地、逐渐地适应失败；其二，这个观点对攻击性体验和色情性根源缺乏融合的思考，然而至少在理论中，我们一定要对去融合状态（或前融合状态）进行研究。

就像我在此引用的陈述一样，那些或多或少持有这种观点的人轻易地就假设：攻击是对挫折的一种反应，换句话说，是对色情性体验中的挫折的反应，是对本能张力上升的兴奋阶段中对挫败的反应。在这样的阶段中，对挫败的愤怒是显而易见的，但是，在关于生命最早期的感受和状态的理论中，我们需要理解：恰恰是发生于自我整合之前的攻击性，为对本能性挫折产生愤怒做好了准备，并使其成为可能，以及让性欲体验得以完成，并成为一种体验。

可以这样说，每个婴儿都有一个潜在的本能的色情性区域，这是生物学的，对每个婴儿来说，这种潜能或多或少是相同的。相比之下，攻击性元素肯定差异极大；当我们观察到一个婴儿由于延迟喂养产生的挫折而愤怒时，其实很多事情已经发生了，它们决定了这个婴儿的攻击性潜能的大小。要想了解与色情性潜能相对应的攻击性，我们有必要返回到胎儿的冲动，返回到这种有利于运动而非静止的冲动，返回到人体组织的鲜活性，以及返回到肌肉性色情的第一手证据。在这里，我们需要诸如"生命力"这样一个术语。

毫无疑问，每个个体胎儿生命力潜能或多或少是相同的，就像每个婴儿的色情性潜能是相同的一样。这里的复杂之处在于，一个婴儿的攻击性潜能的多少取决于他所遇到对抗物的总量。换句话说，对抗影响着生命力向攻击性潜能的转化。而且，过度的对抗会使情况变得更为复杂，它会让攻击性潜能无法达成与色情性潜能的融合，从而让这个个体不可能存在。

想要进一步讨论这个观点，我们必须仔细考量婴儿（胎儿）生命力的命运发展细节。

在不健康的状况下，胎儿的冲动会引起一种对环境的探索，紧接着就是通过运动遇到对抗物，并且在运动过程中去感知所发生的事情。这里的结果是，出现了一种对"非我"世界的早期认识，以及"我"的早期建立。（我们会理解，在实践中，这些事物会逐渐发展，反反复复，来来回回，获得了又失去了。）

在非健康的状态中，在这个极早期的阶段，环境具有冲击性或侵入性，而生命力被用来对冲击或侵入做出反应——结果是出现了对早期牢固建立的"我"的对抗。在极端的情况下，除了反应，个体很少有冲动性体验，同时"我"也未能被建立起来。我们没有发现基于对侵入性反应的体验之上的一种发展，反而出现了我们称为假自体的存在，因为其中缺少了个人化的冲动。在这种情况下，攻击性元素和色情性元素没有发生融合，因为色情体验发生时，"我"尚未被建立起来。婴儿确实是活着的，因为他一直被诱惑着寻求色情体验，但是，他过着一种与色情性生活分离开来的、纯粹攻击性的生活，这种生活取决于对对抗物的反应，

216

却从来没有过真实感。

在这种描述中，我们有必要讨论两种极端的情况，以尝试对常见状态的描述做个示范，这种常见状态的特征是缺乏某种程度的融合。人格由三个部分组成：一个真自体，其中"我"与"非我"早已清晰地被建立，其中攻击性元素与色情性元素得到了某种程度的融合；一个是很容易沿着色情性体验这条线被诱惑导致最终丧失真实感的自体；还有一个是完全且无情地致力于攻击的自体。这种攻击甚至是一种无组织的摧毁，而且它对个体是有价值的，因为它能够带来一种真实感和关联感，但是，只有积极的对抗，或者（后来的）迫害，才能够形成这种存在感。它没有个人化冲动的根源，而是由自我的自发性所激发的。

个体可以通过将这种纯粹性去融合的攻击转化为受虐狂的方式，获得攻击性与色情性的一种虚假融合，但为此必须有一个可靠的迫害者，而这个可靠的迫害者就是那个施虐狂的恋人。从这种方式看，受虐狂可能比施虐狂更为原始。然而，在追随一个情绪健康的人的发展过程中，我们看到施虐狂与受虐狂一样原始。在健康的状态中，施虐意味着成功的融合，但是，如果受虐狂直接形成于反应性攻击模式的条件中，且未经过融合，那么就不会有成功的融合出现。

从这些考虑中能够得出的主要结论是，当我们使用攻击性这一术语时，其实指的是自发性，这会令人产生混淆。当遇到了对抗物之时，（自发性）冲动性姿态就会出现，并变成了攻击性。这种体验很真实，它也很容易与新生儿即将产生的色情性体验相融合。我的意思是：正是这种冲动性，以及从中发展出来的攻击性，使婴儿需要一个外在客体，而不仅仅是一个令人满足的客体。

然而，许多婴儿有大量的攻击性潜能，但它们附属于对侵入的反应，它们被迫害所激发出来：如果这种说法是正确的，那么婴儿对迫害是欢迎的，并在对迫害的反应中感受到真实。但是，这代表了一种虚假的发展模式，因为这个婴儿需要持续不断地被迫害。这种反应性潜能的数量并不取决于生物学因素（生物学因素决定了运动性与色情性），而是取决于早期环境性侵入的偶然性。因此，它往往取决于母亲的精神病学异常情况，以及母亲的情绪性环境状态。　　217

　　在成人和成熟的性交活动中，需要一个特定的对象来获取满足，其实这并不是纯粹性欲的满足，这个观点也许是正确的。恰恰就是融合性冲动中的攻击性或摧毁性元素将客体固定下来，并确定了要感受到伴侣的实际存在、提供满足和生存下来的需求。　　218

第 17 章

精神病与儿童照护[1]
（1952）

1 本文基于1952年3月在英国皇家医学协会精神病学分会的一次演讲修改而成，《英国医学心理学杂志》1953年第26卷。

在本章中，我将试图说明：童年期某种程度的精神病是一种普遍现象，但其并没有受到重视，因为那些精神病性症状就隐藏在儿童照护所固有的普通困难中。只有当环境无法掩藏或应对情绪性发展的扭曲，以至于儿童需要按照某种路线组织起防御的时候，这种防御才会被看作一种疾病实体，此时我们才会作出诊断。这个理论假设：人格的心理健康在婴儿期的很早阶段就已经打下了基础，它取决于母亲与生俱来的专注于照护自己孩子的技巧。我将简要地描述一下婴儿情绪发展早期阶段的任务，除非存在一种足够好的情绪性环境，否则婴儿将无法完成这些任务。

有两种方法可以用来研究童年期精神病这个主题。一种方法认为，在成人精神病学中众所周知的精神疾病性组织，在青春发育期之前和童年早期阶段就已经发生过了。克里克（Creak，1952）考察了一类精神病，其中存在着一种有组织的内向性，随之会出现一种怪异的行为模式和继发性躯体功能运作的紊乱，同时，她还清楚地描述了一种对所有儿童精神科医师和儿科医师来说都很常见的一类孩子。我们可以用同样的研究方法来考察忧郁状态、躁狂-抑郁性心境不稳、轻躁狂性坐立不安，以及各种类型的精神紊乱状态，并追溯到他们在童年期经常发生的事件，可供这种研究的材料非常丰富。

我选择了另一种研究方法，也许是因为我想以一位儿科医师的立场来发言，我习惯于思考处于发展中的儿童，确切地说是思考处于发展中的婴儿。在儿科医师看来，个体的发展具有一种连续性，这种发展从怀孕开始，贯穿于个体的婴儿期和童年早期，直至通向成年状态，最终成为能做父母的男人或女人。儿童照护的目的，不但是要培养出一个健康的儿童，而且要使儿童最终发展成为一个健康的成年人。这句话反过来说就是，成年人的健康早已在婴儿期和童年期的各个阶段打下了基础，这才是我在这里所关心的问题。儿科医师始终能意识到婴儿的照护和养育、婴儿的依赖，以及环境因素的逐渐成熟，这些因素需要具备一种连续性，就像儿童内在发展的连续性一样。基于上述原因，儿科医师会为精神病学作出许多贡献。

如果一些儿科医师一直专注于儿童的身体，而忽视了他们的精神，那我也无能为力。但这样的时期正在逐渐过去，而且谁也不能否认，关注儿童的精神方面将会给身体方面带来很大的好处。

在这里，我主要谈论精神，其次才是躯体，但我仍然是一名儿科医师，而且从儿科学的角度来看，要想心理健康就不能排除先前的发展成就。每一个儿童的心理健康都是母亲在对孩子全神贯注照护的过程中发展起来的。"奉献"这个词语摆脱了多愁善感的意味，被用来描述作为母亲所必备的一种本质特征，母亲没有奉献的品质就不可能作出她的贡献，就不可能敏锐地、主动地适应婴儿的需求——在生命开始时的那种绝对需求。"奉献"这个词语也提醒我们，为了成功地完成她的任务，母亲并不需要多么聪明。

因此，心理健康是持续照护带来的一种结果，而正是这种照护使个人情绪的连续性发展成为可能。已经有一种公认的观点认为：神经症的根源在于儿童早期的人际关系，而在孩子开始成为家庭中一个完整的人之时，这种人际关系才会出现。换句话说，在个体处于幼儿学步期的那个阶段时，父母就为孩子的健康在社会化和预防神经症方面奠定了基础，不过这种陈述假定了孩子在之前婴儿期的成长是正常的。人们还并不普遍认为（事实上，这仍有待证明），被识别和诊断为精神病障碍的根源在于早期情绪发展的扭曲，而这种扭曲发生的阶段甚至早于孩子已经明确地成长为一个完整的个人并能与其他完整的人建立全部关系的那个阶段。

这个理论更容易在某些类型的精神病人身上得到验证。那些专门研究这些问题的人都非常地清楚，在健康状况下，婴儿一旦发展到了断奶具有意义的年龄阶段时，抑郁的能力（其意义在于能够表现出反应性抑郁症或心境的变化）就已经形成了。抑郁与担忧、悔恨、罪疚联系在一起，但在抑郁心境中涉及了相当大一部分无意识的情感。在一种有组织的方式中感受到担忧、悲伤的能力，以及对丧失做出反应的能力，这种能力可以使婴儿所遭受的伤害在一段时间内得到恢复，这种能力出现在人类健康成长中极其重要的发展阶段。这种能力的出现基于对断奶的精心管理，大体而言，在婴儿发展到了 9—18 个月时，就要进行断奶管理了。本文只能稍稍提及一些关于这一主题非常细致的工作，而不能展开论述。就精神病这一术语意味着各种类型的抑郁症和躁狂 - 抑郁性障碍的范围来说，断奶这种细致的工作显然与精神病的研究有关。对这个主题的理解开始于弗洛伊德的论文"哀悼与忧郁"（Mourning and Melancholia，1917），以及其他研究者的相关研究，特别是亚伯拉罕（Abraham，1924）、克莱因（1934）、里克曼（Rickman，1928）的研究。同时，克莱因的理论性扩展还包括了特定类型的偏执型组织的起源。克莱因的"情绪发展中的抑郁位置"概念，反过来又以其发展达成之前个体是健康的为前提，而我希望本文能够涉及最早期、最原初的阶段。

　　紧接着在断奶这个主题后面的是一个更加宽泛的主题——幻灭。断奶意味着成功的喂养，而幻灭则意味着为幻象成功地提供过机会。

情绪发展的原初阶段

　　这是一个非常困难的主题，我知道，我将要谈及的大部分内容是有争议的。尽管如此，我们仍有必要去探索一下，在生命最早期阶段的个体心理健康，可以减少日后精神分裂样状态和精神分裂症的发病可能性，因为婴儿在这个阶段正逐渐地被引入和接触外在现实。在我看来，我自己的分析性工作和其他人的临床工作，无不充分地证实了我在本章中提到的观点。

对于情绪发展极早期阶段的阐释，必须主要在精神分析治疗室中进行，无论是用于分析儿童、退行的成年人，还是分析任何年龄段的精神病人，甚或分析出现暂时或短暂退行现象的相对正常的人，迄今为止，精神分析都是最为精准的工具。在精神分析的框架中，有机会获得各种各样的体验，如果从不同的分析中总是浮现出某种相同的因素，那么我们就可以作出明确的论断。与此同时，在直接观察的研究领域中，也有多种工作方式。现在我们已经发表了一些这类研究记录，诸如弗洛伊德和伯林厄姆（Burlingham，1942），鲍尔比（Bowlby，1951），斯皮茨（Spitz，1945，1950）。此外，细致的病史采集也极有价值。

在生命的最初阶段，个体并非一个完整的单元体。在外界看来，确实存在一个单元体，它是一个环境—个体组合体。处于这个组合体之外

221 的旁观者知道，个体的精神只能开始于某种特定的设置。在这个设置中，个体能够逐渐创造出一种个性化环境[1]。如果一切发展顺利，个体所创造出的个性化环境，就在很大程度上与其他人所普遍感知到的环境是一样的，在这种情况下，个体从依赖走向独立，个体的发展过程便抵达了另一个阶段。这是一个极其微妙的发展阶段，正是在这个阶段的成功发展，

1　根据我的观点，由斯科特（Scott，1949）提出的身体图式（body-scheme）概念只考虑到了个体，并未考虑到单元体，即这里所说的环境—个体组合体。

为个体免于发生精神病而奠定了心理健康的主要基础。在本章中，我正试图研究一个非常困难的领域。因此，我还远没有弄清这样一个原始问题："精神病在婴儿期和童年期是一种普遍现象，还是一种罕见现象？"当然，在此我试图想说明的是：最原初的或极早期阶段的情绪发展所涉及的现象，与成年人精神分裂症研究中出现的现象，以及一般的精神分裂样状态研究中出现的现象，还有对混乱和未整合状态的有组织防御研究中出现的现象，它们几乎是完全一样的。对于任何年龄段精神分裂样个体的深入研究，最终都变成了对该个体极早期发展的深入性研究，这种发展源自并存在于那个环境—个体组合体的生命阶段。

因此，我给自己的任务就是，要研究精神—躯体早期发展的整个过程，包括发展延迟和发展扭曲的情况。这里我需要坚持己见，我希望通过使用一些图表把我的观点表达清楚。

图 9 和图 10 表现了个体是如何受到环境的倾向性影响的，尤其是在极早期的阶段。图 9 展现了环境如何主动适应婴儿的需求，这种环境容许婴儿处于一种不被打扰的孤立状态。婴儿对此毫不知情。在这种状态下，婴儿首先做出了自发性运动，同时在没有丧失自体感的情况下发现了环境。图 10 展现的是对婴儿的错误适应方式，其导致了环境性侵入和冲击，以至于个体必须变成一个反应者，并对这种冲击或侵入做出反应。在这种情境中，婴儿的自体感就丧失了，而且只有通过返回到孤立状态中才有可能重新获得。（注意时间因素的介入，时间意味着这些情况的发生涉及一个过程。）

我们可以使用这种简单的陈述来澄清极为复杂的问题。在第二种体验中，由于没有足够好的主动环境性适应，因此会产生对环境—个体组合体的精神病性扭曲。这种人际关系导致了自体感的丧失，而且只能通过退回到孤立状态中，才能重新获得自体感。然而，婴儿越是在更早期经常处于孤立状态，越会变得更加不纯洁，婴儿就会被卷入越来越多的防御性组织，以便拒绝环境性侵入。针对这类障碍的治疗，就必须为婴儿提供主动的适应，而且必须逐渐建立起一种对过程的尊重。

222

环境—个体组合体

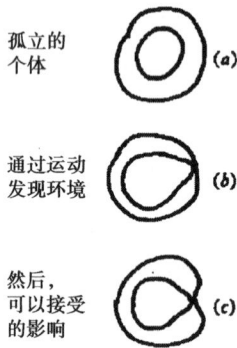

孤立的
个体

通过运动
发现环境

然后，
可以接受
的影响

图9

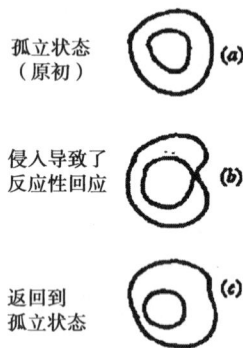

孤立状态
（原初）

侵入导致了
反应性回应

返回到
孤立状态

图10

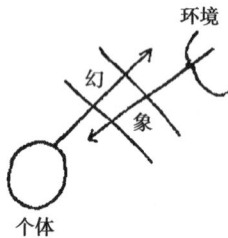

图11　理论性首次喂养

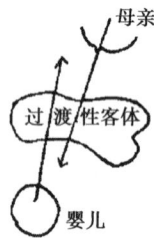

图12　幻象的积极价值，

最早的占有物＝过渡性客体

图11展示了理论性首次喂养的概念。起源于个体需求的创造性潜能，为一种幻觉的产生做好了准备。母亲的爱和她对婴儿的亲密认同，让她在一定程度上觉察到了婴儿的需求，以便她或多或少地能够在恰当的地点和时机为婴儿提供一些东西。这样的过程重复多次，便发展了婴儿运用幻象的能力，如果没有这种幻象，婴儿的精神与环境之间就不可能产生连接。如果我们用大拇指，或毯子的一角，或柔软的布娃娃（恋物客体，

Wulff，1946）来替换幻象和这个术语，那么一些婴儿就会在 8 个月或 10 个月或 12 个月大的时候，使用这些东西来获得安慰或安抚，这样你们就可以理解，我在其他地方曾经试图描述过的过渡性客体这一术语了（图 12）（参见第 18 章）。

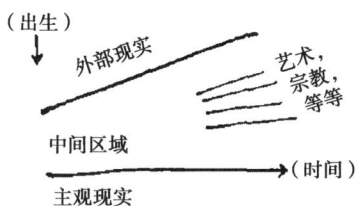

图13　原初疯狂的中间区域

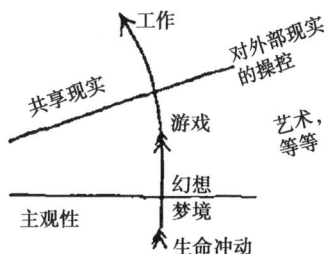

图14　对图13的精细加工

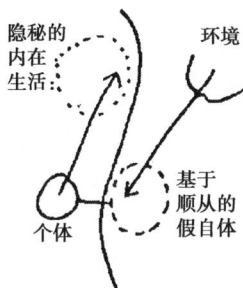

图15　人格中基本分裂

通过图 13，我们可以再次弄清楚幻象这个中间区域，它在婴儿期是一个协定区域，且不会受到挑战，因为它是由婴儿创造出来的，或者婴儿将其作为被知觉到的一小点点现实而接受了。我们容许婴儿的这种疯狂，而且只能逐渐地寻求在主观性世界与客观性或科学证实的世界之间做出清晰的区分。我们成年人使用艺术和宗教来得到片刻的休憩，这是我们在检验和接受现实的过程中所需要的一种休息状态。

如果一个人声称，他对这个中间区域有了特殊的迷恋，我们就会认为他患有精神病；如果这个人是成年人，我们就会戏称他"发疯了"。通过对儿童的观察，我们再次看到了从人性的普通困境，走向精神病性疾病的一种自然渐变过程。这些精神病性疾病只是代表了人性中这样那样问题的放大，并不意味着在精神健康与精神疯狂之间存在着任何本质的区别。

图14展示了我们对图13进行有效精细加工的一种方式。

在图15中，我试图说明在生命的开始阶段，由于环境部分在主动适应方面的失败，一种基本分裂的倾向是如何在环境—个体组合体中被启动的。

224

在极端分裂的案例中，隐秘的内在生活只有极少的内容来自外部现实。这是一种真正的非沟通状态。

在早期发展阶段，在哪里有很高程度的分裂倾向，个体便在那里处在被引诱至一种虚假生活的危险之中，而本能就来到了诱惑性环境的这一边。儿科学在最糟糕的情况下（比如，只强调身体健康，而否定精神—需求），可以被认为是对本能背叛人性的一种有组织的探索。这种成功的诱惑可能会产生一种假自体，它似乎会令不那么小心谨慎的观察者感到很满意，尽管精神分裂症潜伏其中，并最终会引起人们的注意。假自体是在顺从的基础上发展而来的，它无法形成一种成熟的独立性，或许只能是精神病性环境中的一种伪成熟。

当然，我们可以声称，从来不可能完全彻底地适应婴儿的任何需求，即使从一开始母亲就在生物学上定向于这种高度专业化的适应功能。完全适应和不完全适应之间的差距，可以通过个体的智力过程得以处理，因此，环境性失败就逐渐地被考虑到、被允许、被理解、被容忍，甚至被预测。智力性理解可以将不够好的环境性适应转化为足够好的适应。如果环境可以稳定地运行，在这种机制的运作下，个体就会自然而然地处在一种非常好的状态中。变异性适应由于其不可预测性会带来创伤，并会消除极度敏感性适应偶尔发挥带来的良好效果。

当婴儿的智力受到限制时（基于大脑组织发育不良），婴儿将不够好的环境性适应转化为足够好的环境性适应的能力就会大大降低，因此，与正常人群相比，在有智力缺陷的人群中，某种精神病更加常见。如果婴儿的大脑组织天赋异禀，也许能使他容忍环境适应需求的严重失败，但是，在这种情况下，有可能会造成心智活动的滥用，以致我们在临床上发现了与潜在精神分裂症性崩溃相关的过度肥大的智力过程。

我并不是说，这就是智力活动的起源，或缺陷性精神病起源的所有情况，但是，通过这种方式考察心智活动的问题是很有用的，因为它表明了心智活动是如何被利用的，是如何变成精神的敌人的。

图 16 和图 17 让我们注意到了这样一个事实：如果我们从婴儿的角度来思考，人格最初并不是一个完整的整体。通过各种不同的途径，个体精神的统一体终于成为一个事实，最初是时不时的整体（16b），后来是比较长一段时间的整体，以及持续各种时期的整体（16c）（参见 Glover，1932）。

225

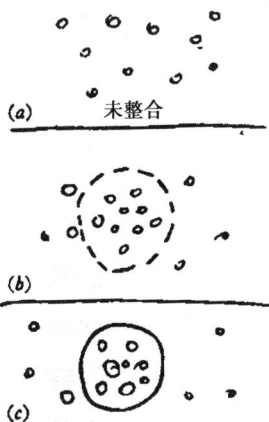

图16　自我—核心之不断增加的组织状态　　　图17　加强的整合

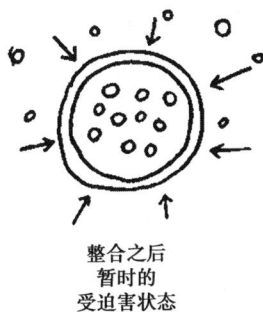

我们不需要再用图解来说明另一种重要的发展，即个体的精神是如何安住在身体之中的。这个过程很早就在某个特定时刻发生了，并且逐渐变得越发永久性地建立了。虽然如此，当个体过于疲劳、缺少睡眠，或者在情绪发展的其他阶段出现焦虑时，这种精神与躯体之间的联合仍有可能消失。

在这里我要引用矮胖子[1]这个童话人物。矮胖子刚刚完成整合成为一个完整的人这个任务，他已经从环境—个体组合体中浮现了出来，因此他能够栖坐在墙头，不用再专注地依赖于某个地方了。大家都知道，他在目前的情绪发展中处于一个不稳定的位置，极有可能发生不可逆转性的瓦解。

图 17 描述了所有碎片集合在一起的时刻——对个体来说，这是个危险的时刻。就全部的环境—个体组合体来说，整合活动产生了一个处于原初状态中的个体，一个潜在的偏执狂。在新的现象中，也就是在外在世界中，迫害者在正常的健康发展中被中立化（中和）了，这是由于母亲充满爱的照护这一事实的存在，这种照护既是躯体性的（如处于抱持中），也是心理性的（如理解或共情，能够敏感性适应），这种照护使个体的原初孤立成为了一个事实。正是在这里，环境性失败使个体从一开始就有了一种潜在偏执性特质。这种现象在临床上表现得非常早期和非常明显，以至于我们可以原谅那些用遗传性来解释这种现象的人们（他们并不懂得婴儿心理学）。[2]

1　矮胖子（Humpty Dumpty）是英国著名童谣《鹅妈妈童谣》中的人物，其形象为一只拟人化的蛋壳人。——译者注

2　梅兰妮·克莱因在情绪发展中假设了一个偏执位置（paranoid position）。我在此描述了我的发现，我认为这些发现与克莱因的描述有一定的关联。

在防御生命极早期偏执状态中那种可怕的焦虑时，经常会出现一种组织有序的状态，人们对此冠以不同的名称（如病理性防御内向性等）。婴儿会永久性地生活在自己的内在世界中，可是这个内在世界组织得不太牢靠。由于个体此时还没有达到单元体状态，所以源自外部迫害的并发症就无法迫近。与这类儿童建立关系时，你就会在儿童所生活的内在世界中漂来荡去，当你进入他的内在世界时，你或多或少会受到全能控制，但这种全能控制并不是来自一个强有力的中心点。这是一个魔法性世界，他人处在其中可能会感受到疯狂。有过治疗这类精神病性儿童经验的所有人都知道，要想进入这个世界，我们自己必须要先变得疯狂，而且，为了使治疗有效进行，我们必须到达那个地方，同时必须在那里停留很长一段时间。

对于如此复杂的事态，很难用一张简洁的图表把它完全说清楚（图18）。图18展示了健康的儿童在游戏期间，平常的注意专注被明显夸大的一种不正常状态，但它与健康游戏的区别在于：这个游戏缺少开头和结尾，其中存在着魔法性控制，而且缺少根据任何一种模式对游戏材料进行的组织，以及游戏中的儿童不知疲倦。

P.=迫害者
T.=心理治疗师

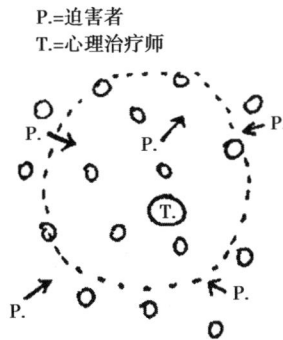

图18　一种精神分裂样状态

总　结

本章所讨论的主题是婴儿照护和普通成人精神病学的共同基础。要进行更深入的研究，我就得去关注抑郁位置，去关注担忧感和感受罪疚能力的起源，以及去关注个体充满紧张和应激的内在世界的建立，如此等等。但在此我无法顾及所有问题。

我已经设法表明，对于婴儿照护理论的研究，会把我们带向心理健康和精神障碍的理论（参见第13章）。

心理健康的基础奠定于母亲从怀孕到她给予婴儿的日常照护这一系列因素，这源自她对这项养育任务的特殊定向性。精神病性不健康心理状态，源自环境—个体组合体在早期发展阶段中所发生的延迟和扭曲、退行和困惑。不健康的心理状态以难以被觉察的方式，浮现于人性所固有的日常生活困难中，而且这些困难也为儿童照护这项任务渲染了不少色彩，不论照护者是父母、保姆，还是学校的老师，都是如此。因此，儿科医师对预防人类精神病肩负着很大责任，要想负起这个重大责任，他们先要知道这些知识。

227

228

第 18 章

过渡性客体和过渡性现象[1]
（1951）

1　根据1951年5月30日在英国精神分析协会上宣读的文章修改。发表于《国际精
　　神分析期刊》，1953年第34卷。

最早"非我"占有物的研究 [1]

引言

众所周知，婴儿一出生，就倾向于使用拳头、手指和拇指，进入一种刺激口腔区域的状态，以满足这个区域的本能需求，也是为了进入一种安静统一的状态。我们也知道，在婴儿出生几个月之后，无论男女，他们都会喜欢玩耍玩具，而绝大多数母亲也允许婴儿获得一些特别的物体，可以说，母亲希望婴儿迷上这些玩具。

这两种在一定时间间隔分别出现的现象之间存在着一种关系，研究前者是如何发展成为后者的，不但可以取得丰硕的成果，还能将那些被忽视的重要临床材料利用起来。

最早占有物

那些碰巧有机会知道母亲的兴趣和问题的人们，想必已经觉察到了婴儿在使用他们的最早"非我"占有物的时候，经常会展示出非常丰富的模式。这些被婴儿展现出来的模式，能够被直接观察到。

新生儿把拳头放到嘴里的这个活动是一个开始，随后婴儿会展现出一系列各种各样的活动，到了最后，他们会对泰迪熊、布偶娃娃，以及

1　有必要强调在这里使用的词是"占有物"（possession）而非"客体"（object）。在分发给会员的打印版本中，有一处我确实错误地使用了"客体"这个词（而非"占有物"），而这使得会员在讨论中产生了困惑。有人曾指出，通常人们认为第一个"非我客体"是乳房。在许多情况下，读者则会关注费尔贝恩（Fairbairn）使用的"过渡性"一词（1952，p.35）。

229 　或软或硬的玩具产生一种依恋。

很明显，这里有一些比口腔部位的兴奋和满足更重要的东西，尽管它可能是其他所有事情的基础。还有许多其他重要的东西可以被研究，它们包括：

1. 客体的性质。
2. 婴儿将客体识别为"非我"的能力。
3. 客体的位置——外部、内部或处在边界位置。
4. 婴儿创造、构思、设计、开创和产生一个客体的能力。
5. 一种充满深情的客体关系的启动。

我已经引入了"过渡性客体"和"过渡性现象"这两个术语，用它们来指代体验的中间区域，这个中间区域是指：吮吸拇指与喜爱泰迪熊之间，口腔的满足与真实的客体关系之间，原初创造性活动与已经被内射之事物的投射之间，原初无觉察受惠与承认感恩（说"ta"）之间。

在此定义之下，一个婴儿的呢喃咿呀，或者稍大一点儿童在临睡前一遍又一遍地哼唱自己学会的所有歌曲和旋律，都进入了作为过渡性现象的中间区域，同时，还包括对一些客体所组成物体的使用，而这些客体并非属于婴儿身体的一个部分，也不被认为完全属于外在现实。

我们都普遍承认，从人际关系的角度来描述人性是不充分的，即便是允许我们以想象性详细阐述的方式，对意识和无意识（包括被压抑的无意识）的全部幻想和功能进行描述也是不行的。过去 20 年的研究中出现了另外一种对人类进行描述的方式，它表明每一个已经达到统一单元体存在阶段的个体（内在世界与外在世界之间已经形成了一个界膜）都可以被认为有一个内在现实和一个内在世界，这个内在世界可能富有或贫瘠，也可能处于和平状态或处于硝烟弥漫的战争状态。

我认为，如果说有必要做出这种双重（世界）的描述，那么也就必要给出一种三重（世界）的描述。人类个体的生活还有第三个部分，我们不能忽视这个部分，即体验的中间区域，而内在现实世界和外在生活世界都对这个中间区域有所贡献。这是一个未被挑战的领域，因为目前没有人代表它提出它的主张，它的存在只是为了提供一个暂时的静息之地，服务于维持内在现实与外在现实既分离而又相互联系这一永恒的人类任务的人类个体。

人们经常会提到现实检验，它是指一种能够在统觉与知觉之间做出清晰区分的能力。在此，我坚持认为，在婴儿不能认识和接受现实与逐渐能够认识和接受现实这两种状态之间，存在着一种中间状态。因此，我正在研究幻象的实质是什么，幻象被允许存在于婴儿期，也是成年人生活中艺术和宗教所固有的东西。我们能够共享对幻象性体验的一种尊重，而且如果愿意的话，我们可以基于幻象性体验的相似性，而把它们收集起来并形成一个组群。这是人类组成群体的一个自然性根源。但是，如果一个成年人太过强烈地要求其他人去相信，并强迫他们去承认根本就不是他们自己的一种共享性幻象，那么这就是一种具有疯狂特征的行为。

我希望人们能理解，我所真正谈及的并不是小孩子的泰迪熊，也不是婴儿第一次使用拳头（拇指或手指）。我也并非特地研究客体关系中的第一个客体。我所关注的是婴儿的"最早占有物"，以及存在于主观性世界与客观知觉性世界之间的那个中间区域。

个人模式的发展

在精神分析文献中，有很多关于从"手—嘴"到"手—生殖器"这一过程的研究文献，但是鲜有文献讨论通往真正"非我"客体的处理阶段这

230

个发展历程。在婴儿的发展过程中，或早或晚会出现一种倾向，即婴儿会把"不同于我"的客体都编织进入他的个人模式中。在某种程度上，这些客体代表着乳房，但是，这里所讨论内容，不仅仅限于特定的这一点。

在某些情况下，婴儿会将大拇指放进自己的嘴里，同时前臂做内旋和外旋的运动，尝试着用其余的手指抚摸自己的脸颊。如此一来，嘴就主动地与拇指产生了联系，而其余的手指没有与嘴产生联系。其余的手指抚摸和摩挲上嘴唇或别的部位，这可能会比拇指与嘴之间的接触更加重要。而且，这样的抚摸和摩挲活动可以被单独发现，不必伴随更直接的拇指—嘴的联合活动（Freud，1905，Hoffer，1949）。

如果同时发生了以下任何一种常见的体验，那么诸如吮吸拇指这种"自体性欲"（auto-erotice）的体验就会变得更加复杂：

1. 婴儿用另一只手抓握一个外界的物体，例如床单或毯子的一角，并把这个物体和手指一起放进嘴里。

2. 婴儿以某种方式抓握布的一角[1]，把它放在嘴里吮吸，或仅仅放在嘴里，没有吮吸动作。这些被使用的物体，包括纸巾和（后来的）手绢——取决于婴儿能够顺手拿到什么。

3. 婴儿在几个月大时就开始拉扯毛织品，并将其收集起来，在抚摸活动中使用它。[2]在少数情况下，婴儿会吞下这些毛织品，甚至

1　最近的一个例子是塔维斯托克诊所的詹姆斯·罗伯森（James Robertson）拍摄的纪录片《两岁小孩去医院》（*A Two-year-old Goes to Hospital*）中出现的小毯子，参见罗伯森等1952年的研究。

2　这里可能是对使用"心不在焉"（wool-gathering）一词的解释，它的意思是婴儿沉浸在过渡的或中间的区域。

会引起麻烦。

4.出现喃喃自语的情况，并伴有"妈—妈"的发声、咿咿呀呀[1]、肛门放屁的噪声、第一次发出了乐音等等。

人们可能会推测：思考，或者幻想，就与这些功能性体验连接起来了。

所有这些事情，我都称为"过渡性现象"。同时，除了这些情况外，如果我们研究任何一个婴儿，还会发现一些事情或一些其他现象——可能是一团毛线、毯子或被子的一角、一个词或音调、一个特殊的动作，这些都在婴儿上床睡觉时起到了至关重要的作用，婴儿会利用它们防御焦虑，特别是抑郁性焦虑（Illingworth，1951）。也许一些柔软的物品或床垫已经被婴儿发现了，并一直被使用着，于是这个东西变成了我所说的"过渡性客体"。这个客体在婴儿之后的成长过程中有着持续的重要性。父母渐渐地知道了它的价值，并在出行时也将其带在身边。即便这个东西脏了，甚至有了异味，母亲也并不在意，因为她知道，如果清洗它，就会打断婴儿体验的连续性，这种打断可能会摧毁这个客体对婴儿的意义和价值。

在我看来，过渡性现象的模式开始显现于大约4个月、6个月、8个月、12个月大时。我故意为这个模式广泛的多样性留出了空间。

在婴儿期建立的模式有可能延续进入儿童期，因此，当儿童入睡之时，或孤独之时，或当被一种抑郁心境威胁时，原先那个柔软的客体仍旧是绝对必要的东西。然而，在健康的情形下，儿童的兴趣范围会渐渐地扩展，即使面临抑郁性焦虑，儿童仍然可以维持已经扩展的兴趣范围。

1　参见斯科特1955年的研究。

儿童在生命早期开始出现的对特定客体或行为模式的需求，在长大之后遭遇剥夺性威胁时，可能会重新出现。

这个最早占有物被婴儿在其生命早期已经发展出来的特定技能协同使用，这种技能可能包括更为直接的自体性欲活动，或者还存在着其他的活动。渐渐地，在婴儿的生活中，泰迪熊、布娃娃和硬质玩具都出现了。在某种程度上，男孩逐渐地倾向于反复玩硬质的物体（客体），而女孩则更倾向于获得与家庭有关的玩具。然而，值得注意的是，男孩和女孩在使用他们最原始的"非我"占有物方面没有显著的差别，也就是在我所说的过渡性客体的使用方面，没有性别的差异。

当婴儿开始发出并使用有组织的语音（mum，ta，da）时，可能会出现一个"词"来指代过渡性客体。婴儿给这些最早的客体起的名字往往很有意义，其中通常混杂着部分被成年人使用的词语。举个例子，这个客体的名字可能是"baa"，而其中的"b"则可能来自成年人使用的"baby"（宝贝）或"bear"（熊）一词。

我应当提及这样一种情况：有时候，除了母亲本人，婴儿没有什么过渡性客体。发生这种情况的原因：要么是婴儿在情绪发展中被严重干扰，以至于他无法享受过渡性状态；要么是婴儿使用的客体序列被打断了，因此丧失了机会。尽管如此，这种序列仍有可能以一种隐藏的方式维持着。

232

关系中特征的总结

1.婴儿认为自己有权支配过渡性客体，我们也同意这个假设。然而，从一开始，婴儿就对"全能"表现出了某种放弃。

2.过渡性客体会被深情地拥抱，也会被兴奋地爱着，以及被破坏。

3.除婴儿自己改变它，否则它必须永远不会改变。

4.过渡性客体必须在本能的爱和恨中及纯粹的攻击中幸存，如果这是过渡性客体的一个特征的话。

5.然而，在婴儿眼里，过渡性客体必须能给人温暖，或者可以移动，或者有质感，或者能做点什么来显示它自己的活力或真实性。

6.从我们的角度来看，过渡性客体是外在的，但从婴儿的角度来看，它可不是这样的。它既不是来自内部的，也不是一种幻觉。

7.过渡性客体注定要被逐渐地"脱离"，因此，它在之后的几年的时间里虽不致被全然遗忘，却也可能被搁置一边。我的意思是，对于健康的儿童，过渡性客体既不会"退回内部"，也不会感受到它必须遭受压抑。它没有被遗忘，也不会被哀悼。但它失去了意义，这是因为过渡性现象已经扩散开来了，扩散到了"内在心理现实"与"作为双方共同知觉的外在世界"之间的整个中间地带，也就是整个文化领域。

从这一点来看，我的讨论主题扩展并进入了游戏、艺术创造和鉴赏、宗教感受、梦境、恋物癖、撒谎和偷窃、深情感受的起源和丧失、药物成瘾，以及强迫性仪式的护身符等主题。

过渡性客体与象征的关系

诚然，一块毯子（或其他任何东西）象征着某个部分客体，如乳房。尽管如此，关键点不是其象征性价值，而是它的现实性。过渡性客体不是乳房（或母亲），但同样重要的是这个事实：它可以代替乳房（或母亲）。

当婴儿可以使用象征时，他已经能够清晰地区分幻想与事实、内在客体与外在客体、原初创造性与知觉之间的差异了。但是，在我看来，过渡性客体这个术语为婴儿提供了一个发展空间，使其能够接受相似性和差异性。我认为，还是需要用一个术语来适时地描述象征的起源，一个用来描述婴儿从纯粹主观性到客观的历程的术语。在我看来，过渡性客体（一块毯子等）似乎就是我们看到这个朝向体验的发展历程的内容。

　　虽然我们并不能完全理解象征的性质，但是我们有可能理解过渡性客体。似乎只有在个体的成长过程中才能恰当地研究象征，而且象征有着最为变化多端的意义。举个例子，如果我们想到圣餐中的圣饼，它象征着基督的身体。我认为，我完全可以说，对罗马天主教徒来说，圣饼就是耶稣的身体；而对清教徒来说，它只是一个替代物，一种提醒物，而本质上不是身体，事实上它确实不是身体本身。然而，在这两种情况下，圣饼都是一个象征。

　　一位精神分裂样病人曾经在圣诞节后问我，我是否在圣诞宴会上很享受地吃掉了她。之后又问，我是真的吃掉了她，还是只在幻想中吃掉了她？我知道，无论我怎样回答，都不会使她感到满意。她的分裂性人格需要双重答案。

过渡性客体的临床描述

　　对与父母和孩子有过接触的任何人来说，他们都可以了解到丰富多样的临床例证性材料。[1] 以下的例子仅仅是提醒读者，要关注自己的体验中类似的材料。

两个兄弟：早期占有物使用的对比

过渡性客体的扭曲性使用。X，现在是一个健康的男人，但他在走向成熟的道路上付出了不少艰辛。当 X 还是个婴儿时，母亲在管理他的过程中，"才学会了如何做一位母亲"，并借由在 X 身上学习到的知识，她避免了在与其他孩子相处时可能会犯的错误。同时，母亲当时感到的焦虑也有一些外部因素，当 X 刚刚出生时，她不得不独自一人照顾 X。她相当认真地担当起母亲这项工作，而且母乳喂养了 X 7 个月。她觉得 X 接受母乳喂养的过程太过漫长了，但 X 很难断奶。X 从来都不吮吸拇指或其他手指，当她不再继续喂 X 母乳时，"他就没有什么可以去依靠"。他从来没有使用过奶瓶、奶嘴，或者其他的喂养形式。他对母亲本身有着强烈的和早期的依恋，他所需要的就是母亲这个实际的人。

从 12 个月开始，X 拥有了一只玩具兔子，他会把玩具兔子紧紧地抱在怀里，他对兔子充满了深厚的感情，最终这种深情转移到了那些现实的兔子身上。这只特定的兔子持续陪伴着 X，直到他五六岁的时候。这只兔子可以说是一个安慰物，但它从来都不具备过渡性客体的真正性质。

234

1　我在一篇文章中找到了关于该主题的有力例证。伍尔夫（《童年早期的恋物癖及客体选择》，载《精神分析季刊》，1946年第15卷，第450页）显然在研究相同的现象，但他将这些客体称为"恋物"（fetish objects）。我并不清楚这个术语是否正确，这点我放在后文进行讨论。事实上，直到我开始撰写自己的论文，才知道了伍尔夫的文章，但我很高兴获得了支持，因为我的同行也认为这一主题值得讨论。亦见于亚伯拉罕（Abraham, 1916）及林奈（Lindner, 1897）。

它从来不会像真正的过渡性客体那样，变得比母亲更加重要过，并成为婴儿不可分离的一部分。就这个特定的孩子的这种情况来说，X 7 个月时断奶，便引发了某种类型的焦虑，在后来发展成了哮喘，他只能逐渐地去克服这个问题。对 X 来说，很重要的是要找到一份工作，远离自己的家乡。他对母亲的依恋依然非常强烈。但他还算处于广泛定义的正常范围之内，或者说还算健康。他至今还没有结婚。

　　过渡性客体的典型使用。X的弟弟Y，他的整个发展过程都非常顺利。现在他成家了，已经有了 3 个健康的孩子。Y 接受母乳喂养 4 个月，断奶时也没遇到过什么问题。[1]Y 在几周大就开始吸吮拇指，这个活动又"让断奶对他来说比他哥哥容易得多"。断奶后，大概五六个月大时，他便开始占用和玩耍毯子边缘针脚缝合的地方。Y 很喜欢在毯子一角扯出一些羊毛，他会把毯子的边角放在自己的鼻子上蹭痒痒。Y 很早就用"Baa"来指代这条毯子，在刚开始能组织声音的时候，他就自己发明了这个词。当Y大约1岁的时候，他能够用一件柔软的、有红色领带的绿色针织衫代替毯子边角，但它并不是一件"安慰物"，而是一个"抚慰者"，这与有抑郁情绪的哥哥的情况不一样。这件带有领带的针织衫能使 Y 镇静下来，而且总是很有效。这就是我所说的过渡性客体被使用的典型例子。当Y还是个小男孩时，如果有人把"Baa"给他，他会立即吮吸它，其焦躁情绪就会大大减轻。事实上，如果到了睡觉的时间，他会在几分钟之内就进入梦乡。同时，吮吸拇指这个活动一直持续到三四岁，他还记得吮吸

1　这位母亲"从第一个孩子身上学到，在母乳喂养的同时用奶瓶给孩子喂奶是个非常不错的办法"，这意味着，允许她自己的替代品发挥积极的价值，并且通过这种方式，她让 Y 比 X 断奶更容易些。

拇指这一行为，拇指的某个地方还因为吮吸而变硬。现在他（作为父亲）对自己孩子吮吸拇指和使用"Baa"也很感兴趣。

我们可以从这个家庭里 7 个普通孩子的故事中看到这些要点，我将它们编排在下面的表格中以便进行比较。

性别		是否吮吸拇指	过渡性客体	儿童类型
	X男孩	○	母亲，兔子（安慰物）	迷恋母亲
	Y男孩	+	"Baa"，针织衫（抚慰者）	自由
双胞胎 {	女孩	○	玩偶，驴子（朋友）	晚熟
	男孩	○	"Ee"，Ee（保护性的）	潜隐性精神病性
Y的孩子 {	女孩	○	"Baa"，毯子（安心的）	发展良好
	女孩	+	拇指，拇指（满足的）	同上
	男孩	+	"mimis"*，客体（分类的）	同上

* 无数相似的柔软物品，仅仅在颜色、长度、宽度上有所不同，在早期被整理与分类。

与父母一方进行咨询时，我们最好可以询问家里所有孩子的早期技能和占有物，这是非常有价值的信息。这让母亲可以把自己的孩子进行一下比较，让她想起并比较孩子们早期不同的性格特征。

我们通常可以从孩子那里获得关于过渡性客体的信息。举个例子，11 岁 9 个月的安格斯告诉我，他的哥哥"有一大堆泰迪熊和其他玩具"，而且"在这之前，他已经有很多小熊了"，接着安格斯讲到自己的情况。安格斯说自己从来都没有泰迪熊。他有一条垂下来的敲钟绳，安格斯不停地击打绳子末端的圆环，然后就去睡觉了。最后圆环可能被打掉了，他也就停止了这种行为。但是，他还有别的一些东西。谈到那只红色眼睛的紫兔子时，他显得非常羞怯。"我不喜欢它了。以前我常常把它到处乱丢。现在它是杰里米的了。我把兔子送给他了，因为这个兔子很淘气，它愿意从橱柜上掉下来。它还是会来拜访我。我喜欢它来拜访我。"当他画出紫色兔子时，他自己也感到吃惊。值得注意的是，这个 11 岁的男孩具备同龄人正常的、不错的现实感，但当描述过渡性客体的性质和活动时，他说的话似乎又缺乏现实感。后来我见到了他的母亲，她感到很惊讶，安格斯居然还记得那只紫色的兔子。这个母亲从那幅彩色的图画中一眼就认出了它。

我在这里故意克制着，没有给出更多的案例材料，尽管我特别希望避免留下这种印象：我所描述的事情只是少数情况。在实际工作的每一个案例的发展史中，无论是否有过渡性现象，我们都能从中发现一些有趣的东西（参见 Stevenson，Olive，1954）。

理论性研究

基于已经被接受的精神分析理论，我们可以做出如下一些评论：

1.过渡性客体代替了乳房，或者代替了最早与婴儿建立关系的那个客体。

2.过渡性客体的出现早于现实检验能力的建立。

3.通过与过渡性客体建立联系，婴儿从（魔法性）全能控制转变为操纵性控制，后者涉及肌肉性欲和协调性快乐。

4.过渡性客体最终可能发展成一种恋物对象，并持续下去，成为成年人性生活的一个特征。（参见伍尔夫关于该主题的发展。）

5.由于肛门性欲组织，过渡性客体可能代替了粪便（但这不是它可以不被清洗和变得有味道的原因）。

236

与内部客体的关系（克莱因）

将过渡性客体的概念与梅兰妮·克莱因的内部客体的概念加以对比，是一件很有趣的事。过渡性客体不是一个内部客体（后者是一个心理概念）——它是一个占有物。对婴儿来说，它也不是一个外部客体。

我有必要进行下面复杂的陈述。如果内部客体是鲜活的、真实的，并且是足够好（不是太过迫害）的，那么婴儿就能使用一个过渡性客体。但是，这个内部客体，就它自己的品质来说，取决于外部客体（乳房、母亲形象、总体环境性照护）的存在、活力和行为。后者的不良或失败，将会间接地导致内部客体处于一种死气沉沉的状态，或者产生一种具有迫害性特性的内部客体。在外部客体持续性失败之后，内部客体就无法对婴儿产生意义了，紧接着，过渡性客体也就变得毫无意义了。因为，过渡性客体可以代替"外在的"乳房，但这种作用是间接的，它是通过代替那个"内在的"乳房而实现的。

过渡性客体永远无法像内部客体那样得到魔法性控制，但它也不像真正的母亲一般，处在控制之外。

幻象—幻灭

为了对这个主题作出积极的贡献，我必须要陈述一些事情来奠定基础。我认为，在许多关于婴儿情绪发展的精神分析著作中，这些事情轻易地被视为理所当然了，尽管它们可以在实践中被理解。

除非婴儿有一个足够好的母亲[1]，否则，一个婴儿无论如何都不可能从快乐原则发展为现实原则，或朝向并超越原初认同（参见弗洛伊德，1923，p.14）[2]。足够好的"母亲"（不一定是婴儿的生母），是指一个有能力主动适应婴儿需求的母亲，而且，随着婴儿理解适应失败和忍受挫折结果的能力与日俱增，这种主动性适应会逐渐减少。自然，婴儿的生母比其他人更有可能成为一位足够好的母亲，因为这种主动性适应要求她有能力从容地、无怨无悔地全神贯注于婴儿。事实上，婴儿照护的成功与否，取决于母亲奉献这一事实，而不取决于母亲的聪明才智或智力教化的程度。

正如我所说的，足够好的母亲在开始时几乎完全适应婴儿的需求。而随着时间的推移，按照婴儿逐渐增长的应对母亲失败的能力，母亲也会逐渐减少对婴儿需求的完全适应。

婴儿会利用以下的方式，来处理母亲养育的失败：

1.婴儿可以反复体验的挫败有一个时间限度。自然地，在一开始，这个时间限度一定很短暂。

2.一种逐渐增强的过程感。

1　在我看来，玛丽恩·米尔纳（Marion Milner, 1952, p.181）已经很清楚地讨论了婴儿出生伊始，母亲在这方面的失败带来的一个影响以及主要影响。她的研究表明，母亲的失败可能会导致孩子不成熟的自我发展，同时过早地区分好客体与坏客体。这样，幻象的阶段（或我所谓的过渡性阶段）就会被扰乱。在分析或日常生活的各种活动中，我们可以观察到个体继续寻找有价值的幻象的休息之地。这样，幻象就有其积极的价值。亦见于弗洛伊德（1950）。

2　亦见于弗洛伊德（1921, p.65）。

3.心智活动开始发展。

4.使用自体性欲的满足。

5.回忆、再体验、幻想、做梦；整合过去、现在和未来。

如果一切顺利，婴儿实际上可以从挫折体验中获益，因为对需求的不完全适应使客体变得真实，也就是说，客体既是可恨的又是可爱的。这样做的结果在于，如果一切顺利，近乎完美的需求适应便会持续太久，不允许其自然地减少，那么婴儿就会感到困惑不安，这是因为，完美的需求适应很像一种魔法，而行动完美的客体几乎就是一种幻觉。尽管如此，在生命的一开始，对需求的适应应该是近乎完美的，除非如此，否则婴儿无法开始发展出体验关系或外在现实的能力，甚至无法形成外在现实的概念。

幻象与幻象的价值

一开始，母亲几乎是百分之百地适应婴儿的需求，这让婴儿产生了一种幻象，认为母亲的乳房是自己的一个部分。似乎可以说，一切都处在婴儿魔法般的控制中。从婴儿照护的总体情况来看，婴儿处在两次兴奋之间的安静状态中时也是如此。婴儿体验的这个事实几乎接近全能了。母亲的最终任务是逐步地幻灭婴儿的这种全能体验，但是，在生命的开始阶段，母亲只有充分地给予了婴儿产生幻象的机会，那么她才能够拥有成功的希望。

换句话说，出于婴儿爱的能力，或者（也可以说）出于婴儿的需求，婴儿一次又一次地创造出了乳房。婴儿发展出了一种主观性现象，我们

238

把它称为母亲的乳房。[1]母亲则把实际的乳房恰好放在了婴儿准备创造出它的那个地方，而且是在对的时间。

因此，自出生以来，人类就关心客观性知觉与主观性构想之间关系的问题，而且在解决这个问题的过程中，如果从一开始没有一位足够好的母亲，那么我们人类就毫无健康可言。我所说的中间区域是指，允许婴儿在原初创造性与基于现实检验的客观性知觉之间存在的那个区域。过渡性现象代表了使用幻象的早期阶段，没有这个早期阶段，对生活在与被其他人知觉为外部存在的客体建立关系的理念中的人类来说，便没有任何存活的意义。

图 19 所展示的观点是：从某些理论点来说，在每个人类个体的发展早期，一个处于母亲提供的特定环境中的婴儿，就有能力构想出关于某些东西的观念，即有些东西可以满足源自本能紧张的且不断增长的需求。我们可以说，婴儿一开始其实并不知道要创造什么东西，就在这个时刻，母亲适时地呈现出了她自己。在一般情况下，母亲会奉献出她的乳房，以及她潜在的喂养冲动。

当母亲对婴儿的需求有足够好的适应时，这就会给婴儿带来体验幻象的机会，即婴儿会体验到存在着与自己创造能力相符的一个外在现实。

---

1 我将母职的全部技巧都包括在内。当我们说第一客体是乳房时，我相信，"乳房"这个词不仅被用来代替真实的肉体，也被用来代替母亲养育的技巧。一个母亲，即便使用奶瓶喂养婴儿，也可以成为一位足够好的母亲（我的表达方式）。如果我们能谨记"乳房"这个词的广泛意义，并看到母性的技巧包括在这个词语的整体含义中，那么梅兰妮·克莱因关于早期历史的陈述与安娜·弗洛伊德的相关观点就是相通的。两者唯一的区别仅仅在于日期，而这只是细枝末节，这一点不同会随着时间历程而自动消失。

换句话说，在母亲所提供的与婴儿可能构想的之间存在着一种重叠。在观察者看来，孩子知觉到了母亲实际呈现出的东西，但这并非事实的全部。乳房只有在那个时刻和那个地方被创造了出来，婴儿才能知觉到它是乳房。在母亲与婴儿之间，并没有发生什么交换。从心理学上说，婴儿从那个乳房中拿取的东西就是婴儿自己的一部分，而母亲为婴儿提供的乳汁也是母亲自己的一部分。在心理学中，交换的概念是基于幻象而建立的。

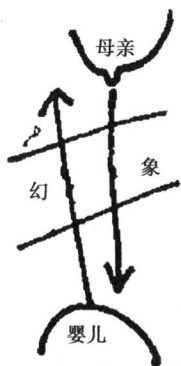

图19

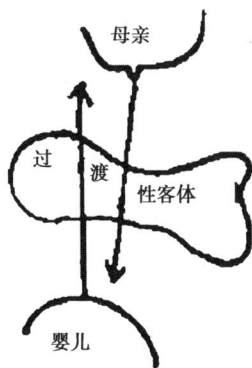

图20

在图 20 中，我在幻象区域内画出了一个形状，用以说明我所思考的过渡性客体和过渡性现象的主要功能。过渡性客体和过渡性现象让每一个人都带着那些对他们来说永远重要的体验开始接触这个世界，也就是，一个将不会受到挑战的中性体验区域。关于过渡性客体的性质，可以说，我们和婴儿之间达成了某种默契，我们永远不会去问这样的问题："这是你自己构想出来的，还是有人从外界呈现给你的？"最重要的一点是，从来就没有人期望有确定的答案，也没有人会提出这种问题。

毋庸置疑，这个过度性问题一开始就隐隐约约地涉及了婴儿，但因为母亲（在充分地提供了幻象机会之后）的主要任务是幻灭这一事实，所以，这个问题渐渐地就变成了一个非常明显的问题。这是断奶之前的准备工作，也是父母和教育者要继续下去的任务之一。换句话说，幻象属于人类固有的一种现象，没有哪个个体最终能靠自己解决这个问题，尽管对其的理论性理解也许能提供一种理论上的解决之道。如果一切顺利，在这个逐渐幻灭的过程中，那个能够承受挫折的阶段已经逐渐发展出来并设置好了，我把这些挫折聚集起来用一个术语表达：断奶。但是我们应该牢记：当我们谈到围绕断奶而出现的种种现象时（克莱因对此做了特别阐述），我们正在假设有一个潜在的过程，而这个过程既提供了幻象的机会，也提供了逐渐幻灭的机会。如果幻象—幻灭走入了歧途，这个过程出现了差错，婴儿就连断奶这般寻常的事情都无法获得成功，也无法对断奶做出反应，那么我们谈及断奶这件事完全就是荒谬的。母乳喂养的终点并非只是断奶这件事儿。

在正常孩子的情况中，我们可以看到断奶的巨大意义。当我们目击了某个儿童在断奶过程中激发出的复杂反应时，我们才知道这是有可能发生在那个孩子身上的，由于幻象—幻灭的过程进展得如此顺利，以至于我们在讨论实际断奶时可以忽略它的存在。

这里我们假设，接受现实这一任务永远没有终点，没有人能够免于连接内在现实与外在现实的压力，而且我们唯有通过那个由未被挑战过的体验（艺术、宗教等等）构成的中间区域来暂时解除这种压力（参见里维埃，1936）。这个中间区域与小孩子所"沉迷"于游戏中的那个游戏区域具有直接的连贯一致性。

在婴儿期，为了开启孩子与世界之间的关系，这个中间区域是必不可少的，并且通过在早期关键阶段的足够好的母性养育而成为可能。其中最重要的是，外部情绪性环境要具有（适时地）连续性，以及在诸如由过渡性客体或各种物体组成的实体环境中的那些特定元素也要具有连续性。

过渡性现象之所以是正当合理的和被容许的，是因为父母对客观知觉性世界中本来就充满了张力这一事实的直觉性承认，而且只有在过渡性客体存在的那个地方，我们才不会从主观性或客观性方面去挑战婴儿。

如果一个成年人要求我们接受他的主观性现象的客观性，我们会认为或诊断他是个疯子。但是，如果这个成年人能够设法去享受个人的中间区域，而不对他人提出要求，那么我们就能够承认我们自己类似的中间区域，并且很高兴地发现我们还有重叠之处，这就是说，在艺术、宗教或哲学方面，不同的团体成员之间有着共同的体验。

我希望读者能特别关注伍尔夫的论文，我在前面已有提及，文章中精确地列举出的临床材料，正是我在这篇文章中所论述的内容。我的观点与伍尔夫有所不同，这反映在我对"过渡性客体"一词的使用和他对"恋物客体"一词的使用方面。对伍尔夫论文的研究似乎显示，在使用"恋物"这个词时，他把在普通理论中属于性倒错的某些东西放到了婴儿期。在他的文章中，我也没有看到他对儿童的过渡性客体作为一种健康的早期体验进行充分的讨论。不过，我坚持认为过渡性现象是儿童发展过程中的一种健康而普遍的现象。而且，如果将"恋物"一词扩展开来描述正常的现象，那么我们或许会失去这个术语的某些价值。

我更愿意保留"恋物"这个词来描述这样的客体，它的使用主要是为了描述母性阳具妄想。于是，我愿意更进一步指出，我们必须为这个母性阳具幻象保留一席之地，换句话说，母性阳具幻象是一种普遍性想法，而不是一种病理性想法。现在，如果我们能够将重点从客体转向幻象，那么我们就能接近婴儿的过渡性客体了，其重要之处在于幻象这个概念，它是生命体验领域中一种普遍的概念。

据此，我们可以考虑过渡性客体是除了最初的乳房外的一种潜在的母性阳具，换句话说，过渡性客体是被婴儿创造的，同时也是由环境提

241 供的。这样一来，我认为，关于婴儿对过渡性客体和过渡性现象使用普遍性的研究，可能会为恋物客体和恋物癖的起源提供一定的线索。然而，从恋物癖的精神病理学着手，回溯到属于体验开始时的过渡性现象，以及回溯到健康情绪发展中固有的过渡性现象，我们的工作可能会丢失一些东西。

总 结

我们的注意力被吸引到了去观察健康婴儿最早期体验这一丰富的领域，这些体验主要是在婴儿与最早占有物的关系之中表达的。

最早的占有物，可以往回追溯到与自体性欲现象和吮吸拳头、拇指的现象有关，也可以往前发展到与第一个柔软的动物玩具或洋娃娃或硬质玩具有关。它既与外部客体（母亲的乳房）有关，又与内部客体（魔法性内射的乳房）有关，但两者之间是有区别的。

过渡性客体和过渡性现象属于幻象的王国，它是婴儿早期阶段体验被启动的基础。这个早期阶段的发展必须借由母亲适应婴儿需求的特殊能力才成为可能，由此婴儿才得以产生幻象，它是婴儿创造出来的切实存在。

这个中间区域的体验，其中的内在现实或外在（共享）现实都未受到过挑战，构成了婴儿体验的绝大部分内容，它们将被保留在属于艺术、宗教和想象性生活，以及创造性科学工作的强烈体验中，贯穿每个人的一生。

因此，我们可以说，幻象具有积极的生命价值。

一个婴儿的过渡性客体通常会逐渐被遗弃，特别是当他发展出了文化兴趣之后。

在精神病理学中：

成瘾，可以从退行至早期阶段的角度来描述，在那个阶段，过渡性现象是没有被挑战过的。

恋物癖，可以从对特定客体或某类客体的固执方面来阐述，这种固执可以从过渡性领域中婴儿的体验开始，与母性阳具妄想有关。

幻想性撒谎症和偷窃症，可以看作个体无意识的冲动，想要弥补与过渡性客体体验连续性有关的裂隙。

242

第 19 章

心智及其与精神—躯体的关系[1]
（1949）

1　1945年12月14日在英国心理学会医学部宣读的论文，本文于1953年10月进行了修订。发表于《英国医学心理学杂志》，1954年第27卷。

"探知究竟是什么组成了最基本的心理元素[1]，特别是那些具有动力学
性质的心理元素，在我看来，是最令人着迷的终极目标之一。这些心理
元素必然包括一种躯体性对等物，或许也包括神经学的对等物，因此我
们应该通过科学的方法来大大地缩小心智与身体之间由来已久的裂隙。我
斗胆预言，心智与身体的对立，这个横亘在所有哲学家面前的问题实属
子虚乌有。换句话说，*我认为心智并没有作为一个实体而真正存在——*
或许由一位心理学家说出这样的话确实令人震惊。当我们谈论心智影响身
体，或者身体影响心智的时候，我们只不过是用了一种简单的方式来代
替一种更加庞杂的说法……"（Jones，1946）

斯科特（1949）的这段引文，刺激了我试图整理出我自己关于这个
宽泛而复杂主题的观点。带有时间和空间特质的身体概形（body
scheme）为个体本身的形象提供了一个有价值的表述，并且我相信心智
在身体概形中并没有明确的位置。然而在临床实践中，我们确实遇见了
病人将心智作为一个实体而定位于身体中某个部位的现象，因此，我们
很有必要深入研究这一悖论——"心智并没有作为一个实体而真正存在"。

心智作为精神—躯体的一种功能

为了研究心智的概念，我们必须要研究个体，一个完整的个体，包

1　本章中有mental，mind，psyche几个词，为区别起见，这里将mental译为心
理，mind译为心智，psyche译为精神。——译者注

括个体从最早的精神—躯体性存在开始的发展过程。如果我们接受了这条原则，那么随着心智从精神—躯体的精神部分中专门化出来，我们就可以对个体的心智进行研究了。

假如个体的精神—躯体或身体概形在整个早期发展阶段就已经发展得令人满意了，那么心智就不会作为一个实体而存在于个体的身体概形中，那时，心智只不过是精神—躯体性功能中的一种特殊功能。

在研究处于发展过程中的个体时，我们经常会发现，心智正在发展出一个虚假实体和一个虚假定位。我们必须首先对这些不正常的倾向进行研究，然后才能对健康或正常精神的心智专门化功能进行更加直接的检查。

我们已经习惯将心理与生理这两个词对立起来，在日常对话中也默认两者是对立的。然而，在科学探讨中这两个概念是否对立，完全是另外一回事。

在描述疾病的时候，使用生理和心理这两个词，会给我们带来麻烦。位于心理与生理之间的精神躯体性障碍，处在一个极不稳定的位置上。正是我说到的这种混乱，使精神躯体学的研究在某种程度上停滞不前（MacAlpine，1952）。同时，神经外科医生也在尝试对正常或健康的大脑做点什么，尝试去改变甚至改善心理状态。这些"生理性"治疗师在他们自己的理论中如堕入烟海一样茫然，说来也奇怪，他们似乎又忽略了生理性身体的重要性，其中大脑恰恰是生理性身体不可分割的一部分。

因此，让我们试着从生命的最初来开始思考发展中的个体。那时婴儿只是一个身体，除非从一方的角度去看待另一方，否则精神与躯体是不能被加以区分的。我们可以看一看发展中的身体，或者看一看发展中的精神。我假设，"精神"一词在这里是指对某些躯体性部位、各种感觉和功能，也就是对躯体活力的一种想象性精细加工。我们知道，这种想象性精细加工取决于大脑的存在及其健康功能的运作，特别是大脑的特定部分。然而，个体不会感受到精神定位于大脑中，事实上，个体也不会感受到精神定位于任何地方。

　　逐渐地，成长中个体的精神与躯体这两个方面会卷入建立相互关联的过程中。这种建立精神与躯体相互关联的过程构成了个体发展的早期阶段（参见第 12 章）。在随后的生命阶段中，个体便感受到自己有了包含着一个界限、一种内在世界和一个外在世界的鲜活身体，它形成了想象性自体（imaginative self）的核心。这个早期阶段的发展过程极为复杂，虽然这种发展很有可能在婴儿出生后几天内就完成了，但是这些方面发展的自然过程极有可能出现扭曲。此外，早期阶段可能出现的情况，在某种程度上也会出现在发展的所有阶段，甚至出现在我们所谓的成年的成熟阶段。

244

心智理论

　　在这些初步思考的基础上，我发现自己提出了一种心智理论。这一理论基于我对一些病人进行的分析性工作，这些病人需要在移情中退行至发展的最初阶段。在本章，我将只列举一个临床案例来说明这种情况，但我相信，这个理论在我们日常的分析性工作中极具价值。

　　让我们假设，健康这个概念在个体的早期发展过程中蕴含了存在的连续性。早期精神—躯体关联会沿着一条必然的发展路线前进，前提是它的存在的连续性不被干扰，换句话说，为了早期精神—躯体关联能够健康地发展，必须要有一个完美的环境。最初，这种需求是绝对的。

完美的环境是指，一种能够积极适应需求的环境——适应新形成的精神—躯体的需求，在旁观者看来，就是适应婴儿最初的需求。一种坏的环境之所以坏，是因为它无法积极适应婴儿的需求，它变成了精神—躯体（也就是婴儿）必须对其做出反应的一种侵入或冲击。这种反应扰乱了新个体持续性存在的连续性。最初，良好（心理学）的环境是指一种生理学环境，比如，孩子在子宫中，或者被抱持着，以及得到了普遍的照料；经过了一段时间，环境渐渐发展出了一个新的特征，这就需要用一个新的术语来描述这个新的特征，如情绪性、心理学的或社会性。其中就会产生平凡的足够好的母亲，她有能力奉献她自己，有能力主动适应婴儿的需求，她凭借她的自恋、她的想象及她的记忆，可以与自己的婴儿发生认同，并以此来了解自己的婴儿真正的需求是什么。

一开始，婴儿对良好环境的需求是绝对的，但它很快就变成了一种相对的需求。普通的母亲就是足够好的母亲。如果母亲足够好，婴儿就能凭借自己的心智活动来容忍她的不足。这不仅适用于满足本能冲动，也适用于满足所有最为原初的自我需求（ego need），甚至包括满足对负性照护或活着忽视的需求。婴儿的心智活动能将一种足够好的环境转化为一种完美的环境，也就是说，能将相对失败的适应转化为一种成功的适应。婴儿的理解能力让母亲从对其近乎完美的需求中解脱出来。在日常发生的情形中，母亲尽量不要引入超越婴儿理解力或忍受力的复杂情况；尤其是，母亲要努力避免让自己的婴儿遭遇他不能理解的偶然事件或现象。一般来说，她都要努力使婴儿的世界尽可能简单。

因此，心智的根源之一是精神—躯体的一种可变性功能运作，我们很关注对存在连续性的威胁，任何（主动性）环境适应的失败，都会带来这样的威胁。由此可见，心智发展在很大程度上会受到非特定的个人因素的影响，包括偶发事件。

在婴儿照护中，至关重要的是，母亲能够先在身体上，然后在想象上提供这种主动性适应，而且随着婴儿个体对母亲心理或理解相对失败的容忍能力的增强，母亲会逐渐丧失这种主动性适应能力，这也是一种典型的母性功能。这样，婴儿才能同时容忍自我需求和本能紧张。

我们或许会发现，那些缓慢地使母亲得到解脱的婴儿，最后总被发现智商有些低。而另一方面，那些脑子很好、最后显示出高智商的婴儿，他们会早早地使母亲得到解脱。

那么，根据这个理论，在每个个体的发展过程中，个体的需求都是心智的根源之一，也许是最重要的一个根源，它处于自体的核心，力求一个完美的环境。在这一点上，我不妨提及我关于精神病的观点，即精神病是一种环境性缺陷的疾病（参见第 17 章）。对我来说，这个理论有了某种发展是相当重要的。母亲角色的某些方面失败，尤其是反复无常的不稳定行为，会导致孩子心智功能运作的过度活跃。这里，面对反复无常的养育行为，孩子心智功能只能处于一种反应性过度发育中，我们可以看到，在心智与精神—躯体之间可能会发展出一种对立，因为在对这种反常的环境状态进行反应时，个体的思维便开始接管并组织对精神—躯体的照顾；相反，在健康的情况下，组织对精神—躯体进行照护是环境具有的功能。在健康的发展过程中，心智不会篡夺环境的功能，但它会帮助孩子理解环境，并最终会利用环境的相对失败。

在这个渐进的发展过程中，个体逐渐变得有能力照护自体了，而这个自体属于个体情绪发展中的后期阶段，这个阶段有自己的发展规律，即按自然发展的规律有序进行。

再进一步，有人可能会问，如果在防御挑逗性的早期环境中组织起来的心理功能遭遇的压力越来越大，那么会发生什么呢？我们可以预期，个体会出现混乱的状态，而且（在极端情况下）会产生并非基于脑组织损伤的心理缺陷。我们发现，在早期阶段，挑逗性程度较低的婴儿照料带来的更常见的结果是，心理功能成为一种自在之物，几乎取代了好母亲，并使其显得多余。在临床上，这种现象可以与对现实母亲的依赖，以及基于顺从的虚假个人成长一起发生。这是一种最令人不适的态势，特别是由于个体的精神原本应与躯体之间发展出一段关系，却被"引诱"离开了躯体而进入了心智状态。其结果就是产生了一种心智—精神，这是一种病理性精神状态。

以这种发展方式成长的个人会呈现出一种扭曲的模式，它会影响后来的所有发展阶段。例如，我们可以观察到一种倾向：这种人很容易与涉及依赖的所有关系中的环境方面发生认同，却很难与依赖的个体发生认同。在临床上，我们可能会看到：这样的个人会在有限的一段时间内成为另一个人的不可思议的好母亲。事实上，沿着这种路线发展的人，可能因其对原初需求做出主动性适应的极端能力，而具有近乎神奇的治愈特性。然而，这些在人格表达方面的虚假模式，在实践中会变得显而易见。精神崩溃一直是一个威胁，并且随时都会发生，因为个体时时刻刻需要的是能够发现某个人，那个有能力让"好环境"的概念变为现实的人，以便个体可以返回到依赖的精神—躯体阶段，只有从那里重新开始，才能形成一个可以栖居的地方。倘若能这样，"没有心智"就成了一种我们所期望的状态。

当然，在个体的心智—精神与身体之间是无法拥有一种直接的合作关系的。但是，心智—精神会被个体定位于身体的某个部位，或者把它放在头部之内，或者放在头部之外某个与头部相关的地方，这是头痛作为症状的一个很重要的来源。

　　我们必须问这个问题：为什么个体倾向于将心智定位于头部或头脑内部，但是我也不知道答案。我觉得有一个关键点是，个体需要将心智定位，因为它是一个敌人，换句话说，这样做是为了控制心智。一位精神分裂症病人告诉我：头部之所以是安置心智之处，是因为头部无法被个体自己看到，它作为个体自己的一部分，头部并不明显。另一个要点是，头部在出生过程中具有特殊的体验，但是为了充分利用后面的事实，我必须思考在出生过程中被激活的另一种心理功能。这种功能与"记住"一词有关。

　　正如我曾所言，个体对环境性侵入（冲击）的反应会扰乱正在发展中的精神—躯体（内部与外部的关系）存在的连续性；换句话说，就是环境做出主动性适应的失败是主要原因。根据我的理论，随着心理能力的不断增长，个体对能干扰精神—躯体存在的连续性的侵入所产生反应总量的快速增长，也逐渐变得可以预期和容忍了。而根据我的理论，接下来的部分，要求个体产生过度性反应的那些冲击或侵入则无法得到容忍。除了混乱，我们能做的事情就是将这些反应进行分类[1]。通常在出生过程中，由于对冲击的反应，很容易出现对存在连续性的过度干扰，而我正在描述的心智活动是与出生过程相关的一些准确记忆。在我的精神分析性工作中，我有时会碰到处于完全可控状态的退行，病人可以在退行中回到产前的生活。退行的病人以一种有序方式一遍又一遍地重新体验出生的过程，令我感到非常惊讶的是，我发现了很多令人信服的证据，证明婴儿在出生过程中不仅能记住干扰存在连续性的每个反应，似乎还记住了这些反应发生的正确顺序。我没有使用过催眠技术，但我知道通过

247

1　参见弗洛伊德关于强迫神经症的理论（1909）。

催眠技术获得的一些类似发现，在我看来没有那么有说服力。我正在描述的这类心智功能运作可以被称为记忆（住）或编目（cataloguing），在婴儿出生过程中，这种心智功能运作是极其活跃和精确的。我将通过一个案例的几个细节来例证这一点，但我首先想阐明我的观点，即这类心智功能运作对个体的精神—躯体，或者对构成自体的个体人类的存在连续性来说，其实都是一种负担。个体或许可以通过利用这种功能，在游戏中或在谨慎控制的分析中，重新体验出生的过程。但是，如果这种编目类型的心理功能运作与超出个体理解和预期能力的环境性适应失败联系在一起，那么它会如同一个异质体一样去行使功能。

毫无疑问，在健康的状况下，碰巧环境因素可以通过这种方式被固定下来，直至已经体验到了力比多，特别是攻击性驱力（可能是被投射过来的）后，个体就能够将它们转变为自己的一部分。通过这种方式，而且本质上是一种错误的方式，个体获得了他对这个坏环境的一种责任感，而事实上他对此并无责任。他还可以（如果他知道）正当地责怪这个世界，因为在精神—躯体得到充分的组织，并能够去爱或恨之前，他固有的发展过程的连续性被干扰了。因为这一过程发生在憎恨能力出现之前，所以个体无法去憎恨这些环境性失败，反而被搞得失去了条理性。

临床例证

我用下面一个案例病史的片段来证明我的论点。尽管从过去几年大量的工作中选取一些细节相当困难，然而，我还是举出这个例子，以表明我所提出的观点确实来自我对病人的日常工作。

一位现年47岁的女性[1]，在外人看来，她与外界的关系相当好，而且一直能够自谋生计，但是对她自己而言并非如此。她受过良好的教育，人见人爱，事实上我认为从来没有人讨厌过她。然而，她自己却完全不满意，好像总是在寻找她自己，但从来没有成功过。自杀的念头当然不是没有，但她从小就相信，她最终会解决问题，并找到她自己，所以这些念头被压制住了。她接受了几年所谓"经典"分析，但不知何故她的病症核心一直没有被改变。在我看来，问题很快就变得明显了，这个病人必须进行一次非常严重的退行，要不然就放弃这种努力。因此，我遵循了她的退行倾向，让退行引领病人任意前进，最终这种退行达到了病人需要的限度，从那时起，她的真自体的自然发展就取代了行动中的假自体。

248

为了阐明本章的观点，我在浩如烟海的材料中选取一件事加以说明。在这位病人以前的经典分析中发生了几次意外事件，她以一种歇斯底里的方式从沙发上跳下来。这些事件被之前的分析师根据歇斯底里现象的普通路线加以解释。而在这次新的分析中，我将这些跌倒的意义解释为更深入的退行。在与我进行分析的两年过程中，这位病人反复退行到早期阶段，当然是出生前的阶段。这位病人需要重新体验出生过程，而且我最终意识到，之前她歇斯底里地从沙发上跳下来，就是暗示她在无意识中多么需要重新体验出生过程。

这一切可以引出长篇大论，但在我看来，这里重要的是，出生体验的每个细节都被清楚地保留了下来，不仅如此，而且每个细节都是按照

1　这个案例在另一章也有提及（见第22章，原书第279-280页。）

原初体验中的正确顺序被保留的。这个出生过程被重新体验了十几次，而且对于最初出生过程的某个主要外部特征的反应，每一次都会被挑选出来重新体验。

顺便说一下，这些对出生过程的重新体验例证了见诸行动（acting out）的一个主要功能，通过见诸行动，这位病人了解了自己当时难以理解的一些心理现实。我将列举一些见诸行动的模式，但不幸的是，我无法给出它们的顺序，尽管我确信顺序是很重要的。

呼吸的变化以最为详尽的方式被重新体验了。

出生时的收缩传递给身体的压迫感被重新体验，并被记住了。

从母亲腹内子宫的幻象中出生，这位母亲是一个抑郁、紧张的人。

从没有喂养到乳房喂养，再到用奶瓶喂养的转变。

同样地，病人在子宫中吮吸拇指，而且出生后将拳头贴在乳房或奶瓶上，这样构成了客体关系在子宫内部与外部的连续性。

头部受到挤压的深刻体验，以及对头部压力释放的极度害怕感；在这个阶段，除非她的头部被抱着，否则她无法忍受这种体验的重现。在这次分析中，关于出生过程对膀胱功能的影响，还有很多没有被理解。

从压力来自四周（子宫内状态）转变为压力来自下方（子宫外状态）。如果压力适当，就意味着爱。因此，在出生之后，她感到只有身体下面的一方被爱着，除非定期翻身，否则她就会迷惑不已。

在这里，我必须略去许多或许同样重要的其他因素。

这种出生场景的重现逐渐到达了最糟糕的部分。当接近这个部分时，我们会发现，病人会因担心头部被压碎而产生焦虑。起初，病人可以通过认同压碎这个机制而控制这种焦虑。这是一个危险的阶段，因为如果病人在移情情境之外见诸行动，就意味着自杀。在这个见诸行动的阶段，病人存在于破碎的石块中，或其他可能出现的任何东西中，然后她会从毁灭头部（包括心智和虚假的精神）中得到满足，对病人来说，她的头部已经失去了作为自体的一部分的意义。

最终，这位病人不得不接受湮灭。我们能看到一段时间内昏厥或失去知觉的很多征兆，而病人抽搐的动作似乎说明，她在婴儿期的某段时间有轻微的痉挛。似乎在她的实际经历中有种意识的丧失，但无法被同化进病人的自体，除非将其视为一种死亡。而当这种情况真的发生时，"死亡"这个词就不合适了，病人开始用"屈服"来代替死亡，而最终合适的词是"无知"（not-knowing）。

在对这个案例的完整描述中，我本想继续沿着这条线再探讨一会儿，但是未来的出版物一定会谈到这个主题和其他主题的发展。接受"无知"会带来极大的解脱。"觉知"被转变成了"分析师的觉知"，也就是说，"以可靠的行为主动地适应病人的需求"。这位病人的全部生活都是围绕心智功能运作建立起来了的，而这种心智功能已经错误地变成了她居住的地方（头里面），而对她来说，她那看起来正确而又似乎虚假的生活，正是从这种心智功能中发展而来的。

也许这个临床案例证明了我的观点，在分析这个案例的过程中，我*250*有一种感觉：在出生前后的这段时期，对环境冲击（侵入）所产生的编目反应一直是精确且完整的。我认为，事实上只有两种情况可供选择，要么这个编目过程成功，要么编目过程彻底失败，出现了无助的迷惑和心智的缺陷。

但是，这个案例不仅从细节上，也从整体上证明了我所论述的主题。

我再次引用斯考特（1949）的观点：

> 同样，在分析中，当一个病人在他的感觉中丧失了心智的时候，其实他丧失的是需要一个精神装置的幻象，这个精神装置与所有他称为他的身体、他的世界等都是分离的。这种心智的丧失等同于获得了对自己身体概形的表面与深层之间的联系及边界与实体之间有意识的接触和控制，身体概形包括他的对自己身体的记忆、知觉、形象等，而在病人生命早期阶段二元性精神躯体开始发展时，这个身体概形已经被发展过程抛弃了。
>
> 在分析的开始阶段，病人主诉害怕"丧失心智"的情况并不罕见——其实病人很想舍弃这种信念，并想获得一种更好的信念取而代之，这种表现很快就变得明显起来。

在这个分析中，就"无知"这一点来说，出现了病人对一只鸟的记忆内容，"那只鸟一动不动，只有腹部的运动表明它正在呼吸"。换句话说，这位病人在47岁时已经达到了一种状态，即生理功能的运作基本上组成了他活着这一事实。对这种状态的精神性精细加工（psychical elaboration）可能会以随之而来。这种对生理功能运作进行的精神性精细加工非常不同于那种智力性工作，智力性工作很容易就变成了一种人为的自在之物，以及一个供精神（灵魂）寄居的虚假之地。

我们自然只能对这个病人匆匆一瞥，即使我们选取一个很小的部分，也只能描述其中的一小点。然而，我想要对意识中的裂隙这个问题稍做探究。我不需要描述这个裂隙，因为它出现在更"早期"的位置上，例如，深渊的底部，在黑暗中有各种各样的死人和垂死的身体。现在，我只关心，在移情性情境中，病人通过重新体验这一过程而发现裂隙的最原始方式。存在连续性中的裂隙，在病人的整个生命中一直都被主动地否定了，而现在变成了病人急于探寻的东西。我们发现病人需要让头部被"破门而入"，猛烈地撞击头部是试图让自己昏厥的一种行为表现。有时，病人迫切地需要毁灭被他定位于头部的心理（智）过程。一系列的防御措施被用来抵抗对在意识中触及存在连续性裂隙这一愿望的完全认识，这种情况必须在无知状态可以被病人接纳之前得到处理。碰巧有一天，这项工作达到了巅峰，就在这一天病人停止了写她的日记。[1] 在精神分析的整个过程中，这本日记始终被保留着，而且我们有可能从这本日记来重新构建迄今为止病人的所有分析过程。病人的绝大部分感知，几乎都可以在这本日记中找到。现在，日记的意义变得很清楚了——这是她心理装置的一种投射物，而并非她的真自体的表现。事实上，她的真自体从未存在过，直到退行到了最低谷，真自体才有了出现的新机会。

　　这部分工作的结果带来了一个暂时性阶段，其中既没有心智，也没有心智功能运作。我们必须有这样一个暂时性阶段，除了她的呼吸外别无他物。只有这样，病人才能够接受这种"无知"状态，因为当她放手、放弃和一无所知时，我在抱持着她，通过我自己的呼吸维持着存在的连续性。但是，如果我抱持着她，并维持着我自己生命存在的连续性，而她似乎已经死了，那么我这样做就没有任何好处了。让我行之有效的因

251

1　病人随后又暂时恢复了写日记，且此时的日记变得更加发散，也更具积极的目标，如病人想如何在以后有效地利用其经历。

素是，我能够听到她的呼吸，看到她腹部的运动（像小鸟一般），因此，我知道她是活着的。

现在，她第一次能够拥有一个精神、一个她自己的实体、一个能呼吸的身体，此外，与呼吸和其他生理功能相关的幻想也开始了。

作为观察者，我们当然知道：能够让精神存在在那里，并使躯体变得丰富的心智功能运作还得依赖一个完整无损的大脑。但是，我们不可以把精神定位于任何一个地方，甚至也不能定位在它所依赖的大脑中。对这个病人来说，她以这种方式退行，这些事情在最后都不重要了。我想，她现在已经做好了准备，可以把精神安住在自己鲜活的躯体的任何地方了。

自从这篇论文被宣读以后，这位病人取得了相当大的进展。现在已经是 1953 年了，我们可以回顾我为了描述而选取的那个阶段，并以正确的视角理解这一切。我不需要对曾经所写的内容进行修改。除了关于出生过程中身体记忆的剧烈并发症，病人在退行至某个极早期的阶段，并在随后向着新的存在（一个感到真实的真正个体）向前运动的过程中，都没有受到重大的干扰。

定位于头部的心智

现在，我要离开刚刚列举的案例，回到将心智定位于头部这一主题。我已经说过，对身体各个部位及其功能进行的想象性精细加工（imaginative elaboration）并没有被定位在什么地方。然而，如果就身体功能运作所归属的方式而言，说它是一种定位也是合情合理的。例如，身体会摄入并排出物质。因此，个人想象性体验的内在世界最终被纳入了身体概形之中，而共享现实则基本上都被认为处于人格之外了。虽然婴儿不能画画，但我认为他们在第一个月内的某个时刻就能够（除非是缺少技能）通过圆圈来描述自己了。如果一切顺利，也许他们在出生之后很快就达成了这个成就。无论如何，我们有充分的证据显示，6 个月大的婴儿常能通过画圆或画圈来代表自体。正是在这一点上，斯考特所说的身体概形非常具有启发性，特别是他提醒我们要考虑时间和空间因素。以我对身体概形的理解，对我来说在身体概形中似乎没有心智的位置，这并不是对作为一种图解的身体概形提出批评，而是对作为一种定位现象的心智这个错误的概念进行评论。

当设法仔细思考为何心智被定位于头的内部或被定位于头的外部时，我不由得想到人类婴儿的头部，在出生过程中是如何受影响的。在出生过程中，心智猛烈地积极编目和记录着对一种特殊的环境性迫害做出的反应。

人们倾向于把大脑的功能运作定位于头部，这种倾向导致的后果之一值得专门研究。直到不久前，外科医生还可能被说服去打开心智缺陷儿童的颅骨，使其大脑获得更大的生长空间，因为人们认为头颅的骨头限制了大脑的发育。我猜想，早期的颅骨环钻术其实就是为了缓解心智障碍，也就是，为了治愈那些将心智功能作为他们的仇敌的人，以及那些将他们的心理功能运作错误地定位于头部的人。目前奇怪的事情是，医学科学又一次认为大脑等同于心智，于是患有某种疾病的病人把他的心智视为仇敌，而且认为心智就是头颅中的一样物件。施行脑叶白质切除术的外科医生最初似乎是应允了病人的要求，也就是，为了缓解病人的心智障碍，而这个心智已经变成了精神—躯体的仇敌。尽管如此，我

252

们可以看到外科医生被卷入了精神病人错误地把自己的心智定位于脑袋中，以及随之而来的将心智与大脑等同化的这些病理性行为中。当外科医生完成他们自己工作的上半场（手术）之后，他们工作的下半场注定已经失败了。病人本来是想从已经对精神—躯体构成威胁的心智活动中解脱出来，但他接下来需要一个功能运作完整的大脑组织，以便能够让精神—躯体得以存在。脑叶白质切除术施行之后，它会给大脑带来不可逆的变化，外科医生已经使病人真正的需求变得不可能实现了。这个所谓的外科治疗程序除了对病人进行了破坏性手术操作外，没有任何益处。可是，对躯体性体验、精神和其他人所使用的术语——灵魂，所进行的想象性精细加工，正如我们所知道的那样，它依赖完整的大脑。我们不会期待任何人能够无意识地明白这些事情，但是，我们觉得，神经外科医生在某种程度上应当有足够理性的考量。

253

在这些术语中，我们可以看到，精神躯体性疾病的目的之一是要把精神从心智那里抽取出来，返回到与躯体的原初密切关系中。我们只分析精神躯体性病人的疑病症显然是不够充分的，尽管这也是治疗的一个基本部分。我们也能看到躯体性障碍的积极价值，其作用是抵制精神被"诱惑"进入心智。类似地，我们也可以在这个意义上来理解物理治疗师和放松治疗师的治疗目标。他们不需要知道自己在做什么，就可以成为成功的心理治疗师。举一个应用这些原理的例子，如果一个人试图教一位孕妇如何去做完全正确的事情，那么这个人不仅会让孕妇感到焦虑，同时他也在提供一种让精神固定在心智过程中的倾向。相反，放松疗法最好的作用就是能够让母亲变得有身体意识，而且（如果她没有心智缺陷的话）这些方法能帮助她获得存在的连续性，并使她能够以一种精神—躯体的形式存活。如果她想要以自然的方式体验出生过程和早期阶段的母性养育，这是至关重要的前提。

总　结

1. 只有基于精神—躯体成长的真自体，其存在的连续性才能是健康的。

2. 心智活动是精神—躯体性功能运作的一种特殊情况。

3. 完整的大脑功能运作是精神存在和心智活动所需要的基础。

4. 心智本身并没有确切的定位，也没有任何具体的东西可以被称为心智。

5. 本章已经给出正常心智功能运作的两个明显基础，即：（a）从足够好的环境转化为完美的（适应的）环境，使个体对冲击的反应最小化，并使自然的（连续的）自体发展最大化；（b）对冲击（如出生创伤）进行编目，为的是在发展的后期阶段将其同化。

6. 需要注意的是，精神—躯体的成长是普遍的，而其复杂性是固有的，然而，心智的发展在某种程度上依赖于可变因素，诸如早期环境的质量，出生时的偶然现象，以及出生后的及时管理，等等。

7. 将精神和躯体对立起来是合乎逻辑的，因此，将个体的情绪发展与身体的发展相对立也说得通。但是，将心理与生理对立起来却毫无道理，因为这两者根本不是一回事。心理现象是精神—躯体存在连续性中各种重要变量的复杂组合，因为心理的不断积累成个体的"自体"。

254

第 20 章

退缩与退行[1]
（1954）

1　本文宣读于1954年11月在巴黎举办的第17届罗曼语精神分析大会，以及1955年6月29日的英国精神分析协会会议。收录于《法国精神分析评论》（*Revue Francaise de Psychanalyse*），1955年上半年刊，第19卷，第1-2期；《精神》（*Psyhce*），1956年7月第10期。

在过去 10 年中，我刻意让自己去体验几个这样的成年病人——他们在分析过程的移情中出现了退行现象。

我想在此与大家交流一位病人在分析中出现的一个事件，这位病人实际上并没有出现临床上的退行，而他的退行只局限于在分析性治疗中所发生的短暂的退缩状态。我对这些退缩状态的管理，极大地受到了治疗退行病人的相关经验的影响。

（本文中我所谓的退缩"withdrawal"，是指暂时从与外在现实的清醒关系中脱离出来，这种脱离有时具有短暂睡眠的性质。我所谓的退行"regression"，是指退行至依赖状态，并非特指退行至性感区"erotogenic zones"。）

我从一位精神分裂性抑郁症病人的完整分析材料中，选取了一系列 6 个重要的片段来进行说明。这是一位已婚有家室的男性病人。当目前的疾病发作时，他就陷入了精神崩溃状态，他感到不真实，也丧失了之前仅有的一点自发性的能力。直到分析进行了数月之后，他才能重新开始工作。最初他来到我这里时，仍在精神病院接受治疗。（战争期间，这位病人曾在我这里有过短暂的分析，其结果让他从青春期的急性症状中恢复过来，但并没有进行深入的探索。）

这位病人之所以自觉地寻求分析，主要是因为他总感到提不起劲儿，没有主动性，也无法主动发起谈话，尽管他可以参与别人发起的严肃谈话，而且说得头头是道。他几乎没有朋友，因为他无法发起任何活动，这让他成了一个无聊的玩伴，破坏了他的朋友关系。（他报告，有一次他在电影院里开怀大笑，这证明他有了小小的进步，让他对分析的结果满怀希望。）

很长一段时间内，他的自由联想都表现为他的内心一直在进行着一场言辞考究的对话，他精心地安排着自己自由联想的内容，而且他认为通过这样的呈现方式能让分析师获得有趣的分析性材料。

　　与其他许多正在接受分析的病人一样，这位病人有时也会深深地陷入分析性情境中。在极少数重要情况下，他出现了退缩现象，在这种退缩的时候，会发生一些意料之外的事情，他有时能够将之报告出来。为了本文的目的，我将从大量普通的精神分析性材料中，选取这些极少数的情况来讨论，我希望读者能把其他平淡无奇的材料视为理所当然。

片段一和片段二

　　这些极少数情况中的第一个片段（他恰好能捕捉并能报告的幻想）是这样的：他坐在沙发上陷入短暂的退缩状态，他将自己蜷缩起来，靠着沙发来回翻滚。这是他在分析中显现出自发性自体的第一个直接证据。接下来的一次退缩行为发生在几个星期之后。他只是尝试着利用我来代替他的父亲（他的父亲在他 18 岁时去世了），并且就他工作的某个细节征求我的意见。我首先与他讨论了这个细节，然而我也指出，他需要把我看作分析师而非他父亲的替代者。他说，按他惯常的方式继续谈话是浪费时间的。接着他又说自己出现了退缩，并将此看作在逃避某件事。他想不起来这次片刻睡眠中所做的任何梦。我向他指出，他那个时刻的退缩恰恰在是逃离介于清醒和睡眠之间的痛苦，或者是逃离介于跟我理性谈话与发生退缩之间的痛苦。说到这里，他告诉我，他又有了要蜷缩起来的念头，尽管实际上他正像往常一样平躺在沙发上，双手交叠放在胸前。

　　正是在这里，我作出了第一个解释，我很清楚，20 年前我无法作出这样的解释。这个解释后来变得极其重要。当他谈到要蜷缩起来时，他用双手在前面做了一个动作，比划着他把身体缩成一团四处滚动的样子。我立即对他说："当你谈到自己蜷缩起来四处滚动时，同时你也在暗示了一些自然没有描述的事情，因为你没有意识到它；你暗示着有一种媒介的存在。"过了一会儿，我问他是否明白我的意思，我发现他立刻就理解

256

了。他说："就像让轮子转动的润滑油一样。"在接受了媒介抱持着他这个观念之后，他继续用语言描述刚才手部的动作，即不停地向前翻滚，他还将此与几周前报告的在沙发上向后翻滚的动作进行比较。

从这个对媒介的解释，我得以进一步推进分析性设置的主题，并且我与病人一起弄明白了两件事情：一是分析师所提供的特殊环境；二是分析师适应病人需求能力的局限性。随后，病人做了一个十分重要的梦，对此梦的分析显示出他已经能够抛弃如今不再是必要的盾牌，因为我已经向他证明了，我能够在他退缩时提供一个合适的媒介。似乎，通过在他的退缩自体的周围马上设置一个媒介，我将他的退缩转变成了退行，这样他便能够使用这种建设性体验了。如果是在我分析性工作生涯的早期，我可能会错过这个机会。这位病人形容此次分析"极其重要"。

这个详细的分析获得了重大成果：我更加清楚身为分析师，我应该扮演怎样的角色；我认识到，有时病人可能会出现极度的依赖，甚至到了难以忍受的地步；同时，我也要以一种全新的方式开始着手应对和解决病人的工作和家庭的现实状况。他偶然间告诉我，他的妻子怀孕了，这让他很容易将自己在媒介中的蜷缩姿态与子宫中的胎儿联系起来。事实上，他是把自己与宝宝等同了起来，同时也认识到了自己对母亲的原初性依赖。

在这次分析之后，当他再次见到他的母亲时，病人第一次能够询问母亲为他的分析花了多少钱，并且允许自己关心这件事。在下一次会谈中，他能够对我进行批评，并表达了自己的怀疑，他说我是个江湖骗子。

片段三

几个月后，经过一段内容丰富的分析，出现了另一个细节。当时出现的分析性材料具有肛门期的性质和移情情境中的同性恋的方面，这方面的分析是他特别害怕的，现在又重新遇到了。他报告说，童年时他总是害怕被男人追赶。我对此作出了一些解释，而他报告说，当我作解释时，他已经在一家很遥远的工厂了。用通俗的语言来说，他的"心思神游去了"。他觉得这次神游非常真实，仿佛他真的回到了这家工厂做事，就是他结束上次在我这儿的分析（由于战争不得不结束分析）之前工作的地方。我立刻就作了一个解释：他已经离开了我的膝上。"膝上"这个词是恰当的，因为在他的退缩状态中，就情绪发展来说，他还处于婴儿期的某一个阶段，所以沙发自然而然地变成了分析师的膝上怀抱。不难看出，在我向病人提供我的膝上怀抱供他退行，与我提供媒介在其中依靠他的能力以一种蜷缩的姿态游移其中，这两者之间存在一种关联。

片段四

我想选取的第四个片段并不是非常清晰。这个片段出现在一次会谈中，那次病人说他无法做爱。这些常规材料让我能够解释，他与外在世界的关系是解离的。一方面，是来自真自体的自发性，除了在想象中，真自体已不抱有发现客体的希望了；另一方面，来自自体对刺激的反应，这个自体有几分虚假或不真实。在这个解释中，我指出，他希望能够在他与我的关系中联合他自身中的这种分裂。此时此刻，他短暂地陷入了退缩状态中，然后，他能够告诉我在退缩中发生了什么：天色昏暗，阴云密布，天空下起雨来，雨点打落在他赤裸的身体上。在这种情况下，我能够把他自己，像一个新生婴儿一样，放进一种残酷、无情的环境中，并向他指出，他或许在期待着某种类型的环境，以便让他变得整合和独立。这是以相反的形式来解释"媒介"。

片段五

第五个片段出现在中断了9周之后的材料中，这期间包括了我的暑期休假。

在一个比较长时间的治疗中断之后，病人回来告诉我，他不确定自己为什么还回来治疗，而且他觉得已经很难重新开始分析了。他报告的主要问题是：不论是在家里，还是同朋友在一起，他都很难进行一种自发性谈话。他只能加入到别人的会话中，而且当在场的另外两个人通过相互交谈承担起谈话责任时，他最容易融入会话。如果他主动发起谈话，他会觉得自己篡夺了父亲或母亲的职能（就是说，他进入了原初情境），然而他需要的是被父母当作婴儿来对待。他对此进行了详尽的描述，使我能够与他的当前情况保持一种接触。

通过谈起一个普通的梦，我明白了第五个片段的含义。

假期后第一次会谈结束当晚，他做了一个梦，下一次治疗中他向我报告了这个梦。这个梦异常生动。在梦中，他周末去了国外一趟，周六出发，周一回来。这次行程的主要目的是去医院探望一位在国外就医的病人。（原来，这位病人刚做过截肢手术。还有一些其他重要的细节，但与当前讨论的主题关系不大。）

我对此梦的第一个解释是：在梦中，他离开了，又回来了。我想告诉各位读者的正是这一点，因为这个解释与我在片段一与片段二中的观点，即我为患者提供了"媒介"和"腿"的观点相吻合，也与我在片段四中认为病人在幻觉中的恶劣环境的观点一致。接着，我作出了一个更加完整的解释，即这个梦表现出了他与分析之间关系的两个方面：其一，他远离了分析，又回到了分析中；其二，他去了国外，那个医院里的病人代替了他自己远行的部分，他去探望病人并与其保持联系，这意味着他试图打破他自己两个方面之间的解离。我的病人接着说，在梦中，他特别渴望与那个病人有联系，这意味着他意识到了自身的解离或分裂，并希望获得整合。

这个片段以一个梦的形式来表现病人想离开分析，因为这个梦包含

258

了联系在一起的两个元素：退缩的自体和环境性供养。分析师作为媒介的一面已经被内射了。

我进一步解释道：这个梦显示了病人是如何处理这个假期的；他已经能够享受从治疗中逃离出来的体验了；同时他也知道，尽管他已经离开了，但还是会回来的。用这样的方式，原本可能造成严重后果的长时间治疗的中断，对这类病人来说并未造成太大的扰乱。这个病人特别指出，想要离开治疗的这个念头，与他心智中想要主动发起谈话或自发地做点什么事的想法有着密切的关系。接着他告诉我，在做梦的那一天，他又感受到了一种特定的恐惧，即他害怕自己会突然亲吻别人，这个人可能是任何一个碰巧在他身边的人，也可能是个男人。如果他发现自己已经出乎意料地亲吻了一位女士，他就没那么傻了。

现在他开始更深入地沉浸在分析情境中。他感到自己是家中的小孩子，开口说话是不对的，因为那意味着他站在了父母的位置上。同时，他对自发性姿态得到响应这件事感到了无望（这印证了我对他家庭情况的了解）。这时浮现出了更深层次的材料，他感到门口有人进进出出。我对此的解释是，这与呼吸有关，而之后病人关于这个部分的联想也进一步支持了我的观点。想法就像呼吸，它们也像孩子，如果我不对它们做出响应，病人就会感到他的这些想法被抛弃了。他最恐惧的就是沦为被抛弃的孩子，或者自己的想法和言论遭人冷落和抛弃，或者自己的孩子（自发性）姿态无人响应。

259

片段六

一周后，尽管病人从来没有接受父亲过世的事实，但他（自己也没想到）突然面对了这一事实。这是在一个梦境之后发生的，在这个梦中，他的父亲依然在世，并能够以一种通情达理的、自由的方式与他讨论他目前在性方面的困扰。两天后，他来到我这里，跟我说由于头疼他备受困扰，这次头疼与以往任何一次头疼都不同。这次头疼差不多是从两天前治疗会谈结束后开始的。这次疼痛的地方在太阳穴，有时在前额一带，好像疼痛是位于头部之外的。持续的头疼让他感觉很难受，要是他的妻子能够对他稍有一些同情，他也不会前来进行分析，而是直接去睡大觉了。他感觉很烦恼，因为作为一名医生，他肯定明白这是一种机能的失调，但他无法用生理学对其进行解释。（因此，这更像一种疯狂的现象。）

在这次分析中，我明白应该对此作何解释，我说："疼痛位于头部之外，这代表你的头有被抱持的需求，就像你是一个孩子那样，如果你的心情非常糟糕，自然你就需要被抱着头。"一开始，他对此不以为然，但它的意义越来越明显。当他还是一个小孩子时，在适宜的时机、以恰当的方式抱着他的头部的那个人，不是他的母亲而是父亲。换句话说，在他父亲去世之后，当他感到崩溃并陷入悲痛的时候，没有其他人再去抱持他的头了。

我将这一解释与媒介这个关键的解释联系起来，他逐渐觉得我关于"用手抱持着头"的观点是正确的。他报告了一次短暂的退缩，他说感觉我有一台可以激活的机器，它只可以提供一种表面上的同情管理。这意味着对他来说重要的是我没有真的用手抱住他的头。事实上，这也只是技术原理的一种机械性应用而已。重要的是，我立刻就理解了他的真正需求是什么。

在治疗快要结束的时候，他非常吃惊地想起了，他自己曾经用一下午的时间抱着一个孩子的头。这个孩子在局部麻醉的情况下做了一个小手术，手术花了一个多小时。他竭尽所能地帮助这个小孩，但并没有多大作用。于是，他感觉这个孩子的头部肯定需要被别人抱着。

现在他更深刻地感到，那天他就是为了我的解释才来接受分析的，

因此他几乎很感激他的妻子，多亏她没有对他报以同情，也没有像她本
260 可以做的那样抱着他的头。

总　结

在这次交流中我想分享的理念是，如果我们知道在分析中会发生退
行现象，那么我们就能及时处理它，以这种方式，我们就可以让一些不
那么严重的病人进行短时间的必要退行，甚至可能只是短暂的退行。我
可以这样说：在退缩状态中，一个病人正在抱持着他的自体；而且，如
果退缩状态一旦出现，分析师就能及时抱持住病人，那么原本可能只是
一次退缩，结果就变成了一次退行。而退行的好处就在于它带来了一个
机会，让病人可以修复过去发展史中不充分的需求适应，换句话说，修
复病人在婴儿期不充分的管理。相比之下，退缩状态是没有这么多好处
的，而且当病人从退缩中恢复时，他或她并没有太大改变。

每当我们深入地了解了病人，并展现出我们以正确和适时的解释来
做分析的时候，我们事实上就是正在抱持病人，而且我们参与到了一种
关系之中，在这种关系中病人具有某种程度的退行和依赖。

人们普遍认为，病人在精神分析期间的退行是有些危险的。其危险
并不在于退行本身，而在于分析师还没有准备好去面对病人的退行及相
关的依赖。当一个分析师已经有了足够的经验，使他在对退行的管理中
有足够的信心，那么我们就可以说，分析师越快地接受病人的退行，并
261 去完全满足它，病人就越不可能陷入具有退行性质的疾病中。

第 21 章

正常情绪发展中的抑郁位置[1]
（1954—1955）

1　1954年2月，本文宣读于英国心理学会医学部，发表于《英国医学心理学杂志》，1955年第28卷。

本章试图表达我对梅兰妮·克莱因的"抑郁位置"这个概念的个人看法。为了公平起见，我首先声明，我既没有和她一起进行分析，也没有和被任何她分析过的人一起进行分析。我之所以被她所做的贡献吸引，是因为它们对我自己的儿童治疗工作很有价值。我在 1935 年到 1940 年接受过她的案例督导。关于克莱因自己对"抑郁位置"的描述，可以参阅她的两篇论文（1935，1940）。

本章题目中"正常"（normal）这个词很重要。俄狄浦斯情结是儿童正常或健康发展的一个特征，而"抑郁位置"是婴儿健康发展的一个正常阶段（绝对依赖，或原初自恋也是如此，都是健康婴儿出生后或出生后不久的一个正常阶段）。

我要强调的是，抑郁位置是个体情绪发展中所达成的一项成就。

抑郁位置的一个特点是，它可以应用于临床精神病学领域，该领域位于精神神经症与精神病（psychosis）各自起源位置之间的中间地带。

那些达成了建立人际关系能力的儿童（或成人）——标志着他们在学步期已经处于健康状态，并且对三角人际关系的各种变化进行常规分析也是可行的，他们已经修通并超越了抑郁位置。不过，如果儿童（或成人）主要涉及的是人格整合这种与生俱来的问题，以及涉及与环境关系的启动问题，那么他们在个人发展方面就还没有达到抑郁位置。

就环境方面而言：学步期幼儿还处在家庭环境中，需要在人际关系中摸索出一种本能的生活方式，而婴儿则正在被适应其自我需求的母亲抱持着；就是在这两者之间，那个正在被母亲抱持着的婴儿或幼儿达到了抑郁位置，但更重要的是，这种抱持还会持续一段时间。值得注意的是，这里已经涉及了时间因素，而且母亲抱持着一种情境，以便婴儿有机会修通本能体验的影响。正如我们将要看到的，这个修通过程与消化过程类似，也很复杂。

母亲抱持着这种情境，并且在婴儿生命的关键期，反复不断地抱持着这种情境。其结果就是，这个过程中的某些东西就变得成熟了。母亲的技巧能够让婴儿的爱与恨同时存在，并得以区分和相互关联，然后以一种健康的方式逐渐使它们由内部到外部得到控制。[1]

我们再来看看处于断奶年龄阶段的婴儿。根据文化模式的不同，断奶的具体时间会有所不同，但对我来说，断奶年龄阶段就是婴儿开始能够玩扔东西游戏的时候。扔东西的游戏大约是从婴儿 5 个月时开始的，一直玩到 12 个月或 18 个月大时都是一个常规的特征。所以，我们可以想象一下把扔东西游戏玩得滚瓜烂熟的婴儿——比如说，9 个月大的婴儿（参见 Freud，1920，也见本书第 4 章）。

达到抑郁位置属于断奶年龄阶段的一项成就。如果一切进展顺利，就会在生命第一年的下半年的某个时候达到并确立抑郁位置，即使是在比较健康的发展过程中，通常也需要更长一段时间才能确立。我们也知道，在对很多儿童和成人的分析中，接近或者再次接近抑郁位置是进行有效分析的一个重要特征，它表明分析取得了进步，同时也意味着这一发展阶段之前存在着失败。我们不需要为抑郁位置确定精确的年龄。也许有些婴儿在 6 个月之前的某一时刻就达成了抑郁位置的成就，甚至可能更早。这个成就的早期达成提供了一个可喜的迹象，但这并不意味着抑郁位置已经确立了。如果我发现一个分析师宣称，抑郁位置在发展中属于

---

1   正是在这里我们可以发现个体拥有矛盾情绪能力的起源。矛盾情绪（ambivalence）这一术语逐渐被广泛使用，其含义是受到压抑的恨将关系中的积极元素扭曲了。然而，这一点不应该掩盖拥有矛盾情绪的能力是个体情绪发展中的一项成就。

生命的头 6 个月，我觉得必须评论一下：让一个有价值的概念变得让人难以相信，这样糟蹋它实在太可惜了！

　　我之所以不在婴儿出生后的头几个月里寻找这个阶段，其原因不是因为我觉得婴儿期的早期就不会有什么事发生。事情远非如此！婴儿从一开始就会遇到很多事情，甚至在出生之前就开始有事情发生了，但是，我怀疑其复杂性的阶位是否达到了抑郁位置所涉及的高度——比如，能在一段时期内抱持住焦虑和抱有希望。尽管如此，如果最终能证明一个婴儿在生命的第一周就有抑郁位置的时刻，我应该不会因此感到不安。同时，在婴儿 6～12 个月出现的抑郁位置可以作为个人成长逐渐有力量的证据，这种成长取决于敏感而连续的环境性供养。

　　我们可以陈述达到抑郁位置的前提条件。我们有大量的实践经验可以总结，因为我们见过许许多多各个年龄段的病人，他们在分析进展顺利这一明确的前提条件下，在情绪发展上达到了这个阶段。不管是在现实生活中，还是在分析中，或者是两者兼之，如果要到达抑郁位置，必须成功地达到过比其更早的阶段。为了达到抑郁位置，婴儿必须已经成为一个完整的人，并且能够作为一个完整的人与其他完整的人建立关系。这里，我把乳房也算作一个完整的人，因为，随着婴儿成为一个完整的人，于是乳房及母亲的身体，无论她身上有什么，任何部位都会被婴儿感知为一个完整的东西。

　　如果我们把此前发展的每件事情都认为是理所当然的，那么我们可以说，在谈论一个完整的婴儿与一个完整的母亲建立关系时，婴儿达到抑郁位置的舞台已经搭建好了。如果这种完整性不能被当作理所当然，那么我就抑郁位置所说的任何事情都没有意义。婴儿会在没有达到抑郁位置的情况下继续长大，而且确实有很多婴儿就是这样长大的。事实上，精神分裂样障碍类型的病人可能就没有显著地达成抑郁位置的成就，然

263

后，因为缺少所谓的修复和恢复的机制，他们就必须使用魔法性二度创造。我认识一些分析师，他们会在缺乏前提条件的情况下，在治疗中向病人寻求抑郁位置的功能。当然，看到这种失败是非常令人悲哀和伤感的，但因此就得出抑郁位置是一个虚假概念的结论也是非常缺乏说服力的。相反地，在为那些婴儿时期已经发展出单元体状态，并已经达成了抑郁位置成就的病人进行分析的工作中，当抑郁位置现象还不是分析关系中的主要问题时，分析师要设法去展示抑郁位置存在的现象。

如果在婴儿的发展过程中，我们可以把那个婴儿的整体感作为一个理所当然的事实，那么我们也可以假设那个婴儿正安住（活）在其身体当中。这一细节非常重要，但是我在此无法展开这个主题。

所以在这里，我们就有了一个人，一个完整的人类婴儿，以及抱持着这种情境的母亲，这都使得儿童能够修通我最终要描述的那个特定过程。

然而，我首先必须对"抑郁位置"这个名称做一些观察和说明。

术语"抑郁位置"是关于正常发展过程的，并且是已经存在的一个名称，目前还没有人能够找到一个比它更好的术语。我个人的建议是这个发展阶段应该被称为"担忧阶段"。我相信这个术语很容易形成概念并被理解。梅兰妮·克莱因在她的描述中曾经使用过"担忧"这个词汇。然而，这个描述性术语不能涵盖这个概念的全部内容。我也担心如果使用了"担忧"这个术语，恐怕原来的术语仍将会保留下来。

经常会有人指出，在描述正常发展过程的时候，不应该使用那些具有暗示疾病意义的术语。术语"抑郁位置"似乎意味着健康发展的婴儿曾经度过了一个抑郁症或心境疾病的阶段。事实上，这并不是这个术语的真正含义。

当斯皮茨（1946）发现和描述了那些被剥夺了正常良好照护的婴儿

的抑郁时，他说这不是那种达成了抑郁位置现象的例子，他这样说是正确的。事实上，抑郁位置与抑郁症没有任何关系。斯皮茨所描述的那些婴儿是失去个性化的，并且对与外部连接感到绝望的，而且本质上缺乏抑郁位置这一发展成就达成所需要的前提。

正常发展过程中的抑郁位置这一概念，并不意味着正常发展的婴儿会变得抑郁。不管抑郁情绪有多么普遍，抑郁（症）毕竟是一种疾病的症状，它表明了一种心境状态，并且暗示可能存在着变成了无意识的某种无意识情结。这个无意识过程与罪疚感受有关，而这个罪疚感属于爱中那些固有的摧毁性元素。而作为一种情感障碍的抑郁症既是一种不正常的现象，同时也是可以被分析的。

那么，这个所谓的抑郁位置究竟是个什么东西呢？

有一个有效的方法来解决这个问题，那就是从"无情的"这个术语开始。起初婴儿（从我们的视角来看）是无情的；就本能的爱来说，那时还没有产生对他人的关心和兴趣，也不会担忧本能的爱带来的后果[1]。这种本能的爱是冲动、姿态、接触、建立关联的一种原初形式，而且它承担着满足婴儿自体—表达的需求和释放本能紧张的功能，在更大程度上，这种本能的爱可以把客体置于自体之外。

我们应该注意的是，当时婴儿不能感受到这种无情，但成长后回顾往事时（这也可以发生在退行中），个体会说：那时我真无情！这个阶段就是一种前同情阶段。

1　在这里请考虑一件非常不同的事情，那就是我必须忽略攻击现象，攻击是一种非固有性现象，攻击归属于各种各样的敌对性迫害机会，这是一部分婴儿的命运，但大多数婴儿没有这样的命运。

在每一个正常人类的发展历史中，迟早有一天会出现从前同情阶段到同情阶段的转化。没有人会质疑这个事实。唯一需要回答的问题是，这种转变是什么时候发生的？是如何发生的？是在什么条件下发生的？而提出抑郁位置这个概念就是在尝试回答这三个问题。根据这个概念，从无情到同情的转化是一个逐渐发生的过程，在母性养育的某种确定性条件下，这种转化发生的时期为 5 ~ 12 月，而它的最终确立甚至还要在更靠后的某个时候，而且，我们在分析中也可能会发现，有些病人从来就没有发生过这种转化。

因此，抑郁位置是一种复杂的问题，是一种没有争议现象中固有的元素，它是每一个人类个体从前同情阶段到同情阶段或担忧阶段转化过程中所发生的一种现象。

环境的功能

我们正在研究的是，一个新人类的单元体状态达成之后，紧接着那个阶段的心理学。单元体状态达成之前发生的所有事情正在被有意地忽视，这样的做法终究是会被理解的。我确实想在这里把那些被有意忽视的观察填补上，然而，一个人往回走得越远，他看到的就会越多。真实的情况是，如果我们始终不假设存在一个足够好的环境性适应来满足个体的需求，那么我们去讨论个体发展是没有任何意义的。在生命发展的最早阶段，婴儿甚至达到了一个只有观察者才能区分个体与环境的位置（原初自恋位置）；在那个位置上，婴儿个体还无法做出区分，因此，在这里比较合适的是称婴儿为一个环境—个体组合体，而不是称其为一个个体。

单元体状态达成之后的进一步发展，仍然要依赖环境的稳定性、可靠的简洁性。

母亲需要有能力整合这两种功能、要有能力同时保持这两种功能，这样婴儿就可能有机会使用这个专用组合体。母亲一直在通过自己的照护技能（参见 A. Freud，1953），来适应婴儿的一般需求，婴儿最终知道这种养育技能是母亲的一部分，就像是母亲的脸、耳朵和她戴的项链，以及她的各种态度（受急促、懒散、焦虑、担心、兴奋等影响）。母亲始终被婴儿作为一直拥有这些特征的那个人去爱着孩子。情感这个词语就在这里出现了，而且正是母亲的这些品质，它们被体现在了许多婴儿操控和拥抱的客体之中（参见第 18 章）。

同时，在婴儿的本能紧张时相，母亲一直是被攻击的客体。可以看出，我正在按照婴儿是安静的还是兴奋的来区分母亲的不同功能。母亲有两种功能，分别对应着婴儿的安静状态和兴奋状态。

最后，有一个发展阶段是为母亲的这两种功能在婴儿的心智中即将结合而准备和设置的。这个阶段将会出现一些非常大的困难，这些问题在梅兰妮·克莱因的开拓性工作中被特别地研究过，这些研究工作在这个领域中突显的是那么的丰富和有成就。

人类婴儿无法接受这样的事实，在安静时相是如此有价值的这个母亲，竟然与那个在其兴奋时相被无情攻击的人是同一个人。

这时的婴儿，作为一个完整的人，已经开始有能力识别出母亲并与母亲发生认同，但是，对此时的婴儿来说，还不能清晰地区分有意想做的事情和真正发生的事情。各种功能及其想象性精细加工还不能被区分为是事实还是幻想。婴儿在这个阶段必须完成的发展成就着实令人惊诧。

让我们看看，如果"安静的"母亲能够及时抱持住情境，以便婴儿可能体验到"兴奋的"的关系并承担其后果，那将会发生什么事情。

用最简洁合适的术语来说，兴奋的婴儿几乎不知道发生了什么，这种状态的婴儿处于被粗野的本能所驱动和控制的状态，而且拥有属于本能强大的非理性想法。（我们必须假定婴儿获得了相对满足的喂养，或其他本能体验的相对满足。）

随着婴儿的不断长大，婴儿会发现对同一个母亲可以有完全不同的两种使用方式。基于冲动和寻求本能张力释放的一种新型需求而被引发了，而这会涉及高潮或性高潮体验。哪里有过极度兴奋的高潮体验，哪里就必然会有更强的挫折性痛苦。一旦兴奋开始了，紧张也就上升了，危险也就来临了。

我认为，我们必须认识到：我们必须经历很多事情，才能充分地感受到所有这些内容隐含的意义。[1]

就像我说过的那样，正在发生着两种事情。一种是对两种客体身份的知觉，安静时相的母亲，以及在本能高潮时被使用的甚至是被攻击的母亲。另一种是发生在对功能伴随的想法、幻想和想象性精细加工的存在性认识的开始阶段，能接受想法和接受与事实相关的幻想，但不与事实混淆。

如果没有足够好的环境协助，个体的情绪发展的这种复杂进程是不可能完成的。这里说的足够好的环境的标志就是母亲的在场。在孩子能够收集和回忆记忆材料之前，孩子根本无法处理母亲不在场这件事。[2]

---

1   一定要记住，我正在讨论的是临床，而我正在描述的是现实的婴儿情境和分析性设置。

2   毋庸置疑，还存在着幻想评价（fantasy appreciation）的其他早期根源，在此我必须不去考虑。

在我看来，克莱因的理论似乎有一个基本假设，那就是人类个体无法接受这种残酷的事实：对"安静的"母亲产生兴奋性的或本能性的关联，或去攻击安静的母亲。因此除非存在足够好的养育环境和母亲能够幸存一段时间，否则在孩子头脑中，照护环境与兴奋性环境（母亲的两个方面）之间的分裂就无法在儿童的心智中获得整合。

现在让我们以养育的一天为例，母亲抱持着情境，假设在这一天的早些时刻，婴儿有了一种本能的体验。为了简单起见，我当它是一次喂养，因为喂养确实是所有事情的基础。这时出现了一种嗜血性无情攻击，部分表现在婴儿的躯体行为上，部分则是婴儿对这种躯体功能的想象性精细加工。婴儿把两个母亲放到一起，开始认识到她们其实是一个母亲，而不是两个母亲。那个依赖关系（情感依赖）中的母亲，同时也是本能（生物学驱力）爱的客体。

婴儿被自己喂养自己（的幻象）欺骗着，在这种欺骗中本能性紧张消失了，而且婴儿同时被满足着和被欺骗着。我们很容易就想到：喂养之后紧跟着就是满足和睡觉。痛苦常常会紧接着这种欺骗而出现，特别是在躯体性满足太过快速地剥夺了婴儿的强烈兴趣和热情（zest）的情况下。然后留给婴儿的就是：未被释放的攻击性——因为在太过快速的喂奶过程中，肌肉的兴奋或原始性冲动或身体的运动性没有机会被足够地使用，并被充分地体验；或者是一种"猛然塌落的失败"的感觉，自此以后，对婴儿生活的强烈兴趣和热情的根源就突然消失了，而且婴儿不知道将来还能不能再找回对生活的兴趣和热情。所有这些都会在临床精神分析的体验中被清晰地展现出来，而且至少不会与直接婴儿观察的结论相抵触。

但是，我们并不能立刻处理那么多的复杂情况，让我们理所当然地认为，婴儿已经体验到了本能的释放。母亲正在抱持着情境，每天都是有进展的，而且婴儿也认识和理解到"安静"的母亲，是被包括在本能

267

体验的涨潮状态中的，并且母亲幸存下来了。这种养育状况日复一日地重复着，最终使婴儿逐渐认识到所谓事实与幻想之间差异的阶段，或者外在现实与内在现实之间差异的阶段。

抑郁性焦虑

现在，有更加复杂的情况等待我们去描述。本能体验给孩子带来了两种类型的焦虑。第一种焦虑类型被我描述为：关于本能的爱指向客体的焦虑。因为随后的母亲就可能不再是以前那个母亲了。如果我们愿意，我们可以用下面的语言来描述婴儿的感受：这里出现了一个空洞，但是之前这里是一个丰满的身体。依照我们给予的方式，婴儿再长大几周，并且有了一些更加复杂的想法，还有许多语言可以描述婴儿的这种感受。

第二种类型的焦虑是婴儿自己内部的。婴儿已经有过体验了，并且感受到与以前不一样了。一种非常合理的办法是，把这种体验与成年人性体验之后的好与坏体验的变化进行比较。需要记住的是，自始至终母亲都处于抱持性情境。现在，婴儿的个人内在现象需要被详细地研究。

让我们继续使用喂养体验来说明问题 [1]。婴儿摄入（吸收）了东西，摄入的东西被感受到是好的或坏的，其依据是，摄入东西是发生在一种

₂₆₈

1　我假设本能体验与当时的自我过程是一致的，否则我还得讨论婴儿对环境性侵入的反应，环境性侵入的标志是本能性紧张和抵抗性活动。

满意的本能体验期间，还是发生在一种对失望的过度愤怒所导致的混乱和复杂的坏体验期间。当然，即使是满意的喂养体验也包含一些针对失望的愤怒，只不过其仅仅是满意体验的一个小部分。

在这里我过分简单化了内在现象，但稍后我将返回来针对自体内部的婴儿幻想，连同自体的竞争力和控制系统一起作一个更加真实的评价。

关于内在现象，我们可以讨论婴儿的想法，因为我们已经假设婴儿的单元体状态已经达成了，婴儿已经变成了一个具有限制性界膜的人了，他已经把内在世界和外在世界区分开了。

在这里，我们的意图是，喂养之后，婴儿除忧虑和担心母亲身体上那个想象的空洞外，他在很大程度上也陷入了自体内部的纠结和挣扎之中，这种纠结和挣扎发生在那些被感受到是好的，即自体—支持的，与那些被感受到是坏的，即迫害自体的那些东西之间。

一种复杂的事态已经被构建于婴儿自体内部了，而且他只能等待结果的出现，这正如在喂养之后必须要等待消化的结果一样。通过一个拥有它自己速度的寂静过程，自体内在世界的分化、区分、分类和整理必定会发生。除智力管理外，按照逐渐发展的个性化模式，支持性和迫害性组织的元素变得相互关联，直到达成了某种平衡，因为婴儿是按照其内在需求来保留或排泄的。随着排泄的进行，婴儿再次获得了一些管控能力，因为排泄再一次涉及了身体的功能[1]。但是，鉴于在消化的身体性过程中，我们把排泄物仅仅看作废物，而在想象性精细加工过程中，排泄物有可能是好的，也有可能是坏的。

我将会有意略去提及肛门和尿道的体验作为本能满足的类型，原因

1　这与费尔贝恩（1952）工作中的主要倾向是一致的。

是它们会在其他地方涉及，在此刻的情境中，肛门和尿道的体验是整个摄取和消化过程的排泄部分。

自始至终，母亲都以一种及时的抱持性情境存在着。因此，婴儿的逐日进步和成长、躯体性消化吸收以及相应的修通都发生在精神中。这种修通需要时间并缓慢从容地进行，而且婴儿只能等待结果，被动地屈服于内在世界正在发生和进行的事情[1]。在健康的情况下，这个个人的内在世界就会变成无限丰富的自体核心。

任何健康婴儿在其生命的核心自体形成的时候，都是内在工作完成的时候，婴儿才能给予环境好的和坏的东西。母亲接收了婴儿给予的好和坏的东西，她被寄望于有能力知道什么给予是好的和什么给予是坏的。这里最重要的是有给予的能力，没有这个给予就没有真正的接收。所有这些都是婴儿照护中非常实际的日常活动，同时也是在真正的分析性工作中产生的内容。

幸运的话，婴儿就会拥有一位幸存下来的母亲，只有这位母亲了解了婴儿给予礼物时的馈赠姿态，此时婴儿才有能力对那个处于乳房或身体中的空洞（hole）做一些事情，这个空洞是在原始本能的时刻被想象性制造出来的。这里就引入了"修复和恢复"的概念，这些术语意味着在正确的环境设置中有很多内容，但如果这些术语被随意使用，那么很可能就会变成老生常谈。如果母亲真正地担负起了责任（play her part），那么婴儿的馈赠姿态就可能触及到这个空洞。

你也许会明白我为什么坚持强调母亲适时抱持性情境的重要性。

现在，就建立起了一个良性循环（a benign circle）。在所有的复杂

---

1 这个想法与安娜·费洛伊德（1952）曾经提出的想法是一致的。

情况中，我们可以识别出：

> 被本能体验弄得非常复杂的婴儿与母亲之间的关系。
>
> 对（空洞）影响的模糊感知。
>
> 内在的修通，被整理过（being sorted out）体验的结果。
>
> 由于对内部好和坏的整理而产生的给予能力。
>
> 修复。

　　这种良性循环日复一日强化的结果就是，婴儿逐渐变得有能力容忍这个空洞（本能的爱的结果）。然后，就开始有了罪疚感受。这是真正的罪疚感，因为植入性罪疚感对自体来说是虚假的。经由把两种母亲集合在一起的那一时刻，罪疚感就开始产生了，而这一开始时刻也意味着把安静的爱和兴奋的爱集合在了一起、把爱和恨集合在了一起，以及把这种感受逐渐扩展为人际关系活力的一种健康的和正常的源泉。这里也是力量的一种源泉，是社会贡献的一种源泉，同时也是艺术表现力的一种源泉（但不是艺术表现本身，艺术表现根植于更深层次的水平）。

　　因此，抑郁位置的重要性就显而易见了，而梅兰妮·克莱因在这里对精神分析的贡献同时也是对社会、对儿童照护和教育的真正贡献。健康的儿童自然拥有罪疚感的个人化根源，而且根本不需要教他们去感到罪疚或担忧。当然，一部分儿童在这方面是不健康的，他们的发展未能达到抑郁位置，而且确实需要教育他们去分辨什么是正确的和什么是错误的道理。这是基本陈述的必然推论性结果。但是，至少在理论上，每个儿童都有发展出罪疚能力的潜在可能性。我们在临床上看到了那些没有罪疚感的儿童，但是，如果儿童的抑郁位置达成的时间不是太晚，并在达成之前获得了达成抑郁位置的机会，那么就不会存在感受不到个人化罪疚感的人类儿童了。在那些边缘性个案中，除了在精神分析时，我们确实也看到了正在发生的这种发展情况，例如，我们观察到那些反社会的儿童，他们在学校中因为所谓的适应不良而正在受到特殊的关注。

在这种良性循环的运作中，认知识别功能开始崭露头角，因此担忧变得可以被婴儿忍受，这样认知识别功能就可以在给定的时间内，针对那个空洞做一些事情，同时也针对母亲身体上本我冲动的各种效应做一些事情。于是，本能就会变得更加自由，同时也带来了更多的风险。明显的罪疚感被引发了，但紧接着就出现了对本能体验及其想象性精细加工的强化，从而产生了一个更加丰富的内在世界，随之而来的是更大的天赋潜能的发展。

当抑郁位置在移情关系中达成的时候，我们会在分析中一次又一次地看到这个过程。在体验过对分析师的焦虑及疑病性恐惧之后，我们才看到了爱的表达。或者，更加肯定的是，我们看到了本能的释放和人格更加丰富的发展，以及自我效能和社会贡献一般潜能的发展和增强。

经过一段时间后，个体似乎能够逐步建立起对感受好的体验的记忆，因此母亲抱持性情境的体验逐渐变成了自体的一部分，逐渐被吸收和同化进入到自我的组织结构中。凭借这样的方式，现实的母亲逐渐变得越来越不再是必需的了。个体已经获得了一个内部环境。因此，儿童变得有能力发现新的情境—抱持性体验，并且能够及时接替其他人行使抱持性情境的功能而不会感到怨恨。

从抑郁位置的良性循环这一概念中，会产生一些非常值得关注的主题：

1. 当良性循环被打断的时候，情境—抱持性母亲也就不再是一个事实了，那么发展过程的取消和毁灭就会发生，首先会导致本能抑制和普遍个人的贫瘠，然后就会导致罪疚能力的丧失。这个罪疚能力是可以恢复的，但只能通过重建情境—抱持性足够好的母亲的事实来实现。没有罪疚能力的儿童虽然能够继续本能性感受的满足，但丧失了获得深厚温情感受的能力。

2.有很长一段时间，幼儿（无论是男孩还是女孩）需要有一个人存在，这个人不仅是被幼儿用来爱的，而且他（她）决意要承担起幼儿在修复和补偿性馈赠方面所给予的效能。换句话说，幼儿必须继续拥有一个给予（馈赠）的机会，以便修复与属于本能体验相关的罪疚感，因为这是成长的方式。这里有着高阶（高次元，high order）的依赖，但不是早期阶段的绝对依赖。

这种罪疚感所产生的给予可以在游戏中表达，但是，建设性游戏一开始必须有一个被爱着的人出现在旁边，即便这个人确实不能欣赏游戏中的真正建设性成就，表面上也应该参与到游戏中。当旁边的成年人认为要通过给予来帮助孩子，而不能看到自己待在那里接受儿童在游戏中给予的重要价值的时候，这必定就是我们对幼儿（或对那些需要退行性治愈体验的被剥夺儿童）缺乏理解的一个征象。

3.如果内在现象出现了故障，那么儿童（或成年人）就会感到沮丧和抑郁，以至于把整个内心世界和各种功能局限在一种低生命活力水平上。心境就是抑郁的和低落的（抑郁症）。在我的描述中，这是我第一次把术语"抑郁症"在本质上与抑郁位置的概念联系起来。

在精神科临床上所遇到的各种抑郁症，绝大部分都不是与"抑郁位置"相关的类型。这些类型的抑郁症很大程度上与去个性化有关，或者与涉及客体关系的一种绝望感有关，或者在更大程度上与因假自体发展而导致的一种无用感有关。这些抑郁症现象都属于个体发展中抑郁位置之前阶段所产生的一种精神病理现象。

躁狂性防御

个体处理那种与抑郁位置的焦虑有特定关系的抑郁心境时，存在着逃离抑郁的一种传说中的状态，即躁狂性防御。在躁狂性防御中，所有严重的问题都被否定了。死亡（毁灭）变成了极其夸张的活泼和热闹，沉默变成了嘈杂和喧闹，既没有了悲伤，也没有了担忧，既没有了建设性的工作，也没有了宁静的喜悦。躁狂性防御是相对于抑郁的一种反向形成，它需要作为一个独立的概念被检查和研究。在临床上出现了躁狂性防御，这确实意味着个体的抑郁位置已经达成，同时也意味着抑郁位置正处于一种搁置状态，它正在被否定，而不是丧失掉了。

在医学儿科门诊，最普遍的诊断是我过去常说的（在 1930 年，在我遇到克莱因的思想之前）"普通性焦虑不安"（参见 p.22），这是一种以否定抑郁为其主要特征的临床状态。这种儿童疾病有时候会被忽略，因为其可能隐藏在儿童那些有朝气的生命快速变化和坐立不安的表现背后。作为一种疾病，儿童的普通性焦虑不安相当于成年人的轻躁狂状态，后者会带来一系列多种多样的精神躯体性障碍。

躁狂性坐立不安需要与迫害性坐立不安区别开来，并且还要与兴高采烈和躁狂症区别开来。

考察内在世界

现在，尽管过于简略，但我还是要对内在世界的现象进行一个更深入的考察。这的确是一个非常大的主题。

大家应该还记得，我故意把抑郁位置极度简单化为喂养方面的活动，以及在喂养过程中婴儿对食物或东西的摄入。但是抑郁位置绝不仅仅是喂养、牛奶或食物之类的事情。我们所涉及和关注的是各种各样的本能体验，以及好的和坏的客体最终导致的各种好的和坏的感受，这些都是由个体对其本能生命的想象性精细加工而完成的。甚至在诸如以下这个简短的报告中，也可以给出一个更加复杂的陈述。

个体内在世界主要是在以下三个方式中被逐步构建起来的：

A. 各种本能体验。

B. 对各种摄入物的合并、容纳或排泄。

C. 对全部人际关系或情境的魔法性内射。

就这些方式的情形来说，第一种情形对任何地方的所有人类发展都是根本的，而且永远将会如此。第二种情形在任何地方的婴儿中几乎都是类似的，当然尽管一些观察者可能看到了不同的情形（乳房、奶瓶、牛奶、香蕉、椰子汁、啤酒等等），这取决于在那时候文化中流行的风俗习惯。第三种情形在本质上是个性化的，属于处在实际环境中的个体，包括与处在那个现实的房间、棚屋、帐篷中真实的母亲、照护者、阿姨所发生的事情，以及实际出现的现实中发生的事情。这里应该包括母亲的焦虑、喜怒无常的情绪、不可靠性，以及她平凡的足够好的养育和照顾。父亲作为丈夫会间接地参与进来，同时作为母亲的替代者直接参与进来。

为了把抑郁位置的内在世界与荣格所做的工作和分析性心理学家们主张的各种原型联系起来，我们把必须要讨论的内容限制在对第一种情形的研究中。这里所发生的事情一般来说都属于人类，并为世界上无论何时的各种梦、艺术和宗教和神话的共同之处提供了基础。不过，只有在个体已经被带（养育）到抑郁位置达成的阶段，第一种情形的内容才能成为人性的东西。然而，这还不是儿童全部的内在世界，况且在临床工作中，我们还不能忽视其他两种情形内容。

无论我们在内在世界中发现了什么样的原型性组织，我们都应该记住，只有通过新的本能体验才能带来各种持久的治疗性变化，而且只有那些新的本能体验发生在分析的移情性神经症中时，才能实现这些持久性变化，我们不会通过展示病人有着与神话中一样的幻想去改变各种原型。

当我们考察已经达成抑郁位置的个体的内在世界时，我们就会看到：

各种争斗性力量（A组）。

各种客体或有关客体的事情，好的和坏的（B组）。

感知好的事情，被内射，为了个性化的丰富性和稳定性（C组）。

感知坏的事情，被内射，为了控制它们（C组）。

当我们说，在治疗中涉及A组和B组内容的各种真正改变源自于在移情中的工作时，我们知道，这就意味着发生了一种有序的序列性发展，尽管我们承认在任何实际情况下这种改变的无限复杂性，甚至当病人还是一个幼儿时也是如此。

正是由于在移情中对口欲期施虐的分析，才很经济地减少了病人内在世界中迫害的潜在可能性。

防御的类型

对抗抑郁性焦虑的一种防御机制是对本能本身的相对抑制，这种防 273
御导致了各种本能体验的全部结果在量上的缩减。

在个体的内在世界中，还使用了一些其他的防御机制，诸如：

> 全面的控制，逐渐加重的（抑郁性心境）。
>
> 分割化。
>
> 对某一迫害性组群的隔离和孤立。
>
> 封装。
>
> 对理想化客体的内射性认同。
>
> 对好事情的秘密隐藏。
>
> 对好事情的魔法性投射。
>
> 对坏事情的魔法性投射。
>
> 排泄。
>
> 否认。

考察防御机制的事实就像仔细审查儿童游戏的整个过程一样，事实
上，这恰恰是非常一致的，因为（儿童内在世界的）一切都会出现在游
戏中。个体很容易就可以通过把内在的迫害性组群投射出去，来暂时解
除对它们的封装。然而，其结果就形成了一种妄想性状态，我们称为疯
狂，除非外在现实碰巧提供了一种与被投射的材料完全一致的情况。

我必须提到一种更加复杂的情况。我们已经注意到，这种经由无数
本能体验构建而成的内在世界，在我们考察的这个发展时期之前很早就

已经开始了。早在6个月之前，人类婴儿就开始由组成婴儿期生命的那些体验而被建构着，这些体验都是本能的和非本能的、兴奋的和安静的。根据这个观点，可以断言，我正在谈论的一些事情从婴儿出生或出生前就开始了。然而，这并不是要把抑郁位置本身退回到更早期的那几个月、几周和几天，因为抑郁位置的出现取决于婴儿时间感的发展，取决于对事实与幻想之间差异的评价和欣赏能力，尤其取决于个体整合这一事实。要允许所有这些事情发生，要看到母亲抱持性情境和婴儿真正在使用这个事实，都是非常困难的，除非婴儿已经成长到足够大，且能够玩扔东西游戏了。

（我曾观察过一个12周大的婴儿，无论母亲什么时候喂他吃奶，他都会把自己的手指放进母亲的嘴里。他被照护得很好，而且他大概是我了解的10个男孩中最健康的一个。这种情况极容易让我们认为他或许处在抑郁位置了，但是，还有各种不清楚的有待被考虑的身份认同过程，而且，除此之外，这种事情早在12周就发生是不寻常的，并且它发生的这么早也是非常罕见的。我们也不能不考虑是表面上的整合，这种表面上的整合现象来自可靠的处理，而不是来自婴儿在自主性方面真正整合的达成。）

如果我们开始考察的不是抑郁位置，而是自我内部的各种迫害者和各种支持性力量的起源，那么一个人必须返回到生命第一年后半段之前非常早期的阶段来开始。但这个人也必须返回到未整合状态，返回到那种精神还没有安住于身体的感觉状态，返回到幻想与事实之间边界线模糊不清的状态，而且最重要的是，这个人必须返回到每时每刻都要对抱持着婴儿的母亲依赖的状态，并最终返回到那个可能被称为双重依赖的状态，在那种状态下，依赖是绝对的和无条件的，因为那时的婴儿还不能知觉到环境。

　　然而，我可以把各种良性和迫害性元素的早期形成的极度复杂的心理放在一边，并坚持我一开始要讨论的意图，也就是讨论问题的开始时间点是：个体已经成为一个整体、一个单元体，并且个体能够应对和处理在健康发展阶段之后遇到的那些重要问题了。

对丧失的反应

　　梅兰妮·克莱因的工作已经充实和丰富了弗洛伊德留给我们的关于对丧失反应的理解。如果一个个体的抑郁位置已经达成，并且完全被建立起来，那么这个个体对丧失的反应就是悲伤，或者哀伤。对那些在抑郁位置达成和建立过程中存在着不同程度失败的个体，丧失的结果就是抑郁（症）。哀悼意味着丧失的客体已经被魔法性内射了，而且（如弗洛伊德展示过的那样）它在那里经受过了憎恨。我认为我们的意思是它被容许与那些内在迫害性元素相连接。一旦内在世界的力量平衡因此被丧失打破，那些迫害性元素就会增加，同时良性的或支持性的力量就被削弱。这就出现了一种危险的情景，而且全面活力减弱和抑制的防御机制就引发了一种抑郁心境。抑郁是一种治愈性机制（a healing mechanism），它犹如一场烟雾遮蔽了战场，为在降低的活力速率（at reduced rate）的状态下进行重新整理和修复留出了余地，为把所有可能的防御带入游戏中赢得了时间，也为修通赢得了时间，其结果是最终能够发生自发性恢复。在临床上，（这种类型的）抑郁症有增加的趋势，这是众所周知的精神病学观察的结果。

　　在抑郁位置牢固建立的主体中，已经获得了我称为 C 组的各种内射性组织，或者是各种好的体验记忆和各种爱的客体记忆，而且这些内在世界组织能够使主体，甚至在没有环境性支持的情况下，最终可以承受住和坚持下去。对丧失的外在客体在内部表征的爱，能够减轻由丧失而产生的对内射所爱客体的憎恨。通过这样或那样的方式，哀悼就会被体验，并得以修通，因此悲伤本身便能被真实地感受到了。

　　我一直在强调儿童发展出扔东西游戏的那个时刻，这个游戏的出现表明儿童已经发展出了掌控丧失的能力，因此它也是断奶的一个标志[1]。

275　这个游戏的出现还表明了一定程度的C组内射组织已经建立。

"好乳房" 的概念

　　最后，让我们仔细考察一下术语"好乳房"。

　　就外部来讲，好乳房是那种被吃瘪了等待着被重建的乳房。换句话说，好乳房最终恰好是我所描述的那种"适时母亲抱持性情境"的方式。

　　就好乳房是一个内在现象（假设个体已经达到了抑郁位置）来说，为了理解这个概念，我们必须运用三组原则。

　　A 组：在这一组里面，好乳房这个术语是没有用处的。相反地，

1　说到断奶，我必须在这里提及一个被忽略的事实，那就是断奶的背后是幻灭。

我们涉及的是一种原型体验，或者是一种满足的本能体验。

B组：在这一组里面，没有可识别的好乳房，因为，如果是好的，它已经被吃掉了，并且我们希望是享受的。同样也没有可识别的乳房材料。儿童从这些材料中生长出来，并排泄了那些不需要的或感到坏的东西。

C组：最终，在这一组里面，术语"好的内在乳房"能够被使用了。

对好的情境—抱持性体验的记忆，能帮助儿童度过因母亲失败而出现的短暂困难时期，而且这些记忆能够首先为"过渡性客体"的出现提供基础，然后为乳房和一些母亲替代者熟悉的连续性的出现提供基础。

我想在此顺带提醒一下，有时候好乳房的内射物是一种具有高度病理性防御的组织。那时的乳房是一个理想化乳房（母亲），而且这种理想化预示着一种对内在混乱的绝望，以及对本能的冷酷无情的绝望。这种建立在选择性记忆基础之上的好乳房，或者建立在对母亲好的需求基础之上的好乳房，能提供一些安慰和保证。但这样一个被内射的理想化乳房便支配和控制了整个情境，对病人来说，这一切似乎都挺好。然而，对病人的亲友来说，其实并不是那么好，因为这样一个被内射的乳房毫无疑问就是一个引人注目的宣传广告，而病人则变成了这个好乳房的拥护者和鼓吹者。

分析师不得不面临这样一个困难题，我们自己是否应该被我们的病人识别和认清？我们终究是要被病人识别和认清的。然而，我们对此深感遗憾。我们憎恨在别人那里变成了各种被内化的好乳房，并憎恨听到我们自己正在被那些人宣传，那些有着内在混乱和无情本能的宣传者们，正在被一个理想化分析师的内射物不安稳地抱持着。

我们究竟想要什么？我们想要被吃掉，而不想被魔法性地内射（摄）。这里面没有任何受虐狂的意思。然而，在婴儿照护的早期阶段，被吃掉确实是母亲的一种愿望和需要。这就意味着，"任何人都不能被同类相食（相互残杀）地攻击"这一原则，往往会被认为是在人类的修复和恢复活动范围之外的，也是在社团活动范围之外的。

当且仅当是我们已经被吃掉了，被损耗了，被偷走时，我们就处在一个在极小程度上也会被魔法性内射的位置上，同时我们也会被放置在某个人内在世界的安全保护部门之中。

276

总而言之，一般在顺利的养育环境中发展到了 6 ~ 9 个月的时候，抑郁位置有可能得到了良好的发展，但通常要等到主体来接受精神分析才会完全达成抑郁位置。至于那些性格中具有更多精神分裂性特征的人，以及那些从未达成真自体生命或自体—表达（self-expression）并需要常住精神病院的人，抑郁位置对他们来说还不是一件重要的事情，抑郁位置一定会为这些人保留着，就像颜色是为色盲的人保留的一样。相比之下，对由大部分所谓正常人组成的所有躁狂抑郁症群体来说，在正常发展中抑郁位置的主题是一个不能被搁置一旁的问题；除非抑郁位置被达成，否则它就是一个生命问题，就是一个被遗留下来的生命问题。对那些相当健康的人来说，达成抑郁位置是不成问题的，而且这个发展成就已经被融合到积极地生活在社会团体中了。对那些已经健康地达成了抑郁位置的儿童来说，他们有能力处理好人际关系中的三角关系问题，也就

277   已经具备了处理好经典俄狄浦斯情结的能力。

第 22 章

精神分析性设置中退行的元心理学和临床面向[1]（1954）

　　对分析性工作中退行所处位置的研究，是弗洛伊德留给我们去开展的任务之一，而且我认为，我们的协会已经做好了应对这一主题的准备。我的想法所基于的事实是，与这一主题相关的材料频繁地出现在协会会议之前的论文中。通常，人们不会特别注意我们工作的这一方面，要不然就会借助精神分析实践的直觉或"艺术"方面的幌子来提及。

　　在我过去十几年的临床工作中，有几个案例迫使我的注意力一直关注"退行"这个主题。当然，要在此时此地完全展示这一点，这个工作有点过于繁重。因此，我会选择对我而言富有成效的方式来引入讨论。

　　分析并不仅仅是一种技术活儿。它是在我们获得了一种基本技能，并已经达到了一定的层次之后，才能够去做的事情。我们能够做的事情，使我们可以与病人合作，并遵循治疗过程；每一位病人的这个过程都有其自身的节奏，并将沿着其自身的路径展开。这个过程中的所有重要特征都来自病人，而不应来自分析师个人。

　　因此，让我们清楚地记住，技术与完成治疗之间是有差异的。有限的技术有可能完成治疗，而高度精湛的技术也有可能无法完成治疗。

　　让我们也记住，通过谨慎选择案例这一合理的方法，我们可以并常常确实就避免了与人性某些方面的相遇，而恰恰就是这些方面会带着我们超越已有的技术。

　　分析师对案例的选择意味着分类。为了当前讨论方便，我根据对分析师技术的要求，把这些案例进行分类。我将这些案例分为了以下三类。

　　第一类是那些可以作为一个完整的人而发挥功能病人，他们的困难主要在人际关系领域。治疗这些病人的技术，属于由弗洛伊德在 20 世纪初发展出来的那种精神分析。

　　至于第二类病人，他们刚刚到达开始发展出人格的完整性的阶段，刚刚可以被理所当然地认为具有了完整的人格。我们可以说，实际的分析与这些首次事件有关，而这些首次事件不仅属于紧随人格完整性成就的达成而出现的固有事件，还属于并且紧随爱与恨的结合成就的达成以及获得了对依赖的粗浅认识成就而出现的那些固有事件，这些首次事件都是与生俱来的。这就是对担忧阶段的分析，或者是对逐渐为人熟知的抑郁位置的分析。这些病人需要在心境方面进行分析。这项工作所需要的技术与第一类病人所需要的技术并没有太大的不同，然而，由于需要处理的临床材料范围的扩大，确实产生了一些新的管理问题。从我们的立场来看，重要的是分析师要作为一个动力学因素而幸存下来。

能归到第三类的所有病人都具有这样的特征：对他们的分析必须涉及病人情绪发展的早期阶段，那时病人的人格还没有建立起一个实体，还没有达成时空的单元体状态。人格结构还没有被牢固地建立起来。对于第三类病人的工作，重心当然更多是在管理方面，有时甚至在很长一段时间内，对于这些病人的通常意义上的分析工作不得不暂时搁置，而管理工作就是所有的一切。

就环境方面来概括一下，我们可以说，在第一类病人中，我们所处理的病人的困难出现于他们家庭生活的平常过程中，我们假定这是处于前潜伏期（pre-latency period）的一种家庭生活，并且我们也假定他们在婴儿早期阶段的发展是令人满意的。在第二类病人中，即在对抑郁位置的分析中，我们所处理的是母亲和婴儿的关系，尤其是在断奶成为一个有意义的术语的时候。这里需要母亲适时地抱持着一种情境。在第三类病人中，我们所处理的是病人原初情绪的发展，这里需要母亲实际地抱持着婴儿。

我的一位病人，属于这三类中的最后一类，她也许教会了我很多关于退行的知识。在其他场合下，我也许可以给出这个治疗的完整描述，但现在我只想说明，我有过允许退行在治疗中完全占据主导并观察其结果的经验。

279

简单地说，我有一个病人（一位中年女性），在找我之前有过一次不错的经典分析，但是她明显仍然需要帮助。这个案例起初表现得像我分类中的第一类病人，尽管精神科医师永远也不会为她作出精神病的诊断，但是考虑到病人的假自体的早期发展，我们有必要为她作一个分析性诊断。为了让治疗行之有效，在寻找真自体的过程中必然会出现退行。幸运的是，在这个案例中，我能够自己管理整个退行过程，也就是说，我不需要一个机构的帮助。从一开始，我就决定必须允许退行打头阵，而且除刚开始有一次外，我没有做出任何尝试去干预自行发展的退行过程。（那一次是我根据临床材料，对移情中出现的口腔性欲和施虐狂作出了解释。这个解释是对的，但是时机却提前了6年，因为那时我还没有充分地相信退行。由于我自己的缘故，我不得不测试一个经典解释的效果。当作出这个解释的时机来临时，它已经变得没有必要了。）她花了 3 ～ 4 年的时间才到达深度退行，随后她的情绪发展突然出现了进步，后来再没有任何新的退行，同样再没有发生任何混乱，尽管混乱对她来说一直是个威胁。

因此，即使作为一个分析师，我也有了一次独特的体验。从这次分析开始，我的分析情不自禁地变得跟以前的分析不一样了。除了分析师没有人会知道，与一位病人发生这样的体验能教给我们非常多的东西，但是在分析师中，我希望有人可以完全理解，我经历过的这一次体验，实际上是以一种特殊的方式检验了精神分析，并且教会了我很多东西。

对这个案例的治疗和管理，动员了我作为一个人类，作为一名儿科医师，以及作为一名精神分析师，所能拥有的全部资源。我不得不在这个治疗过程中经历了一种痛苦的个人成长，而这种痛苦本来是我极为乐意去回避的。特别是每当治疗中出现困难的时候，我都不得不去学习、去检查自己的技术。困难总是出现在 12 次左右的阻抗阶段，原因就在于反移情现象之中，而这种现象又迫使分析师去做进一步的自我分析。在本章中，我的目的并不是对这个案例进行描述，因为我们必须在临床和理论之间作出选择，而我在此选择了叙述理论。但是，这个案例一直都在我的脑海里。[1]

这个案例中最主要的问题，就如我在许多其他案例中的一样，逐渐将它们引入我的临床实践中，我必须重新检查我的技术，即使那个技术适合于更加常见的案例。在我解释我的意思之前，我必须解释我对退行这个术语的使用。

在我看来，退行这个术语仅仅意味着发展的倒退。这种发展本身就是个体、精神—躯体、人格和心智的进化与演变，其最终的结果是个体性格的形成和社会化。这个发展过程肯定在出生之前就开始了。这种发展背后存在着生物学的驱力。

精神分析的原则之一是，健康就意味着精神的这种进化过程具有连续性，而且健康就是与个体年龄相当的情绪发展的成熟，也就是说，成熟与这个进化过程有关。

仔细研究一下，我们很快就会看到，不可能有一种简单的发展倒退。因为个体必须有一种让退行发生的组织，这个发展过程才能倒退。

我们看到：

> 环境方面的适应性失败，导致了假自体的发展。
>
> 对于可能修复原初失败的一种信念，由一种潜在的退行能力所表现，而退行意味着有一个复杂的自我组织。

1　这个案例在原书第248页也有提及。

专业化的环境性供养，紧随着真实的退行。

新的向前情绪性发展，伴随着我将要描述的复杂状态。

顺带提一下，我认为，无论何时个案史中一旦出现了婴儿的行为，就使用退行这个术语，其实并没有任何帮助。退行这个术语衍生出了一种流行的意味，我们没有必要采用它。当我们在精神分析中提及退行之时，实际上意味着存在一个自我组织和一种混乱的威胁。在这里，关于个体存储记忆、观点和潜能的方式方面，还有很多需要研究的地方。这似乎存在着一种期待，可能会出现一种有利的条件，来证明退行的合理性，并提供一个向前发展的新机会，而早期的环境性失败致使这个发展变得不可能或困难。

由此可见，我是在一个高度组织化的自我防御机制中考量退行这个概念的，这就涉及了一个假自体的存在。在我前文提到的那个案例中，这个假自体逐渐变成一个"照顾者自体"，而且只有经过一些年月之后，这个照顾者自体才能够被分析师接管，这个假自体才能够向自我屈服。

在考察人类个体发展理论时，我不得不得出如下结论：在特定环境性失败的情境下，个体能够通过"冻住"（freezing）那个失败的情境来保护自体，这是一种正常和健康的表现。与此相伴随的是一个无意识的假设（它可能会变成一个有意识的希望），即有朝一日会出现一个让个体更新体验的机会，其中那个失败的情境可以被解冻，并被重新体验，而此时个体处于一种退行的状态，处于一种能够提供恰当适应的环境之中。这个理论也提出把退行当作治愈过程的一个部分，事实上，在健康的个体中，退行也是可以被好好研究的一种正常现象。在那些严重的病患中，几乎看不到有任何新机会出现的希望。在极端的情况下，治疗师需要走近病人的身边，主动地给予他们足够好的母性养育，而这是病人不曾期望过的一种体验。

健康的个体会用好几种方式来处理特定的早期环境性失败，但是，我在这里将处理方式的其中之一称为对"失败情境的冻住"。这个冻住与固着点的概念肯定存在关联。

在精神分析性理论中，我们经常说，在前生殖器期的本能发展过程中，那些不利的情境可能会造成个体情绪性发展中的固着点。在后面的发展阶段中，比如在生殖器主导的阶段，换句话说，当完整的人参与了人际关系的时候（这时，弗洛伊德学派通常就会谈及俄狄浦斯情结和阉割恐惧），焦虑可能会导致个体发生一种退行，退行到具有本能性质运作的某个固着点，其结果就是原初失败情境被强化了。这一理论已经被证明它在临床中的价值，并且得到了日常的使用，所以，我们没有必要放弃这个经典理论，同时，我们应该重新考虑它的发展。

举一个简单的例子，一个在婴儿期发展正常的男孩，他在做扁桃体切除手术的时候被进行了一次灌肠，一开始是他母亲，后来是一群护士，她们必须把他按住才能进行。那时他两岁。从那之后，他就有排便困难的现象，而在9岁时（他做咨询时的年龄）出现了临床上的严重便秘。与此同时，他的生殖器幻想一直严重干扰着他的情绪性发展。在这个案例中，情况碰巧变得复杂了，那就是这个男孩将灌肠当作母亲对他的同性恋倾向的报复，随后他的同性恋倾向及肛欲潜能都被压抑了。在对这个男孩进行分析的过程中，我们知道今后将会遇到一种需要处理的行为，也就是与原初创伤有关的一种强迫性重复。我们也知道，这个男孩的变化不会出现在简单的创伤重演之后，但在移情性神经症中对俄狄浦斯情结进行传统的解释之后，这个男孩就会发生变化。

我给出的这个普通案例例证了，症状其实就是退行到了能清晰呈现创伤的那个固着点。

分析师发现，提出如下假设是很有必要的，更加常见的情况是，当在后面的发展阶段中遇到困难时，个体可以返回到良好的前性器期情境。这是一种健康的现象。因此，就个体的本能发展来说，出现了两种关于退行的观点：一种是返回到早期失败的情境，另一种是返回到早期成功的情境。

我认为，对于以上这两种现象之间的区别，我们没有给予充分的关注。在环境性失败的情况下，我们看到的是，个体所组织起来的个人防御和需求分析的现象。在更为正常的早期成功的情境中，我们看到了更加明显的对依赖需求的记忆，因此，我们遇到的是一种环境性情境，而不是一种个人防御组织。这种个人组织表现得不是那么明显，因为它一直保持着不稳定性，具有很少的防御性。在这一点上我应该提及我所依托的我以前作出的假设：越是靠近生命的理论性起点，个人的失败就越来越少，最终只剩下了环境性适应的失败，可是这个假设并不总是被人接受。

因此，我们要关心的，不仅是退行到个体本能体验中那些好的和坏的时刻，还有退行到在个人成长史中，对自我需求和本我需求的环境性适应中那些好的和坏的时刻。

我们可以思考，就本能发展中的生殖器阶段和前生殖器阶段来说，我们可以将退行这个术语只用作描述一种发展的倒退，即从生殖器阶段退回到性器（蕾）阶段、从性器（蕾）阶段退回到排泄阶段、从排泄阶段退回到消化阶段的一次倒退的旅程。但是，不论我们在这个方向上如何发展我们的思想，我们都不得不承认，这个理论性框架还是无法用来解释大量的临床材料。

另一种可选择的思考是强调放在个体的自我发展和依赖上，在这种情况下，当我们谈及退行的时候，我们马上就谈及了环境性适应的成功和失败。我特别要说清楚的一点是：当我们对环境的兴趣不断地增强时，如果只通过尝试回溯自我（本能），而不是回溯我们个体的发展过程，那么我们对这一主题的思考就会变得很困惑。我们确实可以建立关于本能发展的理论，并且同意将环境放在一边；但是，在涉及构想早期自我发展理论时，我们没有这样做的可能性。我认为，我们必须永远牢记在心的是，我们思考自我发展的最终结果就是原初自恋。在原初自恋中，环境正在抱持着个体，而与此同时个体却不能觉察到环境的存在，此时个体与环境就是一体的。

如果我有足够的时间，我会指出，有时一种有组织的退行与病理性退缩和各种防御性分裂是如何被混淆的。后面这些状态之所以与退行有关，是因为它们都是防御性组织。那个有助于退行的自我组织与其他防御性组织有着性质上的区别，因为前者携带着一种希望，它意味着有一个新机会来解冻曾经冻结的失败情境，以及给予环境第二次机会，也就是说，给现在的环境一个机会，去做出充分地调整和适应，尽管这种适应来得晚了一点。

从这里可以得出一个事实，如果它是一个事实的话，那就是病人可以从精神病中自然恢复，但无法从神经症中自然恢复，而神经症必须进行精神分析。换句话说，精神病与健康其实密切相关，其中无数的环境性失败情境被冻住了，但是又会通过日常生活的各种疗愈现象被触及和解冻，比如，友谊、生病期间受到照顾、诗歌等等。

在我看来，好像在最近的文献中，退行到依赖这一状况才在临床描述中找到了它的正确位置。其中的原因一定是，直到最近我们才感到对个体的精神—躯体和心理发展有了足够深刻的理解，能让我们允许自己去考察和考虑环境所承担的那部分作用。

现在，我想直接回到弗洛伊德的理论，而且我想对弗洛伊德工作的两个方面做一些人为的区分。我们知道，弗洛伊德在按理说在应该使用催眠术的临床情境中，却发展出了精神分析的方法。

让我们看看弗洛伊德在挑选他的个案时做了什么。我们可以看到，在整个精神疾病的群体当中，包括精神病院中所有疯狂的人和精神病院之外的人，他选择了那些在婴儿早期得到过足够好供养的个案，即那些精神神经症病人。我们可能无法通过仔细考察弗洛伊德治疗过的那些早期案例来证实这一点，但我们能确定的一点是，弗洛伊德自己的早期个人史就是这样的，他作为一个完整的人进入了俄狄浦斯期或前潜伏期，他已经准备好了去迎接其他完整的人，并且准备好了去处理人际关系。他自己的婴儿期体验是足够好的，因此在他的自我分析中，他可以将婴儿足够好的母性养育当作理所当然。

弗洛伊德认为早期母性养育情境是理所当然的，而我对此的看法是，这个假设已经成了他的工作设置的前提，而他几乎完全没有意识到自己正在这样做。弗洛伊德可以作为一个独立而完整的人来进行自我分析，而且他自己对人际关系中的焦虑很感兴趣。当然，后来他从理论上考察了婴儿期，并且提出了本能发展的前生殖器期假设，然后他和其他人一起继续研究细节，并且在个人发展史上回溯得越来越远。这项关于前生殖器期的工作最终无法确定成果，因为它并非基于对需要在分析性设置中退行的病人的研究。[1]

1　你将会注意到，我并不是说这个关于前生殖器期的本能理论性工作不能成功，是因为弗洛伊德缺乏与婴儿的直接接触，所以我没有理由不相信弗洛伊德在观察他的家庭和工作中的母婴情境方面有很好的经验。此外，有人提醒我，弗洛伊德曾经在一个儿童诊所工作，并且在研究李特尔氏病（Little's disease）时对婴儿做过详细观察。这里，我想要指出的是，对我们来说幸运的是弗洛伊德在一开始的兴趣不是病人在分析中退行的需要，而是当退行不必要时，当病人成长史中母亲和早期环境适应的工作可能被认为理所当然时，分析情境中会发生什么。

现在，我希望解释清楚，我是如何将弗洛伊德的工作人为地区分为两个部分的。第一部分是精神分析的技术，它是逐渐被发展出来的，也是学生们学习的东西。由病人呈现出来的材料有待被理解和被解释。然后，第二部分是开展这项工作所需要的设置。

现在，让我们看一下弗洛伊德的临床设置。我会列举其描述中一些非常明显的要点。

1.在每天事先规定好的时间里，每周五到六次的分析，弗洛伊德会让自己为病人提供服务。（这个时间安排在分析师和病人都方便的时候。）

2.分析师会可靠地出现在那里，准时，有活力，有呼吸。

3.在事先安排好的有限时间内（大约1小时），分析师将会保持清醒，全神贯注于这个病人。

4.分析师通过积极关注和兴趣来表达爱，通过严格的开始和结束时间及有关费用的事情来表达恨。爱和恨都是真诚地表达，也就是说，分析师没有否认他们的爱和恨的情感。

5.分析的工作目标是与病人在分析过程中建立联系，理解所呈现出来的材料，用语言来传达这种理解。阻抗意味着痛苦的存在，而解释可以缓解（阻抗）痛苦。

6.分析师所用的方法是客观性观察法中的一种。

7.这项工作是在一个房间中，而不是在走廊中进行的，那是一个安静的房间，不会出现出乎意料的突发性声音，但也不是一个死气沉沉、没有一点声音的房间，可以听到房间里的日常噪声。这个房间有着合适的照明，但不会有强光打在脸上，也不会有变化的光线。这个房间当然不是黑暗的，而且要有令人舒适的温度。病人会躺在一张长沙发上，也就是说，病人要感到很舒服，尽可能地舒服，随手可以拿到一条小毛毯和一杯水。

8.分析师（就像大家都知道的那样）将道德判断置于关系之外，也不会让分析师个人的生活和观念来干扰分析，而且分析师不希望在迫害性系统中偏袒某一方，即使这些迫害以一种真实的共享情境的形式、当局的形式和政治形式出现，等等。当然，如果爆发了战争或地震，或者国王去世了，分析师是知道的。

9.在分析性设置中，分析师要比日常生活中的人们可靠得多，总体来说，分析师要准时、不乱发脾气、不会强迫性地坠入情网等等。

10.在分析中，事实和幻想之间要有非常明确的区分，因此分析师不会被一个攻击性的梦伤害到。

11.期待分析师不会出现报复性反应。

12.分析师要有能力幸存下来。

我们还可以列举出更多的设置条目，但是所有的事情加起来便构成了这样一个事实：分析师只需做他（她）自己，而且不用付出太多代价，只因他是一个相对成熟的人。如果弗洛伊德没有做好他自己，他不可能发展出精神分析技术或运用这一技术产生的理论。这一点是真的，不管他当时有多聪明，都是如此。这里的要点是，在一个分析涉及病人的一些退行的特殊阶段时，几乎任何细节都可能是极其重要的。

这里有丰富的材料可以研究，而且值得注意的是，所有这些材料与父母的日常工作都有显著的相似性，尤其是与照顾婴儿的母亲或承担母亲角色的父亲的工作，以及与在婴儿生命刚开始的时候母亲这项工作的某些方面都极其相似。

让我再补充一下，在弗洛伊德看来，精神分析中始终存在着三个人，只不过其中一个被排除在分析室之外。如果分析只涉及两个人，那么病人在分析性设置中就会出现退行，而这个设置代表着携带着她的技术的母亲，而病人是一个婴儿。还有一种更深程度的退行状态，其中只有一个人存在，那就是病人。即使在另一种意义上，从观察者的角度来看，确实存在着两个人，这也是真实的。

到目前为止，我的论点可以表述如下：

精神病性疾病与个体情绪性发展早期阶段的环境性失败有关。无用感和不真实感源自于假自体的发展，而假自体之所以发展出来，是为了保护真自体。

分析的设置复制了早期和最初的母性养育技巧。这种设置之所以引发病人的退行，是因为它的可靠性。病人的退行是一种有组织的回归，病人返回到了早期依赖或双重依赖状态。病人和设置结合而进入了原初自恋的最初成功情境中。

随着真自体逐渐能够面对环境性失败的情境，而无须涉及保护真自体的一种假自体的防御性组织时，在原初自恋之处便开始了一种新的发展过程。

在这种程度上，精神病性疾病只能通过与病人的退行紧密关联的专门环境性供养来缓解。

286　　随着真自体逐渐移交给整体的自我，从新位置开始的这种发展，现在就可以被我们从个体成长复杂过程的方面去研究。

在临床实践中，存在着一个事件发生的序列：

1.提供一个能让病人信任的设置。

2.病人退行到依赖，伴随着可以预期的危险感。

3. 病人有了一种新的自体感，至今为止隐藏的自体逐渐移交给了整体的自我。曾经停滞的自体发展过程开始了一个新的进步。

4. 环境性失败情境开始解冻。

5. 来自新位置的自我力量与早期环境性失败相关的愤怒，在当下被感受到并被表达出来。

6. 从退行至依赖的状态中返回，在有序的发展进程中走向独立。

7. 本能的需求和愿望变得可以实现，并且带着真实的活力与生机。

所有这些需要被一次又一次地不断重复着。

这里，必须评论一下精神病的诊断。

在考虑一组疯狂的人时，要注意在这两类人之间有很大的区别：一类是那些防御处于混乱状态的人，另一类是那些能够组织起一种疾病的人。我们可以肯定，当精神分析最终被用来治疗精神病的时候，如果针对的是一种高度组织化的疾病，那么精神分析成功的可能性会更大。我个人极其讨厌脑白质切除术，并且我也怀疑电休克疗法，这全部源自于我自己对精神病的看法。我认为，精神病性疾病是被建立起来用以保护真自体的一种防御组织。此外，我也认为，一种假自体所带来的表面健康，对病人来说毫无价值。精神病性疾病能够很好地掩盖真自体，尽管其令人感到痛苦，却是唯一好的状态，除非作为治疗师的我们能够与病人一起回到过去，去置换原初环境性失败的情境。

在这里，另一种思考也就顺理成章了。在一组精神病病人当中，有些病人表现出了临床性退行，有些则没有。临床性退行的病人绝不是更严重的病人。从精神分析师的观点来看，处理一个精神崩溃的病人比处理一个程度相当的逃入理智的病人要容易得多。

发生精神崩溃需要病人有很大的勇气，但个体也可以选择逃入理智状态，就像用躁狂性防御来对抗抑郁的状态一样。幸运的是，在我们的大多数案例中，我们可以在分析性过程中遇到精神崩溃，或者它们是有限的和局部性的精神崩溃，以至于病人的社会支持系统就可以承受住或应对它们。

为了澄清这个问题，我想作一些比较：

在治疗室中，长沙发和抱枕都可以为病人所用。它们将会出现在想象和梦境中，然后代替治疗师的身体、乳房、胳膊、手等，这种代替可以是无限变化的方式。当病人退行的时候（片刻、1小时或者一段比较长的时间），长沙发就是分析师，那些抱枕就是乳房，分析师就是过去某个时间段里的母亲。在极端的情况下，还说沙发代表着分析师就不再是真实的了。

在这里谈一下病人的愿望是合适的，比如，想要安静下来的愿望。对退行的病人来说，使用"愿望"这个词是不正确的；相反，我们使用"需求"这个词才是合适的。如果一个退行的病人需求安静状态，那么没有安静状态将会一事无成。如果需求没有得到满足，其结果不是愤怒，而只是复制出现那种曾经阻滞自体成长过程的环境性失败情境。个体产生愿望的能力已经受到了干扰，而我们会目睹产生无用感的最初原因的再现。

退行的病人接近了再次体验梦境和记忆情境的那种状态，对梦境的见诸行动也许是病人暴露其当务之急的一种方式，在病人见诸行动之后，我们就可以谈论见诸行动的内容了，而在此之前，我们是无法谈论它们的。

或者我们可以谈谈"准时"的细节。分析师并不是一个让病人一直等待的人。病人会梦到一直在等待，以及关于这个主题的各种变

287

化，当分析师迟到的时候，他们可能会感到很生气。这只是临床材料的一部分。但是，退行的病人对开始时刻的感觉是不同的。在分析开始的阶段，所有的一切都靠治疗师本人严守时间设置来维系。如果治疗师已经准备好在那里等待了，一切就会顺利进行下去——如果不是，那么治疗师和病人都还不如收拾东西回家吧，因为没有什么工作可做了。或者，如果我们考虑一下病人自己的不准时，一个神经症病人迟到了，可能是因为他处在负性移情之中。抑郁症病人迟到的话，更有可能是他给了分析师一个喘息的机会，给了分析师稍多一些时间去从事其他活动和爱好（保护自己不受攻击、贪婪的侵犯）。

（退行的）精神病性病人很可能也会迟到，这可能是因为他对分析师的准时还没有建立起任何期望。所以他准时也没有用。有太多的东西有赖于这个细节了，以至于病人不敢去冒这个风险，所以病人就迟到了。因此，他们没有完成任何工作。

此外，神经症病人总是喜欢将第三者排除在外，他看到其他病人时所引起的憎恨，可能会以不可预料的方式干扰治疗工作。而抑郁症病人看到其他病人时也许会感到高兴，直到他们达到了原初之爱或贪欲之爱的阶段，这会使他们产生罪疚。退行的病人，要么对其他病人的存在没有异议，要么还无法想象出有其他病人存在。其他病人不是什么别的，只不过是一个新版本的自体。

一个病人在沙发上蜷缩着身体，把头枕在手上，看起来既温暖又满足。小毯子就盖在头的上方。病人很孤单。当然，我们习惯于各种各样愤怒的退缩，但分析师必须能够识别出这种退行性退缩，在这种退缩中分析师没有受到侮辱，而是以一种非常原始和积极的方式被这个病人使用着。

另一点是，退行到依赖是分析婴儿期早期现象不可缺少的一部分，如果沙发被弄湿了，或者病人弄脏了某物，或者流口水了，我们知道这是固然会出现的，这不意味着出现了一种更加复杂的情况。我们需要的不是去做解释，语言甚至动作确实会破坏这个过程，可能会给病人带来过度的痛苦。

这个理论中有一个重要元素：假设存在一个观察性自我。两个病人在他们直接的临床表现方面看起来非常相似，但他们各自的观察性自我组织的病理学程度可能迥然不同。在一种极端的情况下，观察性自我几乎能够与分析师发生认同，于是在每一次分析结束时，病人可以从退行中恢复。在另一种极端的情况下，可能只有极少的观察性自我，病人无法在每一次分析中从退行中恢复，所以他们必须得到护理。

在这种类型的工作中，我们必须能容忍病人的见诸行动。借助病人在每次分析中的见诸行动，分析师将会发现很有必要去扮演一个角色，尽管通常只是一种象征的形式。没有什么事情比这些见诸行动的时刻所产生的启示更能让病人和分析师感到惊奇了。然而，在分析中实际的见诸行动其实只是一个开始，随后必须经常把一些新的理解用言语表达出来。下面是一个事件发生的顺序：

1.阐述在见诸行动中发生了什么。

2.阐述需要分析师做什么。从这里可以推断出：

3. 在原初环境失败情境中是什么出现了错误。这会带给病人一些安慰，但是还有以下情况：

4. 愤怒属于原初环境性失败的情境。也许这是病人生平第一次能真正感受到的愤怒，现在分析师可能必须通过被病人使用而参与其中，因为被使用的是分析师的失败而不是成功。除非它能被分析师理解，否则它会令分析师感到不安。通过分析师非常小心谨慎地去尝试适应，分析才能取得进展，不过恰恰是分析师在这种时刻的失败，可以被作为重要的治疗性因素而被单独挑选出来，因为这种失败是原初失败情境或创伤的一个再现。在顺利的情况下，最后会出现下面的情况：

289

5.病人产生了一种新的自体感，以及一种意味着真正成长的进步感。病人最后的进步正是分析师通过他与病人认同而获得的回报。病人能够理解分析师在整个治疗过程中所担负的压力，并且能够真心实意地表达感谢，但分析师要记住：病人并不总是会到达这种比较深入的阶段。

分析师所担负的这种压力是相当大的，尤其是缺乏理解和无意识负性反移情会让情况变得极其复杂。然而，我可以说，在这种治疗中，我没有感到困惑，这在某种程度上是一种补偿。这种压力可能非常单纯。

在这种治疗开始前的一个极其重要的时刻，我知道我必须保持绝对静默，只能进行呼吸。我发现做到这一点确实很困难，尤其是当我还不知道这种沉默对我面前这个病人的特殊意义之时。最终，病人会从退行状态中回过神来，并对我说："现在，我知道你可以为我做分析了。"

人们有时会提出这样的观点：当然，每个人都想要退行；退行就像是一次郊游；我们必须阻止病人退行；或者说，温尼科特就喜欢或邀请他的病人发生退行。

接下来，让我对有组织地退行至依赖这一主题做一些基本的观察性评论。

这对病人来说总是极其痛苦的：

（a）在一个极端，那是相对正常的病人；这时，他们几乎时时刻刻都在体验着痛苦；

（b）在两个极端的中间状态，我们发现了病人各种程度的对依赖和双重依赖感到不稳定的痛苦性认识；

（c）在另一个极端，那里是需要住在精神病院中的病人；这时，病人大概不会因为依赖而感到痛苦。他们的痛苦来自于无用感、不真实感等等。

这并没有否认，在一种小范围的方式中，从退行体验中能够得到极大的满足。这种满足不是感官上的。这是因为退行到达且提供了一个起始点，我把它称为一个运转的起点。病人的自体在这个点被触及。治疗的主题变成了与病人的基本自体过程进行接触，而这个过程构成了真正的发展，从这里开始发生的事情都将被感受为真实的。这个过程所带来的满足感要比在退行体验中的任何感官元素都更加重要，以至于感官元素不必要太多地被提及。

除严重的病理学原因外，分析师没有任何理由希望一个病人发生退行。如果一个分析师喜欢让病人退行，这最终必然会干扰对退行情境的管理。更进一步说，与那些不用提供特定适应的环境性供养的精神分析性实践相比，涉及临床退行的精神分析性实践自始至终都要艰难得多。换句话说，假如我们有可能只为这样的病人提供精神分析，即他们的母亲在其生命的开始和最初几个月已经提供了足够好的环境性供养，那么我们的工作将会轻松得多。但是，精神分析的这种时代已经逐渐地稳步走向了终结。

但是问题来了，当退行（即使只有几分钟）出现的时候，分析师该怎么做呢？

有人粗鲁地对病人说：现在你要坐起来！你要振作起来！醒醒吧！请说话！但是，这样做不是精神分析。

也有人将他们的工作分成了两个部分，不幸的是，他们并不总是能充分认识到这一点：

（a）他们严格地进行分析（用言语来自由联想；用言语来解释；但没有安慰）；

（b）他们凭直觉行事。

这里就会出现把精神分析看作一门艺术的观点。

于是，有人会说：这是一个不可分析的病人，然后就缴械投降了。之后这个病人就被精神病院接管了。

将精神分析看作一门艺术的观点，必须逐渐让位于对涉及病人退行的环境性适应进行研究。但是，当在环境性适应方面的科学研究还不够发达的时候，那么我想分析师在他们的工作中必须继续做一个艺术家。一个分析师有可能是一个好艺术家，但是（就像我经常问的）：什么样的病人想要成为别人的一首诗或一幅画呢？

凭经验我就知道有人会说：所有这些都会导致一种忽视了个体发展早期阶段的发展理论，因为重视早期阶段的发展性理论将个体的早期发展都归因于环境因素。这是非常不正确的。

在人类的早期发展中，那些足够好的环境性供养（做出足够好的主动性适应）使得个人成长得以发生。于是，自体的发展过程就会在一种完整的生长路线上继续活跃地进行。如果环境性供养不是足够好的，那么个体就会忙于对冲击（侵入）做出反应，于是自体的发展连续性就会被打断。如果这种打断的事态达到了一个数量界限，那么自体的核心就开始受到（防御性）保护，这里就出现了一个（发展性）停顿，自体就不能出现新的进展，直到环境性失败以我所描述的方式得到纠正为止。
真自体受到保护时，就会发展出一个建立在防御—顺从基础上的假自体，
以此来接受对冲击（侵入）的反应。发展出的一种假自体是最成功的防御
组织之一，它用来保护真自体的核心，它的存在导致了一种无用感。我
想要重复一下，尽管个体的运作中心处于假自体时有一种无用感，但在
实践中我们却发现，当个体的运作中心从假自体转换到真自体的那一瞬
间，病人就会感受到生命是有价值的，即使这个自体核心还没有完全移
交给整个自我。

　　根据这一点，我们可以构想出存在的一个基本原则：从真自体发出
的东西会令人感觉到真实性（后来是好的），不管这个东西的本质是什
么，它多么具有攻击性，而个体对环境冲击的反应产生的感觉是不真实、
无用的（后来是坏的），无论它在感官上有多么令人满足，都是如此。

　　最后，让我们对照"安慰"（reassurance）这个概念，来考察一下"退
行"的概念。之所以有必要这样做，是因为必须满足病人退行需求的适应
性技术，经常会被归类为一种"安慰"的技术（我可以肯定这是错误的）。

　　我们假设，安慰不是精神分析技术的一个部分。病人进入了分析性
设置，然后从中出来，在那个设置中，除了正确的、有洞察力的和适时
的解释，别无其他。

　　在教授精神分析的时候，我们必须继续反对安慰技术。

　　然而，当我们更仔细地观察时，我们就会发现，这样的说法实在太
简单了。这不仅仅是一个安心和不安心的问题。

　　事实上，整个事情都需要考察。什么是安慰？如果病人发现自己被
很好地分析了，自己待在一个可靠的设置中，与一位成熟而负责的和能
够作出有洞察力和准确性解释的人在一起，并且这个人还尊重自己的个
人节奏，还有什么能比这些感受更让人感到安慰的呢？那种否认在经典

291

分析性设置中存在着安慰的做法是愚蠢的。

精神分析的整个设置就是一种巨大的安慰技术，特别是分析师可靠的客观性和行为，以及对移情解释的建设性使用，而不是过度地利用当下时刻的热情。

安心问题可以从反移情方面被更好地讨论。在分析师的行为中，反应的形成之所以是有害的，不是因为它们是以安心和否认的形式出现的，而是因为它们代表了分析师受到压抑的无意识元素，而这些元素意味着对分析师工作的限制。

如果一个分析师没有能力使人感到安慰，我们能说点什么呢？如果一个分析师有自杀行为呢？如果一个分析师想要从根本上完成分析性工作，那么他必须相信人性，相信人性发展的过程，而且这一点很快就会被病人感觉到。

从安慰的角度，我们只是描述退行至依赖，以及同时伴随的环境性适应，不会有任何价值，这正如从反移情的角度来考量对病人有害的安慰，反倒是非常有意义的。

如果有什么话要说，我会要求分析师在他们的实践工作中对这些事情做些什么呢？

1.我不会要求他们接收精神病性病人。

2.就以下两点而言，我所说的并不会影响日常分析的原则：

（a）分析师正处在他的分析性生涯的前10年；

（b）这个案例是一个真正的神经症病人（不是精神病性病人）。

3.我确实建议，当分析师通过他们越来越多的个人体验，一直等待着有一天有能力处理那些退行必定会发生的案例时，他们可以做很多事情让自己做好准备。他们可以：

292

（a）观察设置因素的运作方式；

（b）观察在分析性过程中出现的那些可以自然终止的轻微退行的例子；

（c）观察和利用发生在分析之外的病人生活中出现的退行，我可以说，这些退行通常都被浪费了，大部分原因是这些病人缺乏被分析的机会。

我提出的这些想法，如果它们被接受了，其主要的结论将会是在对非精神病性病人的普通分析中，会有一个更加准确的、丰富的和有成效的设置现象以供使用，我相信，这对理解精神病人，以及精神分析师使用精神分析去治疗精神病人，将会带来一种新的治疗方法。

总　结

随着退行在精神分析性设置中不断地发生，这个主题终于受到了关注。成功的成年人和儿童心理治疗案例报告表明，那些允许退行的技术得到了越来越多的使用。那些对治疗神经症技术很熟悉的精神分析师，能够很好地理解退行，以及有退行需求的病人所期望的理论性含义。

退行可以在各种程度上发生：局部的和暂时的退行；或者整体的退行，以及在一段时期内涉及病人全部生活的退行。那些不那么严重的退行，为我们的研究提供了丰富的材料。

在这些研究中产生了对"真自体""假自体"和"观察性自我"的一种

全新理解，以及对使退行成为一种治愈机制的自我组织的一种全新理解。这种治愈机制在平时处于一种潜在状态，只有提供了一种新的、可靠的环境性适应，潜在的机制才可以被激活，由病人自己用来修复原初的适应性失败。

293

　　在此，分析中的治疗工作与儿童照护、友谊、欣赏诗歌，以及广泛的文化活动所起的作用联系起来了。但是，精神分析可以允许和利用属于原初失败的憎恨和愤怒，而这些情感的重要作用很容易摧毁非精神分析的方法所带来的治疗性价值。

　　在从退行状态中恢复过来时病人的自体现在更加完全地移交给了自我，于是他们开始需要常规的精神分析，这种分析被用来对抑郁位置和人际关系中俄狄浦斯情结进行管理。出于这个原因，如果没有其他原因的话，实习分析师在继续研究退行之前，应该先去分析被精心挑选出来的非精神病性病人，直到达到熟练的程度。通过研究经典精神分析中的设置，我们可以完成前期准备工作。

294

第 23 章

移情的各种临床变化[1]
（1955—1956）

1　1955年在日内瓦第19届国际精神分析大会上宣读的论文。《国际精神分析杂志》，1956年第37卷，第386页。

　　我递交给这次关于移情研讨会的论文，涉及了这个主题的一个特殊方面。本章的关注点是关于婴儿照护的新理解对精神分析实践产生的影响，反过来，这种新理解又来源于精神分析理论。

　　在精神分析的历史中，分析性元心理学的直接应用经常是滞后的。弗洛伊德能构想出关于个体情绪发展早期阶段的理论，而那时候这个理论只被用来治疗那些被精心挑选出来的神经症性案例（我这里指的是弗洛伊德在1905—1914年的工作）。

　　举例来说，关于原初过程、原初认同和原初压抑的理论，只有相比于其他的梦和心理现实的理论，当分析师对它们更为尊重的时候，它们才会出现在分析的实践中。

　　当我们现在回头看时，我们也许会说，如果在病人早期的个人生活史中，他们已经得到过足够好的婴儿照护，那么这些精心挑选出来的案例是适合做精神分析的。这种在最初时刻足够好的需求适应，让个体的自我最终形成了，其结果就是，这个在早期阶段建立的自我，可能被分析师认为是理所当然的。这样，分析师在谈话和写作的时候，就有可能把首次喂奶看作婴儿的第一次经验，似乎把其中暗含的母亲与婴儿之间的客体关系当作了第一个重要的关系。对从事分析性实践的分析师来说，这个理论是令人满意的，但是对直接观察被母亲照护的婴儿的研究者来说，它无法令人满意。

　　在那个时候，精神分析理论正在摸索着深入洞察养育儿童的母亲这个主题；的确，"原初认同"这个术语意味着一个还没有与将要形成的个体区分开的环境。当我们看见一位母亲抱持着一个刚出生的婴儿时，或者一个尚未出生的婴儿时，与此同时，如果婴儿已经在那里了，那么我们就知道还有另外一种视角，即婴儿的视角。而从这个视角来看，婴儿要么还没有分化出来，要么分化的过程已经开始了，这时婴儿对当时的环境及其行为是绝对依赖的。现在，在分析性工作中，我们有可能以一种新的、实际的方式来研究和使用旧理论中的这个重要部分，这些工作要么针对边缘性案例，要么针对在对神经症病人或正常人的分析性过程中出现的精神病性阶段或时刻。这个工作扩展了移情的概念，因为在分析这些精神病性阶段的时候，病人的自我还不能被假设为是一个已经建立的实体，因此也就没有移情性神经症这回事。无疑，如果要有移情性神经症发生，那肯定有着一个自我，而且一定是一个完整的自我，一个有能力维持防御并且能对抗来自本能焦虑的自我，而这个自我有能力承担这种防御的责任。

我已经谈到了从原初认同朝着浮现这个方向移动时所存在的态势。这里，一开始是绝对依赖的。我们会遇到两种可能的结果：其一，环境对需求的适应足够好，以至于能够及时形成一个自我，而这个自我能够体验本能冲动；其二，环境的适应不够好，以至于不能建立起一个真正的自我（true ego），反而发展出了一个假自体（pseudo-self），而假自体是对一系列适应失败的无数反应的集合。这里，我要提及安娜·弗洛伊德的论文——"精神分析适应症的扩展范围"（The Widening Scope of Indications for Psychoanalysis, 1954）。在这个早期阶段，如果环境成功地适应了婴儿的需求，环境是不会被识别出来，甚至不会被记录下来，所以在生命的初始阶段婴儿没有依赖的感受；然而，如果环境在作出主动性适应方面失败了，它自然会被记录为一次冲击（侵入），一种干扰了存在连续性的侵入，而这个存在连续性，如果没有被打断的话，它本身将会形成一个不断分化的人类自我。

可能有一些极端的情况，在从原初认同中浮现这一关键阶段，所发生的事情只有对一系列环境适应失败的反应的集合。我确信，这种情形与个体的生活是相匹配的，也与个体的身体健康是相匹配的。在我治疗的许多案例中，隐藏着一个我称为真自体的东西，它的前面由一个假自体保护着。这个假自体毫无疑问是真自体的一个方面。它掩藏和保护着真自体，负责对环境的适应性失败做出反应，并发展出了一种与环境性失败模式相对应的模式。这样一来，真自体就没有被牵扯到反应中，因此也就保存了一种存在的连续性。然而，这个被掩藏着的真自体，饱受着一种源自体验缺乏的贫瘠之苦。

　　假自体有可能会获得一种欺骗性的虚假完整性，换句话说，是一种虚假的自我力量，这种力量是从环境模式中聚集起来的，从一种良好且可靠的环境中聚集起来，因为早期母性养育的失败并不必然会导致婴儿照护的普遍性失败。然而，假自体无法体验生活或感受到真实。

　　在顺利的情况下，假自体发展出了对真自体的一种固执的母性态度，长期不变地处在一种抱持真自体的状态，就像是在分化刚开始时和从原初认同中浮现时，一个母亲抱持着她的婴儿那样。

　　在我所报告的治疗中，分析师遵循了精神分析的基本原则，即由病人的无意识引领，它成为唯一被探寻的目标。在处理退行倾向的时候，如果分析师不打算发布一个指令，然后跳出分析师的角色，那么他就必须准备追随病人的无意识过程。我发现其实没有必要跳出分析师的角色，而且在这类案例中追随病人的无意识引领是有可能的，就像对神经症病人的分析一样。然而，这两种类型的工作还是有区别的。

　　当个体有了一个完整的自我，且分析师可以将这些早期的婴儿照护细节当作理所当然之时，那么分析设置相对于解释性工作而言就不是那么重要的了（我这里所说的设置，是指管理的所有细节的总和）。即便如此，在常规分析中，所有的分析师或多或少还是会接受一定程度的管理。

　　在我所描述的工作中，设置变得比解释更为重要。强调的重点从一个转向了另一个。

296

以我所说的"设置"为代表的分析师的行为，通过足够好的需求适应，逐渐被病人感知到，让病人燃起了一种希望——真自体终于能够开始冒险来体验它的生活了。

最后，病人把假自体的功能移交给了分析师。这是一个有着巨大依赖性和真正风险的时刻，病人自然而然地处于一种深深的退行状态（这里所说的退行，我指的是退行到依赖和早期发展阶段）。同时，这也是一种极其痛苦的状态，因为病人意识到了其中的风险，而在原初情境中的婴儿是意识不到的。在某些情况下，问题涉及人格的诸多方面，以至于病人在这个阶段必须得到照护。然而，只有当这些问题能够在分析性咨询中或多或少得到讨论时，这个过程才能得到更好的研究。

在这个阶段，移情的一个特征是，我们必须允许病人的过去成为现在。这个理念包含在塞切哈耶夫人的一本名为《象征性实现》的书中。然而，在移情性神经症中，病人的过去进入了咨询室，但在这项工作中，更准确的说法是，现在回到了过去，而且成为过去。因此，分析师便发现自己在设置中直接面临的是病人的原初过程，而在这个设置中原初过程具有它的原始有效性。

分析师提供的足够好的适应便产生了一种结果，这正是我们所追求的，也就是说，病人运作的主要场所从假自体转移到了真自体。现在，在病人的生活中，第一次有了自我发展的机会，有了从自我核心进行整合的机会，有了建立一个身体自我的机会，也有了启动客体关系而拒绝外在环境的机会。自我第一次能够体验到本我冲动，而且能够在体验冲动中和从体验中抽身而出的休息中感受到真实。从这里开始，我们才终于能够跟随着针对自我焦虑的防御进行常规分析了。

这样，病人建立起了一种使用分析师在适应方面有限成功的能力，随着这种能力的增强，病人的自我就能开始回忆起原初失败，所有这些原初失败都有记录，它们一直在等待时机进行重新体验。在那时，这些失败对个体具有破坏性的影响，当病人能够举出原初失败的例子，并对此表示愤怒时，我所描述的那种治疗就已经取得了很大成效。然而，只有病人到达了这个点，现实检验才能开始。一旦这些记录在案的创伤在治疗中得到了使用，似乎一些类似原初压抑的东西就会将其取代。

　　这种变化是从被打断的体验到愤怒的体验的方式产生的，这是一个让我特别感兴趣的问题，因为正是我工作中的这个点，让我自己感到很惊讶。病人可以使用分析师的失败。失败是必然存在的，而且确实没有必要尝试给出完美的适应。我想说，与神经症病人工作相比，与这些病人工作时所犯错误的伤害性要更小。一个很大的错误可能只会产生很小的伤害，而一个很小的判断失误则可能会产生巨大的影响，其他人也许会对此感到惊讶，我曾经也是这样。其中的原因就在于，病人使用了分析师的失败，而且一定是将其当作一种过去的失败来处理的，现在病人可以面对、知觉和容忍这个失败，并且可以对其表达愤怒了。分析师需要有能力就其失败对病人而言的意义来使用他的失败进行治疗，而且如果可能的话，他必须对每一个失败负有责任，即使这个失败意味着他必须研究他自己的无意识反移情。

　　分析性工作中的这些阶段——在与神经症病人的工作中，它们可以被称为阻抗阶段——始终表明分析师犯了一个错误，或者在某些细节上有很糟糕的行为。事实上，阻抗会一直存在，直到分析师发现了错误，设法去解释它并使用它为止。如果分析师为自己辩护，病人就会失去对过去的失败表达愤怒的机会，而这恰恰是愤怒第一次成为可能的时机和地方。这项工作与对神经症病人（具有一个完整的自我）的分析之间存在着巨大的差别。正是在这里，我们才能明白这句格言的真正意义："每一个失败的分析都不是病人的失败，而是分析师的失败。"

这项工作对分析师的要求很高，部分是因为分析师必须对病人的需求很敏感，并且愿意提供满足这些需求的一个设置。毕竟，分析师不可能是病人的亲生母亲。

它的要求很高还因为，每当阻抗出现时，分析师都必须找出自己所犯的错误。不过，只有通过使用自己的错误，分析师才能完成在这些阶段中最为重要的治疗部分，这个部分就是让病人能够第一次感到愤怒，对产生破坏的适应性失败（在它们发生时）的细节感到愤怒。恰恰就是这部分工作，才让病人摆脱了他自己对分析师的依赖。

这样一来，在对"神经症病人"分析过程中出现的负性移情，就被病人对分析师失败的客观性愤怒取代了。因此，这里再一次出现了两种工作类型中的移情现象之间的重要差异。

在治疗中，我们切不可有意识地去寻找一种适应成功，因为成功的适应就其本身而言不可能在一种深层水平上被感受到。尽管我们的工作离不开在讨论中构建起来的理论，但如果我们对病人的需求只能在心智水平上"了解"，而不能在精神—躯体水平上理解，那么这项工作最终会识破我们的真相。

在我的临床工作中，我已经证明，至少对我自己来说，一种类型的分析并不会妨碍另一种类型的分析。我发现自己根据病人无意识过程的倾向，从一种分析滑向另一种分析，然后再折返回来。我提及的特殊类型的分析工作完成后，自然而然地会导向常规的分析工作——对病人的抑郁位置和神经症防御进行分析，这个病人具有自我，一个完整的自我，一个能够体验本能冲动并承担后果的自我。现在我们还需要做的工作是仔细研究这一标准，凭借这个标准，分析师可以知道什么时候转变工作重点，如何理解我说过的那种需求的出现，即必须由积极适应来满足（至少是以象征的方式）的需求。分析师必须将原初认同的概念一直牢记在心。

第 24 章

原初母性贯注
（1956）

大家对《儿童精神分析研究》（*Psychoanalytic Study of the Child*）第九卷中一篇名为"婴儿期神经症性问题"的文章的讨论，使我受到了启发，于是便写了这篇文章。在这场讨论中，安娜·弗洛伊德作出的各种贡献，形成了当今精神分析性理论的重要表述，因为它涉及了婴儿生命的极早期阶段，以及人格建立的极早期阶段。

我希望发展生命极早期婴儿—母亲关系这个主题，这个主题在生命的初期是极其重要的，只是在后来，当婴儿发展成为一个独立的存在时，这个主题才逐渐退居次位。

首先，我很有必要支持弗洛伊德女士在"当今的错误（Curent Misconceptions）想法"一文中所说的话。"失望和挫折与母子关系是密不可分的……将婴儿神经症的责任归咎于在口欲期母亲的问题，不过是一个轻率和误导性的概括。在寻找神经症的原因时，我们必须进行更为深入的分析。"在这些陈述中，弗洛伊德女士表达了精神分析师们普遍持有的观点。

尽管如此，考虑到母亲的立场，我们可以获得很多洞见。确实存在不够好的环境，它会扭曲婴儿的发展过程，正如存在足够好的环境，它能使婴儿在生命的每一个发展阶段获得合适的与生俱来的各种满足、焦虑以及冲突。

弗洛伊德女士已经提醒我们，我们可以根据两个人联合实现的东西来思考前生殖器期的模式，为简洁起见，我们可以称这些东西为"内稳态平衡"（homeostatic equilibrium）（Mahler，1954），也可以用"共生关系"（symbiotic relationship）这个术语来指代它。常有报告称，婴儿的母亲具有生物学上的优势条件，有助于她对儿童的需求进行特殊定位。用更日常的语言来说，我们会发现存在着一种母亲与她的婴儿发生认同的现象——有意识的，但同时也是深层无意识的。

300

我认为，这些不同的概念需要组合在一起，而且对母亲的研究需要摆脱纯粹的生物学视角。"共生"这个术语只不过让我们将母亲和婴儿之间的关系比作了动植物生命中的其他例子——生理学相互依赖。"内稳态平衡"这个术语也回避了一些很好的点，如果我们给予母子关系应有的关注，那些点就会呈现在我们眼前。

我们关心以下两者之间的巨大心理学差异：一方面是母亲对婴儿的认同；另一方面是婴儿对母亲的依赖。婴儿对母亲的依赖与认同无关，认同是一个复杂的态势，并不适用于婴儿期的早期阶段。

弗洛伊德女士表明，在以前的精神分析理论中，我们说婴儿的生命好像是从口欲本能体验开始的，而现在我们离这个尴尬的阶段已经很远了。我们现在从事婴儿早期发展和早期自体的研究，这个自体如果发展得足够好，就可以得到增强，而不是被本我体验打断。

弗洛伊德女士发展了其父弗洛伊德提出的"情感依附"这一术语的主题，她说："与母亲的关系，尽管是与另外一个人类的第一个关系，但并不是婴儿与环境的第一个关系。在此之前存在着一个更早期的阶段，在其中起决定性作用的不是客观世界，而是婴儿身体的需求，以及对它们的满足或受挫折。"

顺便说一句，在我们的理论构建过程中，我觉得引入"需求"（need）一词，而不是"欲望"一词是非常重要的，但是，我真的希望弗洛伊德女士在这里不要使用"满足"和"挫折"这两个词汇。一个需求要么被满足，要么就不被满足，而且它的效应与本我冲动（欲望）的满足和受挫折是不一样的。

我可以引入格里纳克（Greenacre，1954）所称的"安静"型的节律性快乐。在这里，我们发现了被满足或没有被满足的需求的例子，但如果说没有安静下来的婴儿就如同对挫折做出的反应，这将是一种扭曲。

当然，与早期阶段中发生的某种类型的扭曲相比，这种扭曲并没有那么多的愤怒。

尽管如此，我对生命早期阶段的母亲功能的进一步研究期待已久了，并且我希望将各种各样的线索集中起来，提出一个可以用来讨论的论题。

母性贯注

我的论题是，在生命的极早期阶段，我们面对的是母亲的一种非常特殊的状态，一种值得为之命名的心理学状态，比如，称为原初母性贯注。我认为，在我们的文学作品中，或许其他任何地方，都没有对母亲的这种非常特殊的精神病学性状态致以足够的敬意，我要对这个原初母性贯注状态做以下几点说明：

> 它是逐渐发展出来的，并且会在怀孕期间，特别是在怀孕的最后阶段变成一种高度敏感性状态。
> 它会在孩子出生之后再持续几周。
> 一旦母亲从这种状态中恢复过来，她们就不太容易想起它。
> 我还想进一步说，母亲关于这种状态的记忆内容往往会受到压抑。

这种有组织的状态（假如不是因为怀孕这一事实，它将会是一种疾病）可以与以下的状态相比较：退缩状态、解离状态、神游状态，甚至是一种更深层次的紊乱状态，诸如一种精神分裂性发作状态，其中人格的某些方面暂时被接管了。我愿意为这种状态找一个好的名字，并将它提升到一种地位——以后每当涉及婴儿生命早期阶段时，必然要将它考虑在内。我认为，如果一位母亲没能达到这一高度敏感、几乎是一种疾病的状态，并且从中恢复过来，那么我们就不可能理解母亲在婴儿生命早期阶段的功能运作。（在此我引入了"疾病"这个术语，是因为一个女人必须健康，她才能发展出这种状态，同时当婴儿不再需要她处于这种状态时，她也能够从中恢复正常。假如这个婴儿死了，母亲的状态就会突然表现为一种疾病。恰恰是母亲承担了这一风险。）

在"平凡而奉献的母亲"这个术语"奉献的"这个词中，我已经表达出了这种含义（温尼科特，1949）。当然，有很多女人，她们在其他所有方面都是一位好母亲，并且她们有能力过上丰富而有成效的生活，但是她们却无法达到这种"正常的疾病"状态，这种状态让她们在婴儿生命最初阶段，能够微妙而敏感地适应婴儿的需求，或者她们在养育一个孩子时达到了这种状态，而在养育另外的孩子时没能达到这种状态。这样的女性无法以一种正常而暂时的方式，全神贯注于自己的孩子，而排除其他一切兴趣。我们可以假设，她们中有些人的状态是"逃入理智"的。当然，她们中有些人有更重要的事情做，她们还没有做好放弃其他的准备，或者直到有了第一个孩子之后，她们才会允许这种放弃发生。当一个女人有着非常强烈的与男性认同的需求时，她会发现自己母性养育功能这个部分是最难达成的，并且被压抑的阳具嫉羡也没有为其原初母性贯注留下多少空间。

事实上，这种情况的结果就是，这样的女人生下了一个孩子，但错失了在生命最早期为孩子提供养育的良机，之后她们只能面临弥补养育失败的任务。她们在很长一段时间内都将必须密切地适应成长中的孩子的

各种需求，而且不能确定她们能否修复早期形成的扭曲。她们无法享受　*302*
早期暂时性的母性贯注所带来的良好结果，而不得不去应对孩子对心理
治疗的需求，也就是说，不得不在更长的时间内去应对适应孩子的需求
或去宠爱孩子的问题。此时，她们需要给孩子提供心理治疗，而不是仅
仅做父母了。

在卡勒（Kanner，1943）和洛蕾塔·本德（Loretta Bender，1947），
以及其他人都在尝试描述那种容易导致"自闭症儿童"的母亲时，也谈
到了同样的现象（Creak，1951；Mahler，1954）。

在这里，我们可以在以下两个方面作比较：一方面是母亲弥补她过去
不称职的工作，另一方面是社会试图（有时候成功地）将一个被剥夺的孩
子从反社会状态转变到社会认同状态。母亲（或社会）的这项工作会造成
巨大的负担，因为它不是那种自然而然的工作。现在要做的这项任务本应
该在早期就完成，在那个阶段婴儿才刚刚开始作为一个个体而存在。

如果这个关于正常母亲的特殊状态，以及从中恢复的观点，是可以
被接受的，那么我们就可以更加仔细地考察与之相对应的婴儿状态。

婴儿有：

一种体质。

内在的发展倾向（"自我中的无冲突区域"）。

运动性和感受性。

各种本能，以及本能自身随着优势身体部位的变化而卷入了发
展的倾向。

那些能够发展出我称为"原初母性贯注"状态的母亲，就可以为婴
儿提供一种环境（设置），促进婴儿的体质开始得以显现，促进婴儿的

发展倾向开始展开，促进婴儿体验自发性运动，并且成为与这个生命早期阶段相适合的各种感受的主人。这里其实还不需要涉及本能性生活，因为我所谈论的这种状态在本能模式建立之前就已经开始了。

我曾设法用我自己的语言描述过这个过程，就是说，如果母亲对婴儿的需求提供了足够好的适应，那么婴儿自身的生命路线就极少受到来自对环境性侵入（冲击）反应的干扰。（当然，重要的是对冲击的反应，而不是冲击本身。）母性养育的失败使婴儿产生了对侵入的不同阶段的反应，而正是这些反应打断了婴儿的"持续性存在"状态。此时，这种过度的反应导致的不是挫折，而是一种湮灭的威胁。在我看来，这是一种非常真实的原初焦虑，它的发生比任何焦虑（包括有人描述的死亡焦虑）都要早得多。

换句话说，自我建立的基础是其充分的"持续性存在"，而且不能被对冲击的反应切断。在生命的一开始，维持充分的"持续性存在"唯一的可能就在于：在怀孕的最后几周，以及在婴儿出生之后的几周之内，母亲能够处于（我提出的）这种非常真实的状态之中。

303

只有当母亲以我所描述的那种方式变得敏感时，她才能设身处地地感受婴儿的状态，从而满足婴儿的需求。这些需求一开始是身体需求，随着一种精神状态从个体对躯体体验的想象性精细加工中逐渐浮现出来，它们也逐渐变成了自我需求。

这里在母亲与婴儿之间产生了一种自我关联性，从这种关联性中母亲恢复正常，并且由于这种关联性，婴儿最终可以建立起母亲是一个人的概念。从这个角度来说，认识到母亲是一个人通常是以这种积极的方式开始的，而不是出于把母亲作为挫折象征的体验。母亲在最初阶段的适应性失败，只能导致婴儿自体的湮灭，而不会出现其他可能性。

在这个阶段，母亲做得好的地方不会被婴儿以任何方式感知到。这是根据我的观点得到的一个事实。母亲的失败不会被感知为母性养育的失败，但它们会被当作对个人自体存在的威胁。

经过这些考虑，可以说自我的早期构建是悄无声息的。最早的自我组织产生于对湮灭威胁的体验，这种威胁不会导致湮灭，反而让个体不断地从中恢复过来。由于这些体验，个体在恢复中产生的信心开始有助于通向自我，以及通向应对挫折的自我能力。

我希望，这篇论文促成了这样一种主题，即婴儿把母亲识别为一个令人挫败的母亲。这种观点在后来的发展阶段是真实的，但在早期的发展阶段却并非如此。在生命的开始阶段，失败的母亲并不是被这样感知的。确实，我们承认对母亲的绝对依赖和原初母性贯注（不管被称作什么）的能力属于极其复杂的事情，而且成年人并不是总能达到这个阶段。承认最初对母亲绝对依赖的一般性障碍，导致许多男人和女人都对女人怀有一种恐惧心理（Winnicott，1950，1957a）。

现在可以说，为什么我们认为母亲是婴儿最为合适的照护者，正是因为她能够达到原初母性贯注这一特殊状态而不会生病。但是一位养母，或者任何一个可能在"原初母性贯注"意义上生病的女人，也可以处于一种很好的适应位置上，因为她们拥有某种与婴儿认同的能力。

根据这个论点，在生命的早期阶段，足够好的环境性供养可以让婴儿开始存在，拥有各种体验，建立一个个性化的自我，驾驭各种本能，以及面对生命中固有的所有困难。对一个能够拥有自体的婴儿来说，所有这些感受都是真实的，而这个自体最终能承担起牺牲的自发性，甚至能承担起死亡。

然而，如果没有最初足够好的环境性供养，这个可以承担起死亡的自体永远也无法形成。这时，真实的感受就缺席了，而且，如果没有太多的混乱，最终的感受将是一种无用感。生命中固有的那些困难就无法被触及，更别提克服困难带来的满足感了。如果没有混乱，就会出现一个掩藏真自体的假自体，这个假自体顺从外界的要求，对外界刺激做出反应，并通过占有本能体验来摆脱它们，但那只是玩弄（浪费）时间而已。

根据这个观点，我们可以看到，在正常情况下，在最初阶段一直是环境性适应的条件下，体质因素（constitutional factors）更有可能被显露出来。相比之下，如果在最初阶段遭遇了环境性失败，婴儿就会陷入原初防御机制（假自体等）之中，这属于湮灭的威胁，而体质因素也倾向于被压制（除非在身体上表现出来）。

这里，我们有必要不去展开婴儿对母亲疾病模式的内射这一主题，尽管在绝对依赖的第一阶段之后，在考虑环境性因素的时候，这个主题是非常重要的。

在重建婴儿早期发展的时候，除非是在自我发展的基础之上，否则谈论本能是毫无意义的。

这里有一个分水岭：

自我成熟——本能体验强化自我。

自我不成熟——本能体验瓦解自我。

在这里，自我意味着各种体验的聚合。个体的自体开始于一系列体验的聚合，这些体验包括：静息体验，自发性运动体验、各种感官体验，以及从活动返回到休息的体验，以及逐渐建立来的等待从湮灭中恢复的能力；这些湮灭是由对环境冲击（侵入）的反应所造成的。出于这个原因，个体需要从这个专业性设置（环境）中启动，在这里，我把这个环境称为"原初母性贯注"。

第 25 章

反社会倾向[1]
（1956）

1　于1956年7月20日在英国精神分析协会上发表的论文。

反社会倾向给精神分析带来了一些尴尬的难题，既有理论上的，也有实践上的。在艾希霍恩（Aichhorn）的《走向青春》（*Wayward Youth*）一书的前言中，弗洛伊德表明不仅精神分析有助于理解行为不良，而且通过理解那些与行为不良者打交道的工作者的成果，也能充实精神分析。

我选择讨论反社会倾向，而非行为不良。原因是行为不良者的反社会防御组织性很强，充斥着过度的继发性获益和社会反响，其中社会反响会让研究人员很难触碰到核心问题。相比之下，可以将反社会倾向作为研究对象，因为它是情绪发展中固有的问题，正常或接近正常的儿童都会有这个问题。

我先简单谈及两个临床案例作为开始：

> 我的第一个儿童分析案例是一个行为不良的少年。这个治疗进行了一年，后来因为男孩的破坏性行为影响了诊所的正常运作而终止。可以说，分析进行得很顺利，治疗结束的时候，我和这个男孩都感到很沮丧，尽管好几次我的屁股被他咬得相当严重。这个男孩爬到外面的房顶上，还放水把地下室都淹了。他撬开了我上锁的车门，挂着启动挡就把车开走了。诊所为了其他病人的利益，终止了他的治疗。他后来去了一个教管所。
>
> 我可以说，他现在已经35岁了，并且找到了一份可以满足其好动性格的工作来维持生计。他已经结婚了，也有了几个孩子。不过，我很怕追踪他的案例，我害怕又要和一个精神病人打交道，因此我宁可让社会继续承担起管理他的责任。

可以轻易地看出，对这个男孩的治疗方式本不应是精神分析而是安置。精神分析只有跟在安置后面才有意义。从这一次开始，我见过各种

306

分析师对反社会儿童进行精神分析，但都失败了。

相比而言，接下来的故事说明了这样一个事实：如果以特定的环境照顾为主，以治疗为辅，有时反社会倾向有可能会很容易治愈。

　　一个朋友拜托我与她讨论她儿子的情况，约翰是四口之家的长子。她不能公开带着约翰来见我，因为她丈夫的宗教信仰是反对心理学的。她只能和我聊一聊这个男孩的强迫性偷窃行为，这个行为已经发展到相当严重的地步了，他不仅从家里偷东西，还明目张胆地从商店偷东西。因为找不到合适的理由来安排会面，这位母亲只能中午和我一起在餐馆吃顿便饭，在饭桌上她向我讲述了孩子的问题，并询问我的建议。我只能在当场立即为她做点什么。因此，我解释了偷窃行为的意义，并建议她挑一个可以和儿子好好相处的时机来向他解释。似乎在约翰每天晚上就寝之前，他们有一段时间可以好好相处，通常这个时候他都会谈论星星和月亮。这个时机可以把握。

　　我说："为什么你不告诉他，你知道他偷东西并不是为了要那个东西，而是在寻找某个本来就属于他的东西；他正在宣称要夺回他的父亲和母亲，因为他感觉被剥夺了他们的爱。"我跟她说，要用孩子能理解的话来说。因为我非常了解这个家庭，所以知道为什么这个男孩会在某种程度上变成了一个被剥夺的孩子，尽管他有一个好的家庭，父母都是音乐家。

　　过了一段时间，我收到了这位母亲的信，她说她已经按照我说的去做了。她写道："我告诉他，他偷钱和吃的东西，以及其他东西，其实真正想要的是妈妈，而且我其实并没有指望他能明白，但是他好像明白了。我问他，是不是觉得我们因为他有时太调皮而不爱他了，他干脆地说，他从未觉得我们很爱他。这个可怜的小孩！你不知道我有多难过。所以我告诉他，如果他再这样想，千万不要犹豫，一定要告诉我，我会再跟他说我爱他。当然，往后很长一段时间里，我都不再需要他的提醒了。真是太令人震惊了。而我好像需要这样的震惊。所以我更多地表露出对他的爱，尽力不再让他心存怀疑。到目前为止，他再也没有偷过东西。"

这位母亲和班主任进行了一次谈话，她向班主任解释了这个男孩需要爱和关怀，尽管男孩在学校惹了很多麻烦，但老师还是予以了配合。

现在8个月过去了，我们可以宣布他再也没偷过东西，他和家人之间的关系也有了很大的改善。

在思考这个案例的时候，我必须告诉大家，我和这个案例中的母亲在她青春期时就熟识了，在某种程度上，我见过她自己经历的反社会阶段。她是一个大家庭中的长女。她的家庭很好，但父亲家教甚严，尤其是在她很小的时候。因此，我所做的事情起到了治疗两个人的效果，既可以让这个年轻的女人帮助自己的儿子，又能让这个年轻的女人借此深入地了解自己的问题。我们协助父母去帮助他们的儿童，实际上也是在帮助他们自己。

（在另一篇论文中，我提议用临床案例来阐述怎样管理有反社会倾向的孩子，在这里我只简单做一个基本论述，说明我对这一临床问题的个人态度。）

307

反社会倾向的性质

反社会倾向不是一个诊断，不能直接与神经症或精神病之类的诊断性术语相比。正常个体也可能会有反社会倾向，神经症或精神病患者也可能会有反社会倾向。

反社会倾向可见于各个年龄阶段，但为简明起见，我只讨论儿童的反社会倾向。英国使用的各种术语可按以下方式汇集在一起。

当儿童家庭生活的某些必要方面被剥夺的时候，这个孩子就会变成一个被剥夺的儿童。所谓的"剥夺情结"就在某种程度上显露了出来。反社会行为便在家庭或者在更大的范围中出现了。由于有反社会倾向，孩子可能最终被认定为适应不良，然后被送入专门为适应不良孩子开设的教管所接受治疗，或者会以不受管教的名义被带到法庭前。现在，这个孩子就是一个行为不良者，也许接下来法庭就会宣判他成为一个缓刑犯，或许会被送回教管所。如果家庭不再发挥某些重要职能，这些孩子就会被儿童委员会接管（根据1948通过的《儿童法案》所成立），并给予他们"照料和保护"。如果有可能的话，儿童委员会会帮助他们找到一个领养家庭。要是这些方法都不奏效，那么这个年轻人说不定会变成一个精神变态者，可能被法庭送去教管所或监狱了。到了这个时候，这些孩子有可能会形成一种重复犯罪的倾向，我们称为"累犯"。

所有这些都对个体的精神病学诊断置若罔闻。

反社会倾向以无意识驱力为特征，它会驱使环境变得重要。病人借由无意识驱力强迫某个人去照顾和管理他。而心理治疗师的任务也是要卷入这种病人的无意识驱力中，治疗师通过管理、容忍及理解来完成这种治疗性工作。

　　反社会倾向中暗含着希望。没有希望是被剥夺孩子的基本特征，当然，他们不总是处于反社会的状态。恰恰就是在有希望的时间里，孩子就会表现出反社会倾向。这也许让社会感到很难堪，而且如果是你的自行车被偷了，你也会觉得很棘手，但那些没有亲自卷入的人可以看到孩子的偷窃冲动背后实际藏匿着希望。也许，我们常常倾向于把治疗行为不良少年的工作留给其他人的原因之一是我们不喜欢遭到偷窃吗？

　　我们要理解反社会行为是一种希望的表达，对有反社会倾向的孩子来说，这种理解在治疗中起着至关重要的作用。我们一次又一次地看到，由于管理不当或不能容忍，希望在其出现的瞬间就被浪费或枯萎了。这是用另一种方式在说明，反社会倾向的治疗不是精神分析而是管理，是去迎接和把握希望出现的瞬间。

　　反社会倾向与剥夺之间有一种直接的联系。业内专家早已熟知这一点，但这在很大程度上都是约翰·鲍尔比的贡献。在儿童一两岁的时候，特别是在婴儿后期和学步早期出现的个体反社会倾向与情绪性剥夺之间存在的关系，现在已经得到了广泛的认可。

　　如果儿童有反社会倾向，那么他一定经历过一种真正的剥夺（而不是一种简单的匮乏）。换句话说，某样好东西在儿童生命中某个时期一直起着积极的作用[1]，但某一天突然丧失了，而且一直处于一种被撤走的状态：撤走的时间持续太久，以至于超过了儿童维持这种经验的记忆期限。对剥夺的综合描述，必须包括以下维度：早期的和晚期的、短暂性

309

1　这个观点似乎隐含在鲍尔比的著作《母亲的照护和心理健康》（*Maternal Care and Mental Health*）中，第47页，他比较了自己与其他人的观察，并且提出不同的结果可以根据儿童受到剥夺时的年龄来加以解释。

创伤和持续创伤性状态，以及接近正常和明显不正常的状态。

注释

我曾用自己的语言来阐述克莱因所说的抑郁位置（第21章），其中，我试图弄清楚克莱因的概念与鲍尔比强调剥夺之间存在的密切联系。鲍尔比针对一个来医院看病的两岁孩子，提出了三个临床反应阶段，并给出了一个理论性构想：由于内部客体的死亡，或者外在客体的内射形象的丧失，这个孩子逐渐丧失了希望。可以进一步讨论的内容是：通过表达愤怒和让"好客体"与憎恨产物在精神内部的连接，造成内部客体死亡的相对重要性，以及在这个范围内，自我的成熟和不成熟影响着保持鲜活记忆的能力。

鲍尔比需要克莱因的复杂陈述，而克莱因的观点是围绕着源自弗洛伊德和阿伯拉罕对忧郁症的理解建立的。但是，如果精神分析最终接受了反社会倾向这一特别的主题，那么说精神分析需要鲍尔比对剥夺概念的强调也不无道理。

反社会倾向总是有两种发展趋势，尽管两者的发展有时候并不平衡。一种趋势的典型代表是偷窃，另一种趋势是破坏。第一种趋势是儿童在某处寻找某物，如果找不到，就会在有希望的时候到别处去寻找。另一种趋势是儿童寻找稳定的环境，这种环境能够承受冲动行为带来的压力。儿童在寻找那种已经丧失的环境性供养，寻找一种人生态度，因为它是个体可以依靠的，可以给个体以自由，让他去前进、去行动、去获得兴奋。

特别是由于第二种趋势，儿童激活了整个环境性反应，似乎在寻找一个不断扩大的框架，一个圆环的形状，就像最初在母亲的臂弯里或身体里感受到的那样。我们可以发现一个寻找的顺序——母亲的身体、母亲的臂弯、父母亲的关系、家、包括表亲和近亲在内的家庭、学校、有警察局的地方、有法可依的国家。

在研究接近正常的儿童，以及（就个体发展而言）反社会倾向的早期根源时，我希望将这两种趋势谨记在心：寻找客体和破坏。

偷　窃

偷窃是反社会倾向的核心，与之相伴的是说谎。

310

偷东西的孩子其实并不是在寻找偷的那个东西，而是在寻找他有权支配的母亲。（从孩子的角度来看）这种权利来自"母亲是由孩子创造出来的"这一事实。母亲已经满足了孩子的原初性创造需求，因此变成了孩子准备寻找的那个客体。（孩子不可能创造出母亲，而且母亲对孩子的意义取决于孩子的创造性。）

是否有可能将这两种趋势：偷窃和破坏、寻找客体和激发环境、性冲动和攻击冲动结合起来呢？我认为，把这两种趋势结合起来的儿童，代表了一种朝向自愈的倾向，一种本能地去融合的治愈。

在原初剥夺的那段时间，当攻击性（或运动性）根源与力比多（性欲）根源有某种融合的时候，按照儿童情绪发展状态的具体细节，儿童借由偷窃、伤害和捣乱周围的混合性方式来要求拥有母亲。当这种融合程度比较低的时候，儿童的客体寻求与攻击性就会更加分离，那么儿童就处于一种高度解离的状态。这就引出一个议题：反社会倾向的儿童的阻扰价值是一个基本特征，也是处于最佳状态的一个有利特征，其再次表明了恢复失去的力比多和运动性驱力融合的潜力。

在日常的婴儿照护中，母亲一直在处理她的孩子的阻扰价值。比如，母亲在喂奶时，孩子经常会尿在母亲的腿上。当孩子大一点之后，这又表现出在睡梦中或醒来时的一种暂时性退行，以至于又尿床了。如果婴儿的阻扰价值表现出了任何的过度现象，都可能意味着存在某种程度的剥夺和反社会倾向。

反社会倾向的表现包括偷窃、说谎、无节制和制造混乱。尽管每个症状都有其特殊的意义和价值，但是我尝试描述反社会倾向是为了讨论这些症状的共同因素，即症状的阻扰价值。这种阻扰价值是由儿童发掘出来的，并非一种偶然事件。阻扰价值的动机在很大程度上是无意识的，但也不尽然。

反社会倾向的最初征象

我认为，剥夺的最初征象是如此普遍，以至于人们对它们常常熟视无睹，就拿"专横行为"来说吧，大多数父母对此都是半推半就的态度。这并不是婴儿的全能，婴儿的全能体验是一种精神现实，而不是某种行为表现。

一种非常普遍的反社会症状是贪吃，它与食欲抑制有密切的关系。如

果我们研究这种贪吃现象，我们就会发现被剥夺的情结。换句话说，如果
一个婴儿是贪吃的，那么一定存在某种程度的剥夺，就会出现某种强迫性 *311*
寻求治疗，想要通过环境来治疗这种剥夺。在绝大多数的案例中可以观
察到这种强迫现象，如果母亲自己愿意迎合婴儿的贪吃现象，就有助于
治疗的成功。婴儿的这种贪吃其实不同于贪欲。贪欲这个词汇主要用在生
命开始时，对婴儿指向母亲的极大的本能需求的一个理论性描述，这里
的生命开始时，指的是婴儿刚刚开始允许母亲独立存在、刚刚能够接受
现实原则之时。

这里插一句，有时有人说，母亲一定不能适应婴儿的需求。这种说
法是基于本我需求的考虑，而忽视了自我需求，它难道不是错误的吗？
母亲一定不能充分满足婴儿的本能需求，但是，她完全可以成功地"不
让婴儿失望"，满足婴儿的自我需求，直到婴儿形成一个内摄的自我支持
性母亲的形象，并且要成长到足以维持这个内摄母亲形象的年龄阶段，
即使现实环境中的自我支持失败了也无妨。

这种（前同情阶段）原初爱的冲动，不同于无情的贪欲。在婴儿的
成长过程中，原初爱的冲动与贪欲被母亲的适应分开了。母亲必然不能
维持一种对本我需求的高度适应，因此每个孩子在某种程度上都是被剥
夺的，但是可以让母亲通过以下方式去治愈孩子的这种亚剥夺状态：满
足孩子的贪吃和捣乱的需求等，这些都是剥夺的症状。贪吃也是孩子向
导致其被剥夺的母亲强迫性寻求治愈的一个部分。这种贪吃是一种反社会
倾向，它是偷窃行为的先兆，可以通过母亲治疗性适应来得以满足并治
愈，但这种适应很容易被他人当作宠溺孩子。然而，应该说不管母亲做
了什么，都不能抵消母亲最初未能满足婴儿的自我需求这一事实。母亲
通常可以满足婴儿的强迫性需求，从而可以成功地治愈始于生命初期的
剥夺情结。母亲与治疗方法非常接近，因为她可以让婴儿的恨意得以表

达，而她自己，实际上就是那个剥夺孩子的母亲，她就是一个治疗师。

值得注意的是，鉴于婴儿没有义务去感激母亲满足其原初爱的冲动，但是由于母亲的治疗结果，还是让婴儿产生了感激之情，换句话说，母亲愿意去满足孩子因挫折而产生的要求，这种要求开始就拥有一种阻扰价值。母亲的治疗可能会治愈孩子，但这并不是母爱。

以这种方式看待母亲宠溺自己的孩子，涉及一种更复杂的母性养育之道，这常常不为人所接受。母爱经常被认为是对孩子的宠溺，但实际上，这种宠溺是对母爱失败的治疗。这是一种治疗，这是给予母亲的第二次机会，我们不可能指望母亲在最开始，就总能成功地处理这种最微妙的原初爱的任务。如果母亲的这种治疗是作为一种出于她自己情结的反向形成，那么她所做的事情就是一种具有破坏性的溺爱。她之所以能够这样做，是因为她知道孩子的这种需求必须被满足，孩子的强迫性贪吃必须被宠溺，于是这就成了一种通常能够成功的治疗。不仅是母亲，还有父亲，甚至整个家庭，都会被卷入进来。

从临床上来说，母亲治疗的成功与否不太好判断。我们经常看到母亲溺爱孩子，但这个治疗却不会成功，这种最初的匮乏太严重以至于不能通过"第一期愈合"（借用外科手术创面的概念）来修复。

贪婪可能是对匮乏和反社会倾向的一种表现，同样地，把东西弄脏乱、尿床和强迫性破坏可能也是如此。这些表现之间有着密切的联系。我们经常听到关于孩子尿床的抱怨。尿床的重点在于当时在梦中的退行，或者在于用这种反社会冲动来宣称自己有权利尿在母亲身上。

在一个关于偷窃的更完整的研究中，我将要提到强迫性外出和买东西的行为，我们经常在做精神分析的病人中看到这种反社会倾向的表现。我们可以在不影响这种症状的前提下，对病人做一个很有意思的长程分析，这种症状不属于病人的神经症性或精神病性防御，而属于反社会倾向。这种反社会倾向是对发生于某一特定时间的某种特定类型的剥夺做出的反应。从这一点来看，给孩子生日礼物和零花钱显然吸收了一部分反社会倾向，而在正常情况下，这种反社会倾向也是意料之中的。

　　我们在临床上发现，与买东西探测属于同一类行为，没有目标的"瞎逛"、旷课逃学的行为，用一种离心的倾向代替了偷窃行为中所暗含的一种向心姿态。

最初的丧失

　　有一点我想特别说明：一个好的早期体验的丧失，是反社会倾向形成的基础。当然，儿童已经有能力知觉到这种灾难的原因在于一种环境性失败，这是一个基本特征。抑郁症或瓦解是一种外部的原因，而非一种内部的原因造成的，这种正确的认识将会承担起人格扭曲的责任，以及承担起激励寻求通过新的环境性供养进行治疗的责任。正是自我成熟的状态赋予了儿童这样的知觉，并决定了其发展出反社会倾向，而非精神病性疾病。幼儿在早期会表现出大量的反社会强迫性冲动，而且它们几乎都被父母成功地治愈了。然而，反社会倾向的儿童不断地迫切要求环境性供养来治疗他们自己（无意识的，或被无意识动机驱动的），但是，他们却无法获得这种环境性供养。

　　很明显，在婴儿或幼儿时期，自我正处在一种促成力比多与攻击性（或运动性）本我根源进行融合的过程中，而原初剥夺恰恰就发生在这个时期。在有希望的时刻，儿童就会做以下的事情：

313

知觉到一个新的设置（环境），其中有些可靠的成分。

体验到一种可以被称为客体寻求的驱力。

认识到一个事实：无情即将成为一个特征，并且在不断发出危险警告的努力中，激起周围的环境，并有组织地去容忍烦恼。

如果这种有希望的情况维持不变，那么环境就要反复接受检验，测试环境承受攻击的能力，阻止和修复破坏的能力，容忍烦恼的能力，识别出反社会倾向中积极成分的能力，提供和保护所追寻和发现的客体的能力。

在有利的情况下，当没有太多的疯狂或无意识强迫或偏执性结构等问题的时候，随着时间的推移，那些有利的条件可能让孩子找到并爱上一个人，而不是继续向已经失去象征性价值的替代物进行索求。

在下一个阶段，孩子需要能够在一段关系中体验到失望，而不只是体验希望。只有这样，对孩子来说，一种真正的生活才有可能出现。如果监狱长和收容所的工作人员带领这些孩子经历了所有的过程，那么他们已经完成了一种与分析性工作差不多的治疗。

通常来说，父母会在他们自己的孩子身上完成这种完整的工作。但是，很多父母有能力很好地养大正常的孩子，却无法成功地养育他们一个碰巧表现出反社会倾向的孩子。

在这次报告中，我故意没提反社会倾向与以下问题的关系：

见诸行动。

自慰行为。

病理性超我，无意识罪疚。

各个力比多发展阶段。

强迫性重复。

退行到前担忧阶段。

偏执性防御。

涉及症状学的伴性遗传。

314

治　疗

　　简单地说，治疗反社会倾向的方法其实不是精神分析。能够治疗反社会倾向的方法恰恰是能够被孩子再次发现的儿童照护性供养，孩子在其中可以重新体验各种本我冲动，也可以反复测试这种环境。正是这种新的环境性供养的稳定性起到了治疗的效果。如果本我冲动要变得有意义，那么它们必须在一种自我—关联性框架中被体验到。当病人是一个被剥夺的孩子时，那么孩子的自我—关联性必须从与治疗师建立起的关系这一方得到支持。根据本章提出的理论，因为孩子已经能知觉到正是最初自我支持中的环境性失败，才导致了反社会倾向，所以，新获得的环境必须给予自我—关联性一个新的机会。

　　如果儿童在接受精神分析，那么分析师一定要做到以下之一：要么允许移情的负担发生在治疗室之外，要么期待和容忍反社会倾向在分析性设置中充分地发展，并且分析师一定要做好承受打击的准备。

315

第26章

儿科学与儿童神经症[1]
（1956）

术语"神经症"有两个内涵。在通俗的和普遍的说法中，神经症这个术语涵盖了心理疾病的整个主题。我是否期望以一种更普遍的方式对待神经症，还是在会议策划人所希望的在一种更加严格和狭义的精神病学含义中来对神经症作些简单的陈述呢？对我来说，这确实是一个难题。

对精神科医师来说，神经症特指个体生命中固有的那些内在困难，而且基本上不涉及那些源自于管理缺陷的精神紊乱。而且，神经症并不包括精神病，或潜隐性精神病，或心境障碍，或偏执倾向，或反社会倾向。

神经症的本质特征是无意识冲突。它与儿童的本能生命相关联。神经症的主要起源点在儿童学步阶段（toddler stage），即起病阶段在儿童普遍接受学校教育年龄之前。在这个发展阶段，家庭环境是最有价值的。

显而易见，真性神经症的存在意味着，在婴儿期非常重要的早期阶段已经有健康的情绪性成长，在那个阶段，婴儿对母亲的依赖近乎绝对，而且母亲照护的失败会导致比神经症更加严重的精神病性疾病。

神经症性疾病起源于非常严重的焦虑，这些焦虑源自儿童的各种本能驱力。我所说的这些焦虑是指一类能在恶梦中迸发出来的情感。这些本能驱力都具有生物学的基础。

幻想是对躯体功能的想象性精细加工。在游戏中，以及在幼儿的意识和无意识的幻想中，我们发现了存在于成年人生命中的所有现象，当然不包括生殖器性质本能体验的完整能力。到了青春期，带着各种新问题的青少年，才呈现出了这种晚期的完整生殖器能力。

316

神经症的根源是焦虑，特别是那种起因于各种强烈冲突的焦虑，这些强烈冲突存在于无意识幻想中和儿童的个人内在现实中。

当我们在对成年人的精神分析中触及神经症的这个根源时，我们很有规律地发现，这个根源存在于分析中的成年人的童年阶段。因此，作为一名儿科医师，我们可以看到（如果我们愿意去看的话）的，不仅是儿童期神经症，还有（甚至更普遍的）潜在神经症倾向，这种倾向在成年人生命的某些时刻会变成明显的神经症。（如果我们考虑精神病，这种情况甚至更加真实，有过之无不及。精神病院疾病的预防工作显然是掌握在儿科医师的手中，如果他们知道的话。然而，我肯定地断言儿科医师其实并不知道这一点，因此他们生活得很甜蜜。）

爱与恨、异性恋与同性恋倾向等，这些无意识冲突会导致各种防御模式的组织，正是这些防御模式构成了有组织的神经症。

儿科医师，如果他们愿意且能够掌握接近无意识过程的技能，以及与无意识过程建立联系的技能，他们就能见证儿童学步阶段（婴儿期之后和潜伏期之前）内心无意识过程中的挣扎，他们就能看到儿童为了获得与瘫痪性内在恐惧相关的本能自主权而进行的战斗。这些内心恐惧是如此巨大，以至于儿童试图以外在表面上的严肃和限制来减轻它们。

儿童在潜伏期暂时从转换和发展本能过程的负担（责任）中解脱出来，但是在青春发育期，由于新的生物学驱力的加入，战斗又重新开始了，各种防御模式也早已经铺垫好了。

我几乎不需要再强调，一个个人的、稳定的环境是有帮助的，以及一个神经症性或不可靠的环境是有阻碍的，因此当儿童注定要生活在这样的环境中时，他们必须应对和处理各种内在的紧张和压力，它们是生命本身固有的和非常高阶的紧张和压力。

在这个发展（年龄）阶段，健康并不是没有各种症状。正常状态是在一个更加宽泛的基础上被定义的，这个基础就是要考虑到各种基本冲突和主要的无意识，它们都属于健康的范围，它们基本上意味着这个儿童是活着的，并且是充满生命活力的。

对我来说，重要的是传达神经症的复杂程度，而不是尝试把讨论主题集中在如何才能让神经症变得更简单和更容易理解。现在人们针对人类婴儿的情绪发展已经做了很多工作，而且许多结论也得到了普遍认可。

神经症被认为是一种有组织的防御模式，因此我非常有必要列举出神经症的主要防御模式。

神经症主要防御的是与本能生命相关的无意识冲突所导致的不能容忍的焦虑，其主要防御模式有以下几类。

317

第一类，本能自身受到了抑制，变得不能被整个自体接受，或者只有在本能满足受到威胁的条件下，才可以被整个自体接受。

第二类，基于爱与恨之间的冲突而唤起的罪疚感，被各种强迫性仪式所缓解，强迫性仪式是一种具有死神的宗教。

第三类，一些情绪性冲突逐渐变成了躯体功能运作的冲突，诸如腹痛，或一种歇斯底里性局部麻痹。

第四类，通过各种有组织的恐惧症，儿童变得能够回避某些引发焦虑的特定情境，或者能够回避那些产生恐惧的象征性客体。

有时候，焦虑突破了防御，随后父母或照护者必须能够及时前来营救儿童。

更进一步，通过发生退行，儿童获得了某种程度的缓解，换句话说，通过返回到各种婴儿期的本能模式，在那里摄取和排泄是主要功能，在那里母亲成功地满足了婴儿的依赖。或者，退行是作为一种崩溃的形式而发生的，完全脱离了对满足依赖的期望。

换句话说，神经症的各种主要焦虑（对照精神病和潜隐性精神病的焦虑）属于朝向生殖器的前行运动，同时也就远离了一种消化类型的本能。

这种前行运动导致了关于生殖器本身的焦虑，以及导致了根据儿童的性别而产生的各种幻想、恐惧和防御之间的本质区别。

当我们根据有没有神经症来考虑疾病和健康的时候，我们其实正在理所当然地认为儿童已经达到了一个发展阶段，在这个发展阶段中儿童已经能够理解人际关系了。完整的儿童与完整的他人相互建立了关系。而这一点并不适用于对比较早期发展阶段的描述，在那个时候，婴儿只能与部分客体相关联，或者婴儿本身远远还没有被构建为一个单元体。

神经症特有的根源存在于三角关系情境中，作为这个情境中的三人之间的关系，第一次出现在了儿童的生活中。男孩和女孩在这个阶段的发展是不同的，但总是存在两种三角关系，一种是基于异性恋立场，另一种是基于同性恋立场。我们很容易就可以看到，这个阶段的儿童发展存在着巨大复杂性的空间。

弗洛伊德决定从所有这些发展可能性中专门研究俄狄浦斯情结，我们用这个术语表达了对处于这个阶段的儿童的全部问题的认识，这些问题都来自儿童作为一个完整的人与另外两个完整的人（父亲和母亲）同时建立关系的能力和成就。

由于本能恰好在这里被极大地唤醒了，因此主要的焦虑也就在这个阶段出现了，而且在儿童的梦中，伴随着身体的兴奋，每一件事情都处在危险中。真性神经症未必一定就是一种疾病，首先我们应该把神经症看作"生活就是困难的"这个现实送给我们的礼物。只是当精神性紊乱程度严重损害了儿童，或者让父母感到了厌烦，或者给家庭带来了麻烦的时候，我们才把神经症诊断为疾病或异常。

关于神经症的预防，我们要设法在婴儿早期阶段给予其需要的满足，处于那个阶段的婴儿是绝对依赖的，而且在那个阶段母亲的奉献奠定了儿童精神健康的基础。

在治疗中，我们可以使用以下几种方法：

1.有时候，我们可以帮助改变养育的直接环境，主要是通过为父母提供一些母婴养育互动的理解，使父母从他们养育失败的地方发生改变，并使养育得以继续，但这并不能立刻使症状停止或消失。实际上，经过改善的情绪性环境有可能会导致症状加重或增多，因为小孩子需要空间来把幻想中的一些内容见诸行动，同时也需要空间来通过游戏去发现自体。

2. 做一些日常的改变就能明显地减轻儿童症状的严重程度，诸如给孩子放假，为孩子找到一所适宜的学校，为过度劳累的母亲减压，动员叔叔或姨妈临时帮忙，养一条狗，等等。但是，并不需要我在这里详尽说明这些办法，我想指出的是，每个人的环境都有巨大的复杂性，当我们为其他人的生活做安排和计划的时候，需要谦卑。

3. 然后，全部的问题是要给予孩子个人化的帮助。我唯一要强调的是，在心理学的治疗实践中只有直觉是不够的。

如果一名儿科医师问我如何才能在专业上继续提升，我一定会建议他先去接受精神分析的训练，然后建议他改变他已经学习到的会见具体个案的那些知识。

可能有一个地方能够为儿童提供个人化的工作，而那些工作人员还没有成为精神分析师；如果医生凭借自己的气质和脾性能够维持一种非说教性态度，以及能够在某些重要方面很容易被信赖，特别是他没有那种急于消除儿童神经症性症状的迫切情绪性需求，那么医院儿科就可能真的成为这样的地方。我的儿科同事们都做心理治疗，他们想做更多的工作，而且他们都做得不错。尽管如此，我在这里必须声明，我尽量说得简单和明确一点，那就是：为儿童和成年人提供个人心理治疗的工作者，应该是那些接受过精神分析训练的精神分析师。这就是我必须建议我们的年轻同事们一定要做的事情，而且在下一个 10 年中的儿科医师们将会拥有双重技术资格。

319　儿科医师与受过训练的精神分析师（也许是非医学背景的）在相同条件下一起工作，这比他们尝试去做他们不能胜任的心理治疗要好得多。

我宁愿看到精神分析发展停滞 50 年，也不愿意看到这种现象：那些没有研究过这个主题巨大复杂性的人和那些没有研究过必须充满同情去面对人性巨大复杂性的人，把心理治疗快速地扩展开来。

但这些都是常识。这都会被记录在案。这些知识还需要很长的时间才能进入精神病学社会工作者的培训中，才能真正进入做个案工作的全部社会工作者的培训中。

鉴于某种原因，在过去 30 年中，儿科学在一个方向上已经走在了前面，但是在另一个方向上已经掉队了。

在这 30 年中，躯体儿科学在理论和临床实践方面的发展和进步非常令人吃惊，而且正是这种发展揭示并暴露了情绪性障碍的存在性和广泛性。一直没有时间来考虑儿童的心理学是可以理解的，再者就是那些一头扎入儿科学中的人通常感兴趣的事实是那些被处理的问题本质上都与躯体相关。

难道确实是因为儿科学仍然完全只顾忙于躯体这一边，以至于在伦敦精神分析诊所我们正在进行的 30 个治疗和研究儿童的分析师的项目，几乎没有一名儿科医师（确实有些例外）来申请接受培训吗？顺便说一句，心理学早已经被用来实践和执业了，而且在医学专业之外的实践和执业都很不错，从事这个专业的是那些精神病学社会工作者和那些治疗被剥夺儿童的儿童教养工作者，以及那些在监狱中工作的感化管教和那些收容适应不良儿童的收容所中的工作人员，还有一些专业人员自己组织起来的大量专业团体。这些工作者中有许多人已经看到了社会对个人精神分析的需求。个案工作的要求标准通常是很高的。儿科学却隐瞒了这部分工作。

论及神经症这个主题的时候，你已经听过我对众所周知的、被广泛接受的理论所作的概述了。我不能到此为止。我还必须为检查和发现儿科学所面临的困难作出贡献。

一定是在某个地方还存在着错误，这可以假设，如果存在某种错误，我们都希望纠正这个错误。

人们通常会说，儿科医师必然要擅长与儿童打交道。我相信这是真的。

然而，在这里，我的工作让我深入地观察到，擅长与儿童打交道并不是心理学。心理学完全是一个不同的学科。

在这次大会上，躯体儿科学正在向儿科学的另一半展现出热情的态度，也就是躯体儿科学开始关注情绪性发展，可是二者之间的道路似乎仍然是阻塞的。当然，我们可以这样解释：那些主张躯体—精神理论的人的工作是基于躯体科学、解剖学、生理学和生物化学的，而当他们转入心理学领域进行任何探索的时候，他们并不知道要转向什么样的科学和基于什么样的科学理论。在心理学中，有什么样的理论是与躯体科学相对应的呢？

在这个方面，我会有点武断，并坚持我个人化的做法。在我的职业生涯中，我是一只脚站在儿科学里面，同时另一只脚站在精神分析学里面。我治疗了成千上万的儿童个案，我也有幸为很多成年人和儿童提供过长程个人分析。我还承担着培训精神分析师的工作。

320

我在这篇文章中要表达的主要思想是，我们迟早有一天会认识到，作为心理儿科学基础的科学，其实早已存在于动力心理学中，或者存在源自弗洛伊德的意识和无意识的心理学中。精神分析，无论是作为一种科学，还是因为它能提供培训，都值得与生理学共存。此时此刻，我真切地请求自然科学要尊重精神分析，而且我特别请求那些"不喜欢精神分析"的人们要尊重精神分析。不喜欢不是反对它存在的理由。

一定会存在不喜欢精神分析的人，因为存在客观地研究人性这个事实，而这种研究实际上侵犯了过去信念、直觉和共情所支配的领域。此外，心理学为临床工作引入了一个新的任务：作为精神科医师，我们一定会期望在我们自己身上发现那些存在于病人身上的同样困难和神经症性防御组织。

现在有大量的文献供那些愿意对神经症进行深入探索和研究的人们阅读，而且也存在大量的神经症性个案供我们临床研究。我主要是想对那些接受毕业后培训的年轻儿科医提出建议，这些年轻医生可以展望未来，将自己看作我们共同的学科——儿科学中心理学方面的实践者。

321

参考文献

Abraham, K. (1916). 'The First Pregenital Stage of the Libido.' *Selected Papers on Psycho-Analysis*. London: Hogarth Press.

Abraham, K. (1927). *Selected Papers on Psycho-Analysis*. London: Hogarth Press.

Abraham, K. (1955). *Clinical Papers and Essays on Psycho-Analysis*. London: Hogarth Press.

Aichhorn, A. (1925). *Wayward Youth*. London: Imago.

Balint, M. (1955). 'Friendly Expanses—Horrid Empty Spaces.' *Int. J. Psycho-Anal.*, Vol. XXXVI.

Bender, L. (1947). 'Childhood Schizophrenia.' *Am. J. Orthopsychiat.*, Vol. XVII.

Bowlby, J. (1951). *Maternal Care and Mental Health*. Geneva: World Health Organization.

Bowlby, J., Robertson, J., and Rosenbluth, D. (1952). 'A Two-Year-Old Goes to Hospital.' *Psychoanal. Study Child*, Vol. VII. London: Imago.

Brierley, M. (1951). *Trends in Psycho-Analysis*. London: Hogarth Press.

Britton, C. (1955). 'Casework Techniques in the Child Care Services.' *Case Conference*, Vol I, No. 9.

Burlingham, D., and Freud, Anna. (1942). *Young Children in Wartime: a Year's Work in a Residential War Nursery*. London: Allen & Unwin.

Casteret, N. (1947). *My Caves*. London: Dent.

Creak, M. (1951). 'Psychoses in Childhood.' *J. ment. Sci.*, Vol. XCVII.

Creak, M. (1952). 'Psychoses in Childhood.' *Proc. R. Soc. Med.*, Vol. XLV.

Fairbairn, W. R. D. (1952). *Psychoanalytic Studies of the Personality*. London: Tavistock Publications.

Freud, Anna. (1937). *The Ego and the Mechanisms of Defence*. London: Hogarth Press.

Freud, Anna. (1947). 'Aggression in Relation to Emotional Development; Normal and Pathological.' *Psychoanal. Study Child*, Vol. III–IV. London: Imago.

Freud, Anna. (1947). 'Emotional and Instinctive Development.' In *Child Health and Development*. Ed. by Prof. R. W. B. Ellis. London: John Churchill.

Freud, Anna. (1952). 'A Connection Between the States of Negativism and of Emotional Surrender (Hörigkeit).' *Int. J. Psycho-Anal.*, Vol. XXXIII.

322　Freud, Anna. (1952). 'The Role of Bodily Illness in the Mental Life of Children.' *Psychoanal. Study Child*. Vol. VII. London: Imago.

Freud, Anna. (1953). 'Some Remarks on Infant Observation.' *Psychoanal. Study Child*, Vol. VIII. London: Imago.

Freud, Anna. (1954). 'Problems of Infantile Neurosis: a Discussion.' *Psychoanal. Study Child*, Vol. IX. London: Imago.

Freud, Anna. (1954). 'The Widening Scope of Indications for Psycho-Analysis.' *J. Amer. Psychoanal.* Assoc., Vol. II, No. 4.

Freud, Anna, and Burlingham, D. (1942). *Young Children in Wartime: a Year's Work in a Residential War Nursery*. London: Allen & Unwin.

Freud, Sigmund. (1905). 'Fragment of an Analysis of a Case of Hysteria.' *Complete Psychological Works of Sigmund Freud*. Vol. VII, pp. 51-2. London: Hogarth Press.

Freud, Sigmund. (1905). 'Three Essays on the Theory of Sexuality.' *Complete Psychological Works of Sigmund Freud*. Vol. VII. London: Hogarth Press.

Freud, Sigmund. (1909). 'Notes upon a Case of Obsessional Neurosis.' *Complete Psychological Works of Sigmund Freud*. Vol. X. London: Hogarth Press.

Freud, Sigmund. (1914). 'On Narcissism: an Introduction.' *Complete Psychological Works*. Vol. XIV. London: Hogarth Press.

Freud, Sigmund. (1915) 'Instincts and their Vicissitudes.' *Complete Psychological Works*. Vol. XIV. London: Hogarth Press.

Freud, Sigmund. (1917). 'Mourning and Melancholia.' *Collected Papers*. Vol. IV. London: Hogarth Press.

Freud, Sigmund. (1920). 'Beyond the Pleasure Principle.' *Complete Psychological Works of Sigmund Freud*. Vol. XVIII. London: Hogarth Press.

Freud, Sigmund. (1921). 'Group Psychology and the Analysis of the Ego.' *Complete Psychological Works of Sigmund Freud.* Vol. XVIII. London: Hogarth Press.

Freud, Sigmund. (1923). *The Ego and the Id.* London: Hogarth Press.

Freud, Sigmund. (1926). *Inhibitions, Symptoms and Anxiety.* London: Hogarth Press.

Freud, Sigmund. *The Origins of Psycho-Analysis.* London: Imago. 1950 (1954).

Friedlander, K. (1947). *The Psychoanalytical Approach to Juvenile Delinquency.* London: Kegan Paul, Trench, Trubner.

Glover, E. (1932). 'A Psychoanalytic Approach to the Classification of Mental Disorders.' In *On the Early Development of Mind.* Chap. XI. London: Imago.

Glover, E. (1945). 'An Examination of the Klein System of Child Psychology.' *Psychoanal. Study Child*, Vol. I. London: Imago.

Glover, E. (1949). 'The Position of Psycho-Analysis in Great Britain.' In *On the Early Development of Mind.* Chap. XXIII. London: Imago.

Greenacre, P. (1941). 'The Predisposition to Anxiety.' In *Trauma, Growth and Personality.* London: Hogarth Press.

Greenacre, P. (1945). 'The Biological Economy of Birth.' In *Trauma, Growth and Personality.* London: Hogarth Press.

Greenacre, P. (1954). 'Problems of Infantile Neurosis: a Discussion.' *Psychoanal. Study Child*, Vol. IX. London: Imago.

Hartmann, H. (1952). 'Mutual Influences in the Development of Ego and Id.' *Psychoanal. Study Child*, Vol. VII. London: Imago.

Henoch, E. (1889). 'Lectures on Children's Diseases.' Trans. by John Thomson. London: The New Sydenham Society.

Hoffer, W. (1949). 'Mouth, Hand, and Ego-Integration.' *Psychoanal. Study Child*, Vol. III–IV. London: Imago.

Illingworth, R. S. (1951). 'Sleep Disturbances in Young Children.' *Brit. med. J.*

Jones, E. (1946). 'A Valedictory Address.' *Int. J. Psycho-Anal.*, Vol. XXVII.

Jung, C. G. *The Collected Works of C. G. Jung.* Ed. Herbert Read, Michael Fordham, *et al.* London: Routledge & Kegan Paul.

Kanner, L. (1943). 'Autistic Disturbances of Affective Contact.' *The Nervous Child.* Vol. II.

Klein, M., and Riviere, J. (1936). 'Love, Hate and Reparation.' *Psycho-Analytical Epitomes.* No. 2. London: Hogarth Press, 1937.

323

Klein, M. (1932). *Psycho-Analysis of Children*. London: Hogarth Press.

Klein, M. (1948). *Contributions to Psycho-Analysis*, 1921-45. London: Hogarth Press.

Klein, M., Heimann, P., and Money-Kyrle, R. (1952). *Developments in Psycho-Analysis*. London: Hogarth Press.

Klein, M., Heimann, P., Isaacs, S., and Riviere, J. (1955). *New Directions in Psycho-Analysis*. London: Tavistock Publications;   New York: Basic Books.

Lindner, S. (1879). 'Das Saugen an den Fingern, Lippen, bei den Kindern （Ludeln）'. *Jb. Kinderheilk*, N. F. 14. 68. (179).

MacAlpine, I. (1952). 'Psychosomatic Symptom Formation.' *Lancet*, Feb. 9.

Mahler, M. S. (1952). 'On Child Psychosis and Schizophrenia.' *Psychoanal. Study Child*, Vol. VII. London: Imago.

Mahler, M. S. (1954). 'Problems of Infantile Neurosis: a Discussion.' *Psychoanal. Study Child*, Vol. IX. London: Imago.

Marty, P. et Fain, M. (1955). 'La Motricité dans la Relation d' objet.' *Rev. française Psychanal.* Tome XIX, Nos. 1-2. Presses Universitaires de France.

Middlemore, M. P. (1941). *The Nursing Couple*. London: Hamish Hamilton.

Milner, M. (1952). 'Aspects of Symbolism in Comprehension of the Not-Self.' *Int. J. Psycho-Anal.*, Vol. XXXIII.

Rank, O. (1924). *The Trauma of Birth*. London: Kegan Paul.

Read, G. D. (1942). *Revelation of Childbirth*. London: Heinemann.

Read, G. D. (1950). *Introduction to Motherhood*. London: Whitefriars Press.

Rickman, J. (1928). 'The Development of the Psycho-Analytical Theory of the Psychoses.' *Supplement No. 2 Int. J. Psycho-Anal.* London: Baillière, Tindall and Cox.

Rickman, J. (1951). 'Methodology and Research in Psychopathology.' *Brit. J. Med. Psychol.*, Vol. XXIV.

Riviere, J. (1936). 'On the Genesis of Psychical Conflict in Earliest Infancy.' *Int. J. Psycho-Anal.*, Vol. XVII.

324   Riviere, J., and Klein, M. (1936). 'Love, Hate and Reparation.' *Psycho-Analytical Epitomes*, *No.* 2. London: Hogarth Press, 1937.

Robertson, J., Bowlby, J., and Rosenbluth, Dina. (1952). 'A Two-Year-Old Goes to Hospital.' *Psychoanal. Study Child*, Vol. VII. London: Imago.

Rycroft, C. F. (1953). 'Some Observations on a Case of Vertigo.' *Int. J. Psycho-Anal.*, Vol. XXXIV.

Scott, W. C. M. (1949). 'The Body Scheme in Psychotherapy.' *Brit. J. Med. Psychol.*, Vol. XXII.

Scott, W. C. M. (1955). 'A Note on Blathering.' *Int. J. Psycho-Anal.*, Vol. XXXVI.

Searl, N. (1929). 'The Flight to Reality.' *Int. J. Psycho-Anal.*, Vol. X.

Sechehaye, M. A. (1951). *Symbolic Realization*. New York: International Universities Press.

Spitz, R. A. (1945). 'Hospitalism. An Inquiry into the Genesis of Psychiatric Conditions in Early Childhood.' *Psychoanal. Study Child*, Vol. I. London: Imago.

Spitz, R. A., and Wolf, K. M. (1946). 'Anaclitic Depression: an inquiry into the genesis of psychiatric conditions in early childhood.' *Psychoanal. Study Child*, Vol. II. London: Imago.

Spitz, R. A. (1950). 'Relevancy of Direct Infant Observation.' *Psychoanal. Study Child*, Vol. V. London: Imago.

Stevenson, O. (1954). 'The First Treasured Possession.' *Psychoanal. Study Child*, Vol. IX. London: Imago.

Whitehead, A. N. (1933). *Adventures of Ideas*. Harmondsworth, Pelican Books.

Winnicott, D. W. (1931). *Clinical Notes on Disorders of Childhood*. London: Heinemann.

Winnicott, D. W. (1945). *Getting to Know Your Baby*. London: Heinemann. Republished in *The Child and the Family*. London: Tavistock Publications, 1957; New York: Basic Books.

Winnicott, D. W. (1947). 'Physical Therapy of Mental Disorder.' *Brit. med. J.* correspondence. *Brit. med. J.*, May 17th, 1947, p. 688.

Winnicott, D. W. (1949). 'Leucotomy.' *Brit. Med. Students' J.* Spring 1949, 3, 2, 35.

Winnicott, D. W. (1949). The Ordinary Devoted Mother and Her Baby. Nine Broadcast Talks. Republished in *The Child and the Family*. London: Tavistock Publications, 1957; New York: Basic Books.

Winnicott, D. W. (1950). 'Some Thoughts on the Meaning of the Word Democracy.' *Human Relations*. Vol. III, No. 2, June 1950.

Winnicott, D. W. (1957a). *The Child and the Family*. London: Tavistock Publications; New York: Basic Books. (p. 141).

Winnicott, D. W. (1957b). *The Child and the Outside World*. London: Tavistock Publications; New York: Basic Books.

Wolf, K. M. and Spitz, R. A. (1946). 'Anaclitic Depression: an inquiry into the genesis of psychiatric conditions in early childhood.' *Psychoanal. Study Child.*, Vol. II. London: Imago.

325　Wulff, M. (1946). 'Fetishism and Object Choice in Early Childhood.' *Psychoanal. Quart.*, Vol.XV.

译后记

好多年前，一位朋友向我咨询，他家儿子开始上幼儿园了，但每天都要带一块小毛毯去，下课就拿出来玩，每天如此。如果不让他带那块小毛毯，他就不肯去幼儿园。朋友觉得很奇怪，这个孩子是不是有什么问题。他问我，能不能把这块小毛毯藏起来，不让他带到幼儿园？

那时，我家的娃还没到幼儿园阶段，我也不怎么了解温尼科特，更不知道"过渡性客体"这个词。但凭着积累的心理学知识和经验，我告诉朋友，不能这么暴力，可能会对那个孩子造成心理创伤。这个问题应该是过渡性的，一段时间后就会消失的（虽然我也不知道需要多长时间）。

后来，偶然有一天，我看到一部动画片，叫《幸福是一条温暖的毛毯》，描述了跟我朋友讲的几乎一样的情况，令我惊讶不已。动画片中的小男孩，跟他的小毯子似乎一刻也不能分离。这块小毯子有什么用呢？正如这个小男孩所说："那块旧毯子吸收了我所有的恐惧和挫折。"

这块小毯子，在温尼科特那里就被称为"过渡性客体"。

我们知道，婴儿从出生时起，就离不开母亲的乳房，所以温尼科特说"从来没有婴儿这回事"。其意思是说，当一个人发现婴儿时，就必然会发现母性的照料；没有母性的照料，就没有婴儿。母亲的乳房，就是婴儿最初迷恋的客体。再后来，随着婴儿的长大，和母亲逐渐分离，"过渡性客体"应时而生。它属于既非完全主观，又非完全客观的"中间区域"。

　　可以含在嘴里的奶嘴，放在枕边的玩具熊，盖在身上的小毛毯，甚至婴儿嘴里发出来的某种声音，这些物体（现象）都可以随着婴儿对它们的使用而成为"过渡性客体（现象）"。由于它们的存在，给婴儿带来了母亲在场的那种安全感。过渡性客体（现象），象征着母亲和孩子在心理上的某种连接，在另一方面却让他们在时空上得以分离！

　　后来，我终于也看到我家娃带着他的脏脏的小熊去上幼儿园了。

　　除了"过渡性客体"，温尼科特还有很多概念让人耳目一新。

　　比如，"足够好的母亲"，一位母亲不仅能主动适应婴儿的需求，而且，随着婴儿理解适应失败和忍受挫折的能力与日俱增，也能逐渐减少这种主动的适应。比如，"反社会倾向是求救信号和希望"，一些反社会行为是儿童向养育者发出的求救信号，是对环境失败阻碍情绪发展的一种补偿，他们希望重新发现以前丧失的够好的体验。比如，"只有体验到了被恨才相信被爱"，如果儿童没有体验到恨，他身上那些不可接受的东西没有被注意，那么他得到的爱就显得不真实；而且，温尼科特居然列出了母亲恨婴儿的18条理由。

　　在此，我就不一一列举温尼科特许多极具原创性的概念和观点了。我相信，读者会和我们一样，在阅读温尼科特的过程中满载而归，尽管阅读温尼科特并不简单。温尼科特不好阅读和理解，我想可能是因为：一方面，温尼科特描述的是养育过程，就发生在我们的生活当中，我们都以为就那么回事；另一方面，温尼科特似乎观察到了常人所忽略的细节，将其进行科学化的分类整理。所以，初读温尼科特会有种难以置信的感觉，例如，他怎么能把一个婴儿玩压舌板的过程描述得如此精细，阐释得如此科学？我们在翻译这本书的过程中，也遭遇到了这种困难（以前没听说过啊），太难了！

　　最后，交代一下本书翻译的具体分工：自序、致谢、序言，郑世彦；第1—4章，袁婷婷；第5—10章，徐凯，柴丹（徐凯翻译了第5—10章，柴丹对第5—10进行了校对）；第11—15章，李蕾，贺罡（李蕾翻译了第11—13章，贺罡翻译了第14—15章并对第11—13章进行了校对）；第16—20章，姜力晖；第21—26章，杨立华；由郑世彦、杨立华对全书进行统稿。此后，再交由赵丞智老师审校书稿。对各位译者的辛勤劳动表示衷心感谢，对赵丞智老师的费心校稿（几乎改动了每一句话）表示无比感激！鉴于能力有限，书中难免错讹，敬请各位读者批评指正！

郑世彦

2024年2月13日

于合肥匡河畔

图书在版编目（CIP）数据

从儿科学到精神分析／(英)唐纳德·温尼科特
(Donald Winnicott) 著；杨立华，郑世彦主译. -- 重庆：
重庆大学出版社，2025.6. --（西方心理学大师译丛）.
ISBN 978-7-5689-5275-0

Ⅰ. R72；B844.1

中国国家版本馆CIP数据核字第202505L7S0号

从儿科学到精神分析
CONG ERKEXUE DAO JINGSHEN FENXI

〔英〕唐纳德·温尼科特（Donald Winnicott）　著

杨立华　郑世彦　主　译

赵丞智　审　校

鹿鸣心理策划人：王　斌
策划编辑：敬　京
责任编辑：黄菊香
责任校对：王　倩
责任印制：赵　晟
＊
重庆大学出版社出版发行
出版人：陈晓阳
社址：重庆市沙坪坝区大学城西路 21 号
邮编：401331
电话：（023）88617190　88617185（中小学）
传真：（023）88617186　88617166
网址：http://www.cqup.com.cn
邮箱：fxk@cqup.com.cn（营销中心）
全国新华书店经销
印刷：重庆升光电力印务有限公司
＊
开本：720mm×1020mm　1/16　印张：36.25　字数：470 千
2025 年 6 月第 1 版　　2025年 6 月第 1 次印刷
ISBN 978-7-5689-5275-0　定价：149.00元